U0385206

健康城市与公共卫生体系建设

马良伟 杨海宇 周生来 吕海虹 张晓莉 王珊珊 杨逍 著

中国建筑工业出版社

图书在版编目（CIP）数据

健康城市与公共卫生体系建设 / 马良伟等著 . —北
京：中国建筑工业出版社，2023.1
ISBN 978-7-112-28321-7

Ⅰ．①健…　Ⅱ．①马…　Ⅲ．①城市卫生—公共卫生—
体系建设—研究—世界　Ⅳ．① R126

中国国家版本馆 CIP 数据核字（2023）第 017441 号

责任编辑：黄　翊
责任校对：赵　菲

健康城市与公共卫生体系建设

马良伟　杨海宇　周生来　吕海虹　张晓莉　王珊珊　杨　逍　著
*
中国建筑工业出版社出版、发行（北京海淀三里河路 9 号）
各地新华书店、建筑书店经销
北京雅盈中佳图文设计公司制版
北京中科印刷有限公司印刷
*
开本：787 毫米 ×1092 毫米　1/16　印张：$16\frac{1}{2}$　字数：278 千字
2023 年 1 月第一版　2023 年 1 月第一次印刷
定价：88.00 元
ISBN 978-7-112-28321-7
　　（40658）

序 一

  2020年2月，正是新冠肺炎疫情①在武汉肆虐的时候。彼时，北京也多放了几天假，只是单位里安排值守人员以应不时之需。那天是小吕和我一起值班，值班时小吕对我说："这两天我和晓莉一直在商量，国家发生了这么大的事情，我们是不是也应该为抗疫做点事情啊？"于是小吕向我初步讲了讲她的想法。我听了心头感到震动，心想："是啊，社会上发生了如此大的事情，我们作为城市规划师理应要为社会分担解忧、献计献策的啊，这是我们的职责啊。"从那个时候起，我、小吕、晓莉几个人便开始了工作，希望能通过我们的一些经验和智慧为城市的防疫工作出一些力。也就是从那个时候起，我便与杨海宇、周生来两位教授开始了密切联系，经常是晚上通过微信讨论城市的医疗、防疫、健康问题到很晚。

  时间过得好快，转眼间距离新冠肺炎疫情暴发已经两年多了。这两年多里，我国在全球的抗疫中取得了非凡的、令人瞩目的成就。其间，我和几位城市规划师同事也完成了若干项与城市医疗、防疫、健康有关的研究课题，如医疗卫生设施规划、院前急救设施规划、防疫设施规划。课题虽然完成了，但我们也意识到，我们的课题内容大多仅仅局限于所谓的"设施"层面，而区区"设施"问题与人类医疗、防疫、健康这么重大的课题相比而言多多少少有些隔靴搔痒、不及要害。课题虽然结题了，也得到了好评，但我们还是常常抚案叹息，感叹一个课题的结题成果远远不能表达我们对这个课题的更为全面的（虽然也是初步的、幼稚的、朦胧的）认识。尽管研究所谓的"设施"问题是我们的本职工作使然，但大家却心有不甘，不希望止步于此。所以，我们几位同事开始寻找、关心、探究有关这个课题的更为深层次、更为宏观，有时也更为细微但却关系重大的问题，比如国家医疗卫生体系的建设问题、医疗卫生事业的

---

① 新型冠状病毒感染肺炎疫情，简称新冠肺炎疫情。

未来发展走向问题、未来医院的建筑设计问题、医院里负压病房的建设问题、如何设立紧急隔离医院的问题、医院医护人员和病人的被服洗消问题、急救车的配置标准问题、急救车的杀菌消毒问题、城市的防灾防疫问题、城市在紧急情况下的物流运输问题、药品和医疗物资的生产储备问题、财政和法律领域在应对城市重大灾害时的对策问题等。我们阅读了大量文献，也和有关部门的专家、学者展开了座谈，走访、调研了一些医院、医生和患者，尤其是得到了杨海宇、周生来两位教授的倾心帮助。两年多下来，我们积累了一些心得、感想、经验抑或理论，也逐渐萌生了一些理想甚至畅想。就是在这样的一个背景下，我们的团队和杨海宇、周生来两位教授一起决定把我们这两年多以来的学习、调研、讨论的收获整理出来，形成一本书。写这本书既是为我们的工作作一个圆满的交代，也是希望能够为其他同行，为后来有志于人类医疗、防疫、健康事业的人们提供一些有益的参考。

几经讨论，我们拟定这本书的题目叫《健康城市与公共卫生体系建设》。既然是"全民健康时代"，那么，这个时代的城市是个什么样子呢？50年后、100年后，我们人类的城市会发展到一个什么程度，呈现出一个什么样的形态，我们的健康程度能达到什么样子？尽管本书作者中有多位是从事城市规划工作的，但要比较有把握地回答这些问题也确实有些困难。因为，我们人类社会的发展越来越快，技术发展也是日新月异，再加上科学的发展和发现，我们很难准确预测30年、50年或100年后的城市将是什么样子，而工作的职责却要求我们必须思考这个问题。下面简单谈谈我对这些问题的看法和认识。

一、关于国家医疗体系、国家医疗制度的建设问题

显然，国家医疗体系、国家医疗制度的建设是个大问题，它关乎这个国家、这个民族长久持续的发展。通观世界上发达国家的医疗制度体系，我们可以看出，在这个问题上，几乎所有的国家都在尝试着平衡一种关系，即医疗服务的福利性与商品性的关系。绝大多数发达国家和我们中国都基本认可社会的医疗服务应该是一种福利性的、带有普惠性质的、不受每个人经济收入限制的社会服务（在现今的社会中，明显带有这种特征的社会服务只有教育和医疗两

种），但同时，所有这些发达国家和我们中国也认识到，为了避免医疗资源的浪费，为了让医疗资源尽可能地被合理分配，这种福利性的服务也不是全免费的。而现行比较通用的医疗保险的作用也是尽可能地让这种服务能够让全社会共同负担，从而减轻低收入者在享受这种服务时的压力。医疗服务始终面临着普及、高质、价廉这个三角悖论的问题，偏重任何一方都会有所偏颇。解决问题之道在于根据国情选择适合的侧重和平衡。

我们中国现在仍面临着医疗制度体系的建设问题，我们仍然在如何让医疗服务做到尽可能地普及、如何努力提高医疗服务水平以及如何有效利用医疗资源（其中包括医院如何收费）的问题上进行着探索，相信我们中国的医疗制度体系随着社会的发展会越来越好、越来越合理。

二、关于国家级医学医疗中心的问题

现在世界范围内已经出现了很多的城市群，而我们在鼓励这些城市群当中的城市"一体化"协调发展的时候通常也会用到"同城效应"这个概念。也就是说，这些处在群当中的一个个城市将来会发展得像一个城市。

城市群变得像是一个城市，这是完全有可能的。当快速交通工具越来越快、越来越普及的时候，当人们使用这个工具可以在40分钟的"时距"（40分钟的"时距"是一个经验数据，指城市居民日常往来城市两点的单程通勤时间超过40分钟，"同城感"减弱甚至消失）内到达频繁使用的城市地段时，城市便会越来越大，这个城市的人口规模会超过500万、1000万、3000万甚至5000万。这个规模取决于交通工具的速度以及换乘的便捷度。我们可以将人口规模超过500万的城市称为"特大城市"，超过1000万的称为"超大城市"，超过5000万的称为"巨型城市"。

此处提出城市规模的目的在于，随着城市规模越来越大，随着人口的不断集中，人类的医疗、卫生、健康的社会服务问题也变得越来越重要、越来越紧迫。

任何社会服务都不会达到绝对的普惠，都会存在梯级差异。大城市的人口距离大医院、好医院更近、更方便，而边远山区的人口距离大医院、好医院就相对较远。只有这种差异存在，社会资源才能够被合理地分配和使用。所以，一个城市的医疗资源必然存在中心医院、大医院、社区医院、门诊部、卫生站这样的梯次配置。

同样的道理，从国家层面来考虑，应该存在国家级的医疗医学中心。这样的中心拥有最前沿的医疗技术、最富有经验的医生、最先进的医疗设备，这样的中心应该拥有临床医院、医学院、医学交流中心、医学信息共享平台，这样的中心可以为患有罕见病、疑难病的患者提供服务，这样的中心可以为其下一级的城市中心医院、其他大医院提供技术指导和帮助。

国家级的医疗医学中心应该安排在人口相对稠密地区，依托一个大城市、特大城市、超大城市或巨型城市，靠近机场或高铁站等交通枢纽，服务人口规模从5000万到2亿为好。某种意义上，国家级的医疗医学中心实际上起到国家医疗医学枢纽的作用。

三、关于医疗、卫生、健康产业的一些问题

未来的城市中，很多产业可能面临萎缩、消失的可能，但唯有健康、医疗产业却永远不会成为夕阳产业，这是人类对自身健康的追求所必然产生的结果。可以说，未来的城市中，健康、医疗产业会越来越发达，规模越来越庞大，同时也会促进相关产业链（如医药产业、医疗器械产业、体育健康产业、康复产业、养老产业）蓬勃发展。

未来的城市中，各项社会服务的智能化会越来越发达、越来越普及。在医疗服务中也是这样，未来的医院可能会实现远程会诊、患者个人数据（如健康数据、病历数据）共享，使得患者到医院就诊的过程越来越简单和便捷。社会也会逐步建立起"慢病人群队列大数据平台"，对整个社会进行健康管理。加拿大多伦多市的汉伯河医院（Humber River Hospital）在信息化、网络化、智能化方面已经开创了一个典范，将为未来的医院设计、医院管理提供良好的启示。

研究型病床的出现也是医疗体系中的一个小改革。虽然是个小改革，但它将会促进临床医学的进步和发展。研究型病房就是在具备条件的医院内，医务人员开展药物和医疗器械的临床试验、生物医学新技术的临床应用观察等临床研究的场所。可以说，研究型病房不仅是医疗科技创新的策源地，更是患者新

希望的诞生地。未来医院的建筑设计和管理也要适应这种变化，以更好地促进医学事业、医学产业的发展，造福患者。

四、关于城市的防灾防疫问题

在巨型城市里，城市的防灾减灾问题将会越来越重要。这就好比一部高速运转的机器，当其中一个很细小的零件出现故障，会导致整个机器停止运转，进而产生更大的问题甚至是整个机器崩溃。城市也是一样，体量庞大，而且是高速运转，其韧性就差，就更不允许在某个地方出现小故障。

2020年出现的新冠肺炎疫情也提醒我们，当有疫情暴发时，城市的医疗体系可能会陷入瘫痪，其原因有病人过多导致挤兑医疗资源（如就诊人数暴增、医护人员不足、药品不足、医用床位不足等），也有因为疫情而在能源供应、物流运输等方面产生的问题。

应对城市灾害的对策首先在于思想重视，即城市和社会的管理者要在思想上重视，也就是说要未雨绸缪、曲突徙薪。而一旦灾害来了，城市和社会的管理者要做到头脑冷静、安排周密、行动果断，以使整个城市和社会分级响应、各方协同，以最有效、最快速的方式化解危机、恢复秩序。

一种灾害的发生往往会带来其他一些次生灾害，如地震+瘟疫、水灾+瘟疫、地震+火灾、火灾+爆炸、呼吸道瘟疫+肠道瘟疫、重大气象灾害+生命线事故（与公众生活密切相关的水、电、气、热、交通等事故）以及战争、恐怖袭击等，都要求城市和社会的管理者要有预案，要作最坏的准备，要防患于未然。

五、关于养老和临终关怀问题

国际上对老龄化社会通常的认识是，当一个国家或地区60岁以上的老年人口占人口总数的10%或65岁以上的老年人口占人口总数的7%时，即意味着这个国家或地区的人口处于老龄化社会。

根据中国第七次人口普查数据，2020年11月1日零时，中国总人口为14.1178亿，其中60岁及以上人口为2.6402亿，占总人口的比重为18.7%，65岁及以上人口为1.9064亿，占比13.50%。可以说，中国已经进入老龄化社会。随之而来的就是社会性的养老问题。

目前，中国拥有养老服务机构3.8万个，规模最大的不过上千张床位，最小的只有几十张甚至十几张床位，全国养老机构总床位数为483万张，显然这远远不能满足社会养老需求。不光是床位数量，其他方面也还有很多问题，如现行养老保障体系、医疗保障体系、老年照料服务体系以及相应的管理制度都还不能完全适应人口老龄化快速发展的要求，尤其是针对临终老人，如何能让他们安宁、平静、有尊严地享受到临终关怀，这些都需要我们思考并给出积极的应对措施。

上面是我对全民健康时代有关医疗、卫生、健康领域的一些思考和认识，也是本书所涉及的一些问题。不揣谫陋，权作本书的序言之一吧。

马良伟

2022年6月

序 二

规划与建筑就像城市建设发展工作中一对密不可分的孪生兄弟，全民健康时代的城市建设是一个复杂的社会体系，建筑是这一体系中的重要节点。建筑的生存原则是相互间有机融合，形成一个安全、有效、相互依靠、彼此协调的社区环境，需要将相互关联的功能、流线、空间构建成一个整体。梁思成认为，建筑就是解决人们"安全食宿的地方，生产工作的地方，娱乐休息的地方"。从上古穴居聚落，到如今的健康社会，跨越十几万年，人类在建造共同家园的同时，从未停止过对建筑技能、建筑艺术、建筑实践的探索，生存空间从地表延伸到了近地轨道，建筑形式也从洞穴发展成大厦和太空舱。

"医院建筑"概念最早出现于2000多年前，主要用以收容病患及防控传染病。伴随着人类文明与进步，防控、治疗、研究疾病逐渐成为社会的共识。医护人员、医药器械、医院建筑共同构成了现代医院的三大要素，其建设与运营受到人类社会前所未有的高度关注。

随着医疗、教学、研究模式的演化和技术的发展，细分的功能导致医疗空间产生了更加专业化的需求。针对不同功能，医疗建筑体系逐渐演变成为一系列功能性极强的专项设计类型，其包含15个"亚专项"建筑种类：医院建筑（含各类综合与专科医院）、诊所建筑、急救中心建筑、专项传染病防治所建筑、护理院建筑、养老院建筑、医学实验室建筑、医疗教学与培训建筑、疾病预防控制中心建筑、社区卫生服务中心及服务站建筑、健康体检建筑、卫生监督机构建筑、应急救援机构建筑、药厂建筑、医疗器械制造厂建筑。医疗建筑中，规模最大、分布最广、百姓接触最频繁的是医院建筑，医院已逐渐成为人类生命开始与结束的地方。面对患者与医护人员，医院建筑被赋予了一种心灵慰藉的期盼，医院建筑的终极目标是在帮助人们达到理想健康状态的同时，构建令人身心愉悦的场所。以往，医院建筑以"冷峻"著称。如今，美学与自然的理念正在融入医院建筑的空间环境中，人性化的温暖正在改变医院建筑的固有面貌，医院建筑已经成为城市生活中又一个必不可少的"市民中心"。

进入21世纪以来，由于社会快速信息化、智慧化的变迁，更先进的医疗方法和医技设备的应用，疾病谱的变化，不断被发现的新病种，人口老龄化等众多因素，对医院建筑提出更高的适应性要求。社会普遍重视医院建筑的建设与运维，从其不断修订的建设标准和攀升的建设投资趋势来看，充分说明对医院建筑进行主动研究的必要性。

通常，医疗功能极易导致医院建筑空间形成封闭、隔离的内向型环境。打造轻松、自然、阳光明媚的开放型的界面空间，以此来平衡医疗空间的内向性，带给人们一个处处展现出温暖而有爱心的医院环境，已经成为全世界医疗建筑设计行业从业人员的普遍共识，相关专家、学者也在努力探索医院建筑设计的新理论与新方法。

医院管理和运维提倡尊重人们的生理和心理需求，利用医院建筑创造友好、优雅、时尚的医院空间，为人们贡献自然、和谐的医疗环境，努力达成医院建筑助力医疗救治的终极目标；医院建筑因功能而诞生，随需求而发展，伴人类进步而飞跃，探索全民健康时代健康建筑的规划与建筑设计，促进医院建筑服务社会的宗旨，实现健康社会的目标；在健康中国理念的指导下，全面考量医院建筑在未来城市防灾减灾体系中的地位与作用、目标与标准。这些也是我们社会要关注的重点。

杨海宇

2022年6月

序　三

　　健康对人们的重要性无需赘述，需要改变的是人们的健康理念。过去人们认为健康就是医学问题，殊不知健康更是政治、经济、文化、社会、环境、科技等一系列的综合问题，由此就可以理解"健康入万策"的伟大意义；过去人们认为健康只是民众个人的权益问题，殊不知健康也是每个公民对他人及社会的责任问题，由此我们可以正确地理解健康也要像其他社会资源和公民权利一样加以管理；过去人们生了病才想起医生与医院，认为医生与医院的职责就是救死扶伤，殊不知医生与护士掌握的临床技能不仅能治病，更可以防病，并且大多数疾病都是可防可控的，由此就不难理解"以疾病为中心向以健康为中心"的转变对人类社会的伟大意义。最新数据表明，中国人的死因中慢病已占总死因的88.5%，这就充分说明人们健康的缺失主要不再是天灾，而是人祸。世界卫生组织（WHO）的研究表明，如果把影响人类健康的所有因子定为100分的话，其中医疗只占8分，遗传因素占15分，环境因素占17分，而60分取决于人类自身的生活方式。由此可见，解决民众的健康问题，只抓所谓的医疗是远远不够的，单纯地只抓医疗则如"捡了芝麻，丢了西瓜"。

　　长期以来，人们对上述情况的认识是不到位的，于是大自然开始给人类上课了（A Lesson for Mankind）！新冠肺炎病毒的蔓延不能只被看作人类社会的一场灾难，人们更应该认识到这是大自然给人类上的一堂健康课。2003年的SARS事件还只是被我们当作卫生与医疗问题来对待，而这次的新冠肺炎疫情使全人类都认识到这不仅是卫生与医疗问题，更是政治体制、文化习俗、经济水平、科技发展、社会治理及包括城市建设在内的一系列综合治理的问题。令人欣慰的是，北京市城市规划设计研究院副院长马良伟教授团队及中国建筑设计研究院有限公司医疗科研建筑设计研究院院长杨海宇教授团队自新冠肺炎疫情发生就开始研究城市建设中的大健康系统的顶层设计问题。因此，当马院长发出编写邀约之时，本人欣然应邀。

　　城市建设的规划与设计将大健康放在首要的地位，这是正确健康观的体现。城市建设对人们的健康影响不单纯是健康100分中环境的15分，同时更影响着医疗的8分及人们生活方式的60分。基于这样的认识，我们三个团队力求从不同维度来探讨未来的城市建设该如何实现全民健康的要求，该如何落实习近平总书记"将人民健康放在优先发展战略地位"的要求。我们以微薄的书生之力来为全民健康时代的到来贡献一份智慧，我们把合作写成的这本书定名为《健康城市与公共卫生体系建设》。我认为，这本书不仅是城市建设的规划与设计专业用书，更应当广泛地应用于城市发展的领导决策、城市运营的日常管理、城市的各项专业服务及民众日常健康与幸福的美好生活之中。因此，我相信这本书将会对当下"全民健康"的伟大运动起到一些实实在在的参考甚至指导作用。

周生来

2022年6月

目　录

第一章 美、英、北欧国家卫生健康体制概述

第一节 美国医疗保健体制概述

美国的医疗保健体制以筹资渠道多元化（Multi-Payers）和医疗服务高度商业化为特征。其基本理念是由政府、雇主（工作单位）和个人共同承担医疗保健费用，力争所有美国人都能享受有质量保证的医疗服务。医疗保健服务主要由商业机构提供，但政府的调控、监督和干预无处不在，联邦政府和各个州政府都发挥着各自的作用。如图1-1所示，联邦政府的基本作用是制定医疗保健的方针政策、筹集和管理用于政府医疗保险的基金、疾病监测、食品安全监督、药物审批、医疗质量的研究与管理等。州政府的一个很大的责任是给贫困人群提供医疗保险，并负责医疗机构的审批和医务人员的资历考核、执照颁发等。另外，医疗机构和医务人员还受一些医疗质量评审机构的考核与制约，比如JCAHO（Joint Commission on Accreditation of Healthcare Organizations，医疗机构

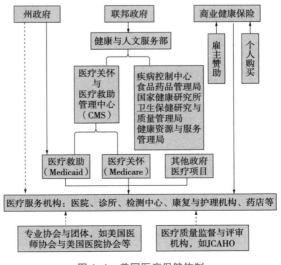

图 1-1 美国医疗保健体制

联合评审委员会）既非政府也非法律机构，但却为医疗服务制定标准。其权威性得到了社会公众和行业的认可，所以哪家医院要没有JCAHO的质量认可就难于招揽顾客，也会在资质方面显得逊色。

一、筹资渠道与健康保险

由于医疗费用很昂贵，美国的普通民众都是通过健康保险支付各种医疗服务和药品。美国3亿多人口中大约85%的人有不同形式的健康保险，以商业保险和政府项目为主。政府的项目属于社会福利体系的一部分，以保险的形式提供给符合资格的民众。

美国的医疗保健费用由商业医疗保险和政府共同承担。这种混合式医疗保障体系比较特殊，在发达国家中独树一帜。以下我们具体介绍美国政府的主要医疗保险项目和商业健康保险。

1. 医疗关怀（Medicare）

医疗关怀是联邦政府为老年人（65岁起）和一些特殊人群（残疾人和终末期肾病患者）提供的医疗保障项目，经费来自从业人员的专项税收，即由在职人员承担老年人的医疗保险基金[1]。这个项目的受益人总数在2012年就已经超过了5000万，当年支付总额5742亿美元[2]，用于受益人的基本医疗费用，包括住院费、治疗费、检查费和医师人工费，并允许受益人参加处方药品的保险（个人需要缴纳一定数目的保险费）。老年人疾病多、花费高，随着老年人在总人口中所占比例的增加，这个项目的资金越来越紧张。20世纪60年代中期该项目颁布时，在职人员与退休人员之比是4.5：1，即由4~5名在职人员负担1名退休人员的医疗费。从2011年开始，"婴儿潮"年代（1946~1964年）出生的大批民众开始步入老年阶段，65岁以上人口的比例突增。现在不到3名在职人员负担1名退休人员，加之医疗费用的不断攀升，这个项目的资金日趋短缺。比如，2011年该项目的总支出为5491亿美元，而当年的集资总额（即总收入）只有

---

[1] Centers for Medicare and Medicaid Services. Medicare coverage-general information [R/OL]. [2011-07-26]. https：// www.cms.gov/CoverageGenInfo.

[2] National Center for Health Statistics. Health, United States, 2013：with special feature on prescription drugs[R]. Hyattsville, MD. 2014.

5300亿美元①。负责"医疗关怀"财务的信托局几年前就发出警告：如不改革，按照目前的资金周转状况，这个项目到2017年就会破产②。

联邦政府负责医疗关怀以及下面要介绍的医疗救助项目的管理部门是医疗关怀与医疗救助管理中心（Centers for Medicare & Medicaid Services，CMS）。这个机构在美国医疗保健体制中的作用非常重要。它不仅管理联邦政府所有医疗项目的基金，处理医疗关怀的保险业务，还负责制定医疗服务的付费办法和计算标准、审核医疗机构和人员的资格和服务质量、制定医疗服务的相关政策等。CMS制定的政策和标准起初都是用于医疗关怀项目，但随后都陆续被商业健康保险采纳或效仿。因此，CMS的做法不仅直接影响政府项目，而且间接影响了商业保险乃至整个美国医疗保健系统。

2. 医疗救助（Medicaid）

医疗救助是由各州政府为贫困人口设立的医疗保障项目。联邦政府按州政府的投入额度提供"配套资金"（Match Fund）。州政府的投入越多，联邦政府的资助也越多。这个项目在1965年颁布时，只面向那些接受政府救济的家庭。之后不断扩大范围，涵盖了越来越多的人。不论国家经济状况怎样，项目受益人数总是在持续上升。经济形势差的年度，贫困人口增加，受益人数自然增加；经济好的年度，各州政府纷纷投入更多的资金扩大受益面，目的是吸收更多的联邦资金。于是，医疗救助项目成为美国最大的健康保险项目，覆盖人口已经超过6000万③，2011财政年度总支出为3745亿美元④。该项目承担的医疗服务范围很广，除了承担住院、门诊、手术治疗、检查和医师人工等费用外，也包括了药品、护理和康复等方面的费用。需要指出的是：低收入的老年人可以同时拥有医疗关怀和医疗救助"双保险"。凡是医疗关怀项目不给报销的服务项

---

① The Boards of Trustees, Federal Hospital Insurance And Federal Supplementary Medical Insurance Trust Funds. 2012 annual report of the Boards of Trustees of the Federal Hospital Insurance and Federal Supplementary Medical Insurance Trust Funds [R]. Washington，D C，2012.

② The Boards of Trustees for Medicare. The 2009 annual report of the Board of Trustees of the Federal Old-Age and Survivors Insurance and Federal Disability Insurance Trust Funds [R]. Washington，D C，2009.

③ U.S. Centers for Medicare and Medicaid Services. Medicaid program statistics, medicaid statistical information system[R]. 2015.

④ HARTMAN M, MARTIN A B, BENSON J, et al. National health spending in 2011: overall growth remains low, but some payers and services show signs of acceleration [J]. Health Aff, 2013；32（1）：87-99.

目，比如超过了医疗关怀项目规定的住院或护理天数、某些药品和老年人的助听器等，都由医疗救助项目负责。医疗救助项目甚至帮助符合条件的老年人支付医疗关怀药品保险的保险费。因此，医疗救助被誉为贫困老年人医疗的最后保障。由于商业保险和其他政府项目对出院后的康复和护理覆盖有限，医疗救助承担大多数长期保健患者的费用。据统计，70%的护理院住户和44%的艾滋病患者都是医疗救助的受益人[1]。

一般来说，得到这个项目救助的必须是所在州的合法常住居民，而且家庭全年收入必须低于某一标准线。这是造成美国收入低下人口没有健康保险的一个重要原因，也是奥巴马政府医改[2]（俗称奥巴马保健）的重点之一。从2014年开始，奥巴马保健把所有的贫困人口纳入这个项目，使家庭收入成为能否加入医疗救助的唯一标准。

3. 商业健康保险

美国的商业健康保险是个8000多亿美元的巨大市场，其中60%由Anthem、United Health Group、Aetna、Cigna、Kaiser 等几家巨头占有。健康保险机构有营利性和非营利性两种，但都具有商业性质，区别在于营利性的机构要给股市投资者创造利润分红，而非营利性的机构也要创造盈余以资发展和员工奖励，因此保险价格（每人每月收取的保费）在同一地区没有多大区别。商业保险的主要客户是"雇主赞助的健康保险"（Employer-Sponsored Health Insurance），由雇主或者企业单位出资购买商业健康保险（职工个人承担少部分保险金），覆盖了65岁以下人口的60%。另外有10%的人口是个人或家庭直接购买商业健康保险。

商业健康保险大致有两种形式：HMO（Health Maintenance Organizations，健康维护组织）和PPO（Preferred Provider Oganization，优先提供者组织），其根本区别在于保险方面给医疗机构的付费方式不同。HMO采用按人头支付。保险公司把收来的保险费按定额承包给医疗服务组织（可以是个体医生，但更多是拥有很多医生的医疗集团），然后由后者全面负责所承包人群的基本医疗服务。

[1] Kaiser Commission on Medicaid and Uninsured. Moving ahead amid fiscal challenges: a look at medicaid spending, coverage and policy trends [R]. The Henry J Kaiser Family Foundation, 2011.

[2] 医改是一个广义的概念，泛指医疗、卫生和健康领域的体制改革，不同的历史时期和不同的国家地区，概念的内涵和外延不尽相同，本书中泛称为医改。

除了重大治疗和特殊服务项目外，医疗方面不再向保险公司收取服务费用。条件是每个会员（参保人）必须选择该医疗机构的一位初级保健医生作为自己和家庭的常规医生，每次就医必须找这个医生，由该医生决定病人是否需要看专科医师，是需要做CT、磁共振等仪器检查，是否需要住院等。这样的医生被称为"守门人"，一般由全科医生、家庭医生、内科或儿科医生担任。HMO最大的特点是把医疗机构与保险方面的利益统一起来，促使医疗机构减少不必要的服务项目与数量。医疗经费节得越多，医疗机构的收入也就越多。同时，保险方面也寄希望于医疗机构尤其是"守门"的初级保健医生积极开展健康促进和疾病预防活动，以减少医疗服务的利用率。这个模式的主要问题是限制了患者选择医生和诊疗手段的自由。如果会员觉得自己心脏有问题，想直接去看心脏专科，就必须先去初级保健医生那里得到允许。这样等于设立了一道坎，所以很多患者觉得这样的设置不方便。也有患者认为HMO为了节约经费可能会减少或拒绝一些必要的检查与治疗，贻误了诊疗良机。因此，近年来选择HMO的人越来越少，其市场份额从1996年的31%下降到2014年的13%[1]。

PPO是保险公司有选择地与医疗集团组成医疗服务网络，采用的是按服务项目和数量付费。不论按什么付费，医疗方面的价格都有一定优惠才能进入PPO。保险公司通常鼓励会员在PPO网络内就医，不设"守门人"，可以直接找专科医师。如果会员坚持要去网络之外，保险公司并不限制，但要求会员自己承担更大份额的费用，其比例称为共付率（Coinsurance）。比如，做同样的手术，在网络内患者的共付率是20%，网络外则可能40%或更高。

商业保险通常每年底都要求下个年度的参加保险者进行"入保"或"重新入保"的申请登记，申请者可以选择HMO、PPO或其他形式的保险。但一旦选定，一年之内不得更改。

4. 企业雇主赞助的医疗保险

奥巴马政府医改之前，美国法律并没有强制雇主为其雇员购买健康保险，但在税收政策上给予优惠，减免健康保险费用的所得税。据统计，这方面的减免使联邦政府每年的税收大约减少2600亿美元，相当于联邦政府继医疗关怀和医疗救助项目之外的第三大医疗保健支出[2]。除了赋税方面的考虑外，企业为吸引和保留

---

① National Bureau of Economic Research. Tax breaks for employer-sponsored health insurance. 2014.

② 同上。

人才，普遍把职工及其家属的健康保险作为起码的福利。企业统一购买保险还有一个好处，就是保险费用比个人购买要便宜得多。个人购买者往往是那些健康状况差或者患病风险高的人群，带给保险方面的都是患病概率大、费用高的客户，这种现象叫作逆向选择（Adverse Selection）。集体购买由于有大量健康人群参与，在很大程度上冲淡了逆向选择，因而保险公司会给予企业优惠价格。

　　企业雇主提供的健康保险一般都涵盖职工家属，所以有家庭的职工基本都选择全家入保，除非配偶的雇主也提供保险。因此，多数单位都允许职工选择个人参加还是与配偶、子女一起加入。近几十年来，保费随着医疗费用上升水涨船高，健康保险成为企业一个很大的经济负担，大大增加了产品的成本，严重影响了美国产品在国际市场上的竞争能力[1]。2014年，每个家庭平均医疗保险费达到16835美元，其中12011美元（71%）由企业承担，职工支付其余的4824美元（图1-2）。这个数额比五年前上涨了26%，虽然增加的幅度低于前一个五年的34%，但还是高于工资增长和通货膨胀率[2]。

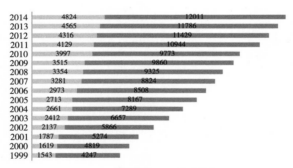

图1-2　美国企业和职工医疗保险费用逐年变化（单位：美元）

　　如果一个企业有2万名职工而且其中有60%已成家，那么这个企业一年的医疗保险费差不多需要2亿美元。许多企业不甘心把这么多钱交给健康保险公司，甘愿承担医疗费用风险。于是企业与健康保险公司的关系变得复杂起来，不再像几十年前那样如数交保险费，然后一切由保险方面负责。现在两者的关系大

①　JOHNSON T. Healthcare costs and U.S.competitiveness[R]. 2010.

②　http://kff.org/report-section/ehbs-2014-section-five-market-shares-of-health-plans.

保险的选择

汤姆是硅谷一家高科技公司的程序设计师。与该公司几千名职工一样，汤姆每年年底都要重新选择下一个年度的医疗保险计划。公司的保险是由一家商业健康保险公司设计和管理，今年给大家提供了三种保险计划（重点内容见下表），并鼓励每位职工根据自己以及家庭成员的健康与经济状况作选择。保险费的80%由公司承担，职工个人支付的20%从工资中直接扣除。至于具体扣多少，要看职工是单身只保自己还是有家室需要保全家。另外不同的计划保险费也差别很大。一般来说，起付线越高，月费越便宜，因此那些身体健康、不经常看病的人应该选择起付线最高的计划（即计划3）；相反，身体健康差、经常看病的人应该考虑起付线比较低的计划（计划1和2）。汤姆和太太都不到30岁，身体很健康也很少看病，所以这几年一直选用计划3。但是，最近太太怀孕了，妊娠反应相当严重，血压和血糖都高，以后肯定需要经常找医生、进医院。因此，汤姆这次决定选择计划1。

医疗保险计划重点内容　　　　　　　　　　表1

	个人起付线（美元）	家庭起付线（美元）	个人支付上限（美元）	家庭支付上限（美元）	医生诊所或医院门诊费用（美元）	住院网络内占比（%）	住院网络外占比（%）	处方药品（仿制）费用（美元）	处方药品（原研）占比（%）	处方药品（目录外）占比（%）
计划1	500	1000	1600	2400	15	15	30	10	10	30
计划2	1000	2000	2800	5600	20	20	40	15	15	30
计划3	2000	4000	5600	8800	25	25	50	10	15	30

注：表中所列为模拟数据。

美国的大企业一般都有两种或更多的保险计划供职工选择。由于多数大企业采用自我保险，职工的自付额便越来越多。比如上表中显示，去诊所看病自己承担10%的费用，而住院则需要自付20%。不过，自费额度都有一个上限，比如"计划1"中个人的上限是1600美元。假定汤姆太太住院费用应付1万美元，如果按20%计算则汤姆需要付其中2000美元，但由于个人自费全年上限是1600美元，所以汤姆实际支付1600美元，其余8400美元由保险承担。如果汤姆的公司采用了自我保险，那么这8400美元就由单位承担。

致分为完全保险、风险分担和自我保险三种。

自我保险被部分人理解为实报实销，或被理解为脱离保险。既然企业承担医疗费用的全部风险，给大家报销医疗费就完了，何必还去与保险公司打交道？这其实是很大的误解。事实上，企业依然需要参加保险。

首先，因为企业要利用保险公司的医疗服务网络，即那些与商业健康保险建立合同关系的医生诊所和医院等医疗机构。这些机构一般给保险公司的会员以价格优惠同时也服从保险方面的医疗服务管理制度。而一个企业即使规模很大，也很难建立起这样的网络，也没有专业人员制定和实施医疗管理制度。

第二，健康保险公司有很多控制费用的手段，比如前面提到的HMO就是采用按人头支付的办法促使医疗服务提供者控制费用。即使是按服务项目收费的PPO，保险方面也通过各种管理措施影响医疗服务的过程和医疗提供者的行为。比如在非急诊的情况下，病人住院、手术和大型仪器检查都必须经过保险公司的预先批准（Pre-Authorization），医生开处方药必须遵循保险公司的药品目录（Drug Formulary）。健康保险公司还有专业人员使用高科技手段审核医疗服务的各种检查和治疗的合理性与成本效益和成本效果，拒绝支付那些不必要和成本效益差的检查与治疗，并对各种常见病和慢性病的治疗提供医疗指南供医务人员参考。采取诸如此类管理手段的健康保险公司叫作"管理式保健机构"（Managed Care Organization，MCO）。经过几十年的发展，MCO已成为美国健康保险的核心力量。

第三，对于参加保险的会员，MCO除了要求他们按一定的比例和数额共同承担一部分费用外，也通过各种方式倡导健康的生活方式，提高防病意识，避免和遏制各种致病危险，降低疾病所造成的经济负担。近年来，MCO的各种费用控制措施已经被广泛用于政府的健康项目。医疗关怀和医疗救助项目也把部分业务承包给了商业健康保险公司。许多享受医疗关怀的老年人和医疗救助项目的贫困患者一夜之间变成了MCO的会员。

二、医疗服务布局、人员和设施

美国的医疗服务按医生的专业领域大致分为初级保健与专科医疗两个层次。初级保健的含义比较广泛，家庭医生、通科或全科医生、内科、儿科甚至妇科都属于初级保健的范畴。而专科医师的分工越来越细，科目也越来越多。另外一个专业化的特点是针对某一类或某一种疾病而设立专门的研究与治疗机构，属于专业中的专业，叫作超一流医疗中心或者卓越中心（Center of Excellence），比如洛杉矶加州大学的胰腺疾病中心、西奈医学中心（Cedars-Sinai Medical Center）的前列腺中心、约翰斯·霍普金斯大学（Johns Hopkins University）的心肌病中心等。还有很多便利外科诊所专门从事某一种手术或检测，比如结肠镜、关节镜等。专业化程度的提高有利于对具体疾病的深入研究、经验总结和针对性诊治，有利于医疗科学技术的应用，同时也有利于提高医疗服务的效率。比如专门从事结肠镜检查的机构无论是设备配置还是人员培训方面都要比综合医院更专业，因而服务效率更高。

让家庭医生或"守门"医生处理常见病、掌控患者的诊疗，还是由患者决定去初级保健还是直接去专科就诊？这是一个颇具争议的话题。初级保健这种模式的最大好处是初级保健医生全面负责其管辖区域内患者的健康状况，包括预防和疾病筛查，也有利于对患者全身心治疗，而不只是某种疾病。其最大的问题是专科和高级医疗服务资源有限和不足，影响了服务质量和效率，很多治疗需要长时间等待。比如一个膝关节置换手术在英国国家医疗服务体系中需要等待半年以上，而通过商业保险只需要2~3周而已。

与英国的区域化初级保健模式截然不同，美国的医疗服务布局是分散式的。在英国，同一个区域可能有好几家豪华医院，而且每家医院都拥有最先进和昂贵的医疗设备，竞相提供尖端高科技检测和治疗。相比之下，美国的初级保健力量比较薄弱，初级保健医生只占全部医生数量的35%，远远低于英国的60%和德国的51%。因此，美国的医疗布局呈现为钻石形状，两头小，中间宽大，其中包括了庞大的专科医疗队伍和很多配备了高精尖设备的医院，而且集中在大、中城市。这样的布局有早期政策的原因，也很能体现美国的文化特色。美国人普遍崇尚自由选择，不愿受限制。很多美国人也以自己周围有许多医生和医院可选择而自豪。但是，这样的布局无疑助长了美国医疗费用的飞速上涨。另外，分散式布局的一个很大的弊端是机构之间信息不畅，难以以患者的身心健康进行协调，因而是以疾病为中心，而不是以患者为中心。许多患者喜欢去不同的机构，以为这样可以得到可靠的诊疗，但机构之间相互不承认检查结果，迫使患者重复检查，甚至贻误最佳的治疗时机。

从医疗设施方面来看，美国有大大小小的医院5686家，其中绝大多数（4974家）为社区医院，包括2904家社区非营利医院、1060家投资者拥有的营利性医院，还有1010家州立或地方政府办的医院。所有医院的总床位数为91万多张，每年入院人次3600万，平均住院床日6.1天，其中联邦政府下属机构10.8天，其他机构平均6天，门诊人次7.5亿[①]。

美国体制的弊端显而易见。

首先是卫生费用太高。虽然上升的势头最近几年有所减缓，但还是遥遥领先于其他国家（图1-3），已经超过24860亿美元，占GDP的17.4%[②][③]。造成卫生费用昂贵的原因很多，其中有些是客观因素，比如老年人口的大幅度增加、慢性病的流行和高科技医疗技术的发展等。不过，很多因素的确与体制密切相关，比如医疗服务的高度商业化、初级保健的薄弱。管理方面的浪费也巨大。据估计，美国医疗保险和医疗机构的管理费用每年大约为3610亿美元，其中将近一半是浪费[④]。因此，减少管理费用是奥巴马政府医改的一项重要内容。

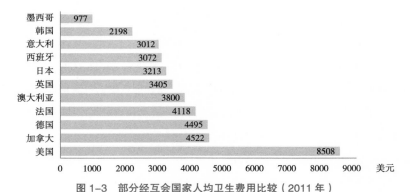

图1-3　部分经互会国家人均卫生费用比较（2011年）

资料来源：OECD, Health Data 2013

① http://www.aha.org/research/rc/stat-studies/fast-facts.shtml.

② JOHNSON T. Healthcare costs and U.S.competitiveness[R]. 2010.

③ OECD. Health at a Glance 2011: OECD indicators, OECD publishing. doi: 10.1787/health_glance-2011-en.

④ WIKLER E, BASCH P, CUTLER D. Paper cuts: reducing health care administrative costs [EB/OL]. [2012-06-01]. https://www.americanprogress.org/wp-content/uploads/issues/2012/06/pdf/papercuts_final.pdf.

　　第二，尽管美国卫生费用如此之高，还是有很多民众既没有得到政府的医疗保障，也没有商业健康保险，属于"无保险者"。2010年大约4990万美国公民没有保险，占总人口的16.3%[1]。2012年人数有所减少，但依然达4800万。虽然大多数医院的急诊科都是先治疗、后收费，很多地方政府的公立医院也免费为无保险的患者提供服务，但没有保险意味着得不到常规检查和疾病预防，得不到及时和持续的医疗照顾[2][3]。很多国际医疗保健的比较研究都把美国作为反面案例，主要是因为美国的医疗费用无论是占GDP的百分比还是人均值都是全世界最高，但美国的婴儿死亡率和平均期望寿命并非世界最好，而且明显落后于日本和很多欧洲国家。当然，这样的比较不一定妥当。首先，因为美国是一个多种族和多民族的大国，每年都在吸收很多来自第三世界的移民。而日本、挪威、瑞士等国家人口基数小、民族比较单一，教育程度与健康程度肯定优于美国的平均水平。不能因为那两项指标差，就认为美国的医疗保健差，而是要看基线水平：如果没有如此大的医疗费用，美国的健康指标肯定比现在更差。其次，因为婴儿死亡率和期望寿命与社会的卫生条件、生活方式和社会经济状况等多项因素有关。比如，慢性病是造成过早死亡的最主要因素，但70%的慢性病与生活方式有关。因此，婴儿死亡率和期望寿命并不能直接反映医疗保健系统的质量和效率。

　　一项研究比较了美国、英国、澳大利亚、加拿大、德国、法国、荷兰、挪威、瑞典、瑞士和新西兰共11个发达国家的医疗保健系统的可及性、公平性、服务效率、质量和绩效等直接反映医疗保健情况的衡量指标[4]。其中有一项指标关于医疗机构之间的协调情况，包括了13道相关问题，例如：

- 患者是否有常规医生或常规就医场所？
- 专科医生是否有患者的病史资料？

① U.S. Census Bureau, Statistical abstract of the United States, 2012.

② HADLEY J. Insurance coverage, medical care use, and short-term health changes following an unintentional injury or the onset of a chronic condition [J]. JAMA, 2012; 297 (10): 1073-1084.

③ WILPER A P, WOOLHANDLER S, LASSER K E, et al. Health insurance and mortality in US adults [J]. Am J Public Health, 2009, 99 (12): 2289-2295.

④ DAVIS K, STREMIKIS K, SQUIRES D, et al. "Mirror, mirror on the wall. How the performance of the U.S. health care system compares internationally". The Commonwealth Fund, 2014.

- 初级保健医生把患者转诊给专科医生后，通常是否收到专科诊治的情况报告？
- 初级保健医生是否一定会收到患者去急诊或住院的通知？
- 出院患者是否能拿到院后治疗或康复的书面指导？
- 医院是否安排医生或其他医务人员定期随访出院患者？

该研究对这些问题的调查结果进行综合打分，结果美国医疗体系的协调能力在11个国家中名列第6位，低于英国、新西兰、瑞士等国。

三、医疗体制改革

如何在控制医疗费用的同时扩大保险覆盖面，实现人人享有医疗保健？也就是既要遏制卫生保健费用的过度增长，又要为几千万无保险人口提供健康保险。这是美国健康保健体制所面临的最大问题，也是很多年来美国政府和社会高度关注的问题，当然也是历届总统竞选必然要辩论的问题。从1994年克林顿上任总统开始，由政府和国会提出的改革方案层出不穷，但每次都是因为民主与共和两党所代表的利益不同，不能达成共识。直到2010年，在奥巴马政府的竭力推崇下，新的医改政策经过千呼万唤终于出笼。这套大规模的医改方案叫作《患者保护与可负担的保健法》(*Patient Protection and Affordable Care Act*)[①]，包括了一系列的法律规定和实施措施，不仅冲击了医疗保健系统，也牵涉各个行业的雇主和千千万万的民众，因而影响很大。法案的部分条文已经从2011年开始实施，大部分到2014年逐步开展，最后到2019年全面实行。因此，这项改革将在很大程度上决定了今后很长时间内美国医疗保健体制的发展。其主要内容有以下几个方面。

首先，扩大保险覆盖面，最大限度地减少无保险的人数。主要的措施有：

①要求雇佣50人或更多全职员工的企业必须为雇员购买健康保险（雇员承担部分费用），否则罚款。对于25人以下、职工平均年薪不超过5万美元的小企业，政府将采取退税的办法鼓励他们为雇员提供健康保险。有调查显示，员工100人以上的企业中，有94%已经为所有或部分职工提供了医疗保险，其中大部

---

① U.S. House. 111th congress. H.R. 3590: patient protection and Affordable Care Act [EB/OL]. [2010-03-23]. https://www.healthcare.gov/glossary/patient-protection-and-affordable-care-act/.

分选择了商业保险。因此，医改开始之后，虽然有了政府经营的保险平台与商业保险竞争，商业险的参保人数还是有增无减。在医改全面实施的2014年，商业保险覆盖人口总数增加了46%，有1550万人参加了商业保险①。

②除了低收入和少数特殊人群外，所有人必须参加健康保险。对于不购买保险或者拒绝参加雇主健康保险的人处以一定数额的处罚。也就是说，要么买保险，要么交罚款（这一规定颇具争议性，有些州和利益团体想要通过法律手段推翻这一强制性质的要求）②。如果家庭收入介于联邦贫困线的133%和400%之间（2011年美国大多数三口之家年收入为24645~74120美元），政府用现金补贴的方式促使他们购买健康保险。

③联邦政府通过资助促使各州扩大医疗救助项目的规模，使其包括所有家庭收入低于联邦贫困线133%的人。按照2011年的贫困标准③，这个规定将包括家庭年收入低于14484美元（单身），或19564美元（两口之家），或24645美元（三口之家）的所有人。

④挽救濒临破产的医疗关怀项目，改组机构，改善功能，使其更好地为老年人提供健康保障。这个项目将采取措施减少各种不必要的医疗服务，杜绝和降低医疗资源的浪费，同时协同司法部门重点打击窃取医疗关怀项目医疗费用的不法行为。继续与MCO公司合作，用HMO等管理手段控制医疗费用，但将逐渐减少支付给MCO的人头费。另外一个重要举措是与各地的社区健康中心（Community Health Center）合作，用费用承包的形式鼓励这些机构给当地老年人提供及时和方便的基本医疗服务，以降低老年患者对医院和急诊的利用率。同时把服务质量与部分费用挂钩，用以提高疾病预防与慢性病管理等方面的服务质量和效果。这一项目已经在44个州的500家社区健康中心开始为期三年的试运行④。

① http://kff.org/private-insurance/issue-brief/data-note-how-has-the-individual-insurance-market-grown-under-the-affordable-care-act/.

② http://www.myfloridalegal.com.

③ U.S. Department of Health and Human Services. Annual update of the HHS poverty guidelines. Federal Register: January 20, 2011（Volume 76, Number 13）.

④ U.S. Department of Health and Human Services. Affordable Care Act to help improve care for Medicare beneficiaries-500 federally qualified health centers to receive funding, participate in a program to improve care [R]. 2011.

⑤促进医疗机构由以疾病为中心的被动服务模式向以患者为中心的主动服务模式（比如ACO和PCMH，即Patient Centric Medical Home，患者中心型医疗之家）转变。同时改革医疗服务的付费方式，从传统的按服务项目、按诊断分组或按人头付费向按服务价值方向改变。

其次，加强对商业健康保险的约束和政策调控，促使它们降低保险费用、放宽入保条件，在政府的引导下建立新的市场竞争机制。医改的法律对大大小小的商业健康保险公司冲击不仅最大，而且最快。以下几条规定已经从2011年1月开始实施：

①要求健康保险公司的医疗损失比（Medical Loss Ratio）对大集团不能低于85%，对小集团或个人不能低于80%。商业保险一般把参加保险的集体按人数分为大集团（多于50人）、小集团（50人以下）和个人（散客户）。按照这个规定，保险公司从大集团收来的保险费中至少有85%要用来赔付医疗费用。如果没有用完，余额到年底必须退回企业。比如，纽约州的十多家健康保险公司2011年总共退回企业1亿多美元[①]。

②保险费用的定价只能根据区域、家庭人口数、年龄和是否抽烟确定，健康状况不能作为定价的依据。不能因为申请人已经患病而拒绝保险，只要其申请则必须接受，其一旦加入不得取消。

③对于依靠父母健康保险的成年子女，如果经济上没有独立，可以一直享受父母的健康保险到满26岁（以前是23周岁）。

总之，这一整套的改革方案旨在扩大保险覆盖面的同时控制医疗费用上涨。一项调研显示，2014年第二季度美国的无保险人口比2013年的第三季度减少了950万[②]。

---

① http://www.ama-assn.org/amednews/2011/11/28/bise1130.html

② COLLINS S R，RASMUSSEN P W，DOTY M M. Gaining ground：Americans' health insurance coverage and accessto care after the Affordable Care Act's first open enrollment period. New York：The Commonwealth Fund. The Commonwealth Fund. Health Reform Resource Center，2014.

第二节　英国国家医疗服务体系概述

如何让全体国民都能享受有效的医疗服务，这是每一个国家面临的重大问题，而英国的国家医疗服务体系无疑是在这方面的佼佼者。英国大约用其10%的GDP来提供国民由生到死的所有医疗服务[①]。不仅如此，NHS还担负着教育公众的责任，传播健康知识，提高公众健康意识，进而改善公众的健康水平。本节将介绍英国NHS的现状、构架、多级保健体系、简要历史，以及NHS的优点与弊端。希望能对我国医疗体制改革提供借鉴。

一、英国国家医疗服务体系的现状和架构

（一）NHS的现状

NHS（National Health Service）即英国国家医疗服务体系，承担保障英国全民公费医疗保健的责任。

英国领土面积21万平方公里，由英格兰、苏格兰、威尔士和北爱尔兰构成。人口数是6460万，其中5390万人居住在英格兰。所以在很大程度上，英格兰NHS体系的"好坏"就代表了全英的医疗保健服务质量。

NHS创始于1948年7月5日。其核心宗旨是每一个合法的英国居民，无论其经济负担能力如何，都有权享受良好的医疗保健服务[①]。包括难民在内的居住在英国的任何人，除了处方药、眼镜以及一些牙疾外，所得到的医疗服务都是免费的，这包括专科医生的诊疗服务、所有的化验、大型检查（如CT、MRI、PET）等。如果住院治疗，药费和饭费也是一并全免。看过医生后，唯一需要付费的是处方药。例如，在英格兰，一张处方药的药品价格大约是8.2英镑（2015年3月，英国的最低工资是每小时6.7英镑，也就是说，一个多小时的最低工资就可以买到5~30天药量的药品）。但如果你是低收入人群、残疾人士、老年人（60岁以上）、16岁以下的儿童，或患有某些慢性疾病甚至患有多种疾病，处方药也可以是免费的。

---

① 英国医疗开支占GDP近10%药费占全部医疗开支10%[EB/OL].（2012-10-08）[2022-05-09].https://www.cn-healthcare.com/article/20121008/content-435425.html.

以英格兰为例，NHS每天接待就诊约67万人次，从常规体检到妇科检查，从慢性疾病到转院治疗，从急诊处理到临终关怀。北爱尔兰、苏格兰和威尔士的医疗保健体系以同样的方式照料所在地的公众。

英国NHS有员工160万人，是欧洲最大的雇主。位于英格兰的NHS是整个系统中最大的部分，雇有130万医务人员，负责5390万人的健康。在这些医务人员中，有合格的全科医生40236名，护士351446名，急救人员18576名，还有111963人是医院、社区健康服务工作者以及牙医等[①]。

原则1　NHS向所有的人提供全面的医疗服务

本原则对任何人有效，无论其性别、种族、残疾、年龄、性取向、宗教、信仰、性别改变、妊娠和哺乳、婚姻或同居。NHS是为诊断、治疗和改善人们的生理及精神健康而设计，它对服务的每一个人都负有责任，必须尊重他们的人权。与此同时，它还具有广泛的社会责任性，通过特别关照社会中一些健康及寿命低于其他公众的群体来提升公平性[②]。

NHS是英国人民的骄傲，它为世界各国树立了一个可以借鉴的全民福利型医疗服务体制的榜样。其核心价值及原则是：获得医疗服务的唯一条件是患者的需求，而不是患者的支付能力。

资金来源（Funding）

NHS的资金直接来源于税收，是真正的"取之于民，用之于民"。自2013年NHS的改革起，其支付系统即由立法给予保障。当NHS于1948年最初建立时，它的财政预算只有4.37亿英镑（约合今天的90亿英镑），而2015年度NHS的财政预算是1154亿英镑。

---

① NHS. General information. http：//www.nhs.uk/NHSEngland/thenhs/about/Pages/overview.aspx.

② https://www.myhsn.co.uk/top-tip/7-principles-of-the-nhs#:~:text=1%201.%20The%20NHS%20provides%20a%20comprehensive%20service%2C,The%20NHS%20works%20across%20organisational%20boundaries%20...%20%E6%9B%B4%E5%A4%9A%E9%A1%B9%E7%9B%AE.

（二）NHS的架构

NHS最基本的构成元素是初级保健、二级保健、三级保健、四级保健、社区医疗保健和精神健康信托机构。

1. 初级保健

即门诊服务，这个体系是NHS的主体。患者患病后第一求助对象就是其所在社区的全科医生（General Practitioner，GP），或称家庭医生。因为他们一般只负责所在社区居民的健康，所以他们对患者及其家庭情况了如指掌。医生们也常常会主动询问患者家庭其他成员的健康情况，使得医患关系更为融洽。

患者要想就医，首先要预约。等待时间取决于患者居住的区域和所处季节，一般情况下等上3~5天是很正常的事。每位患者一次的就诊时间大约是15分钟，大多数情况下，医生是会在每位患者身上花更多的时间，因为他们要耐心地讲解患者的情况，回答患者的问题。如果患者需要尽快就医，那么每个诊所会有一名医生负责"快速预约"病人，即只花5分钟的时间尽快给患者一个初步诊断。

一般到当地诊所就医的患者的情况都是可以"等"，因为绝大部分患者患的是常见病。多发病，约有90%的人在基层医疗服务体系接受诊断和治疗，不需转诊到二级机构[1]。因此，全科医生在初级保健体系中充当着"过滤器"的作用，只有那些真正需要到二级保健机构就医的人，全科医生才会将他们推荐给医院或专科医生。由于医疗资源和经费是固定的（英国在医疗服务上的预算占其GDP的10%左右），首次就医，有时甚至第二次、第三次就医时医生都不会推荐患者做大型检查，取而代之的是给患者开一些对症的药物，希望通过服药就能解除患者的病痛。初级保健体系除了提供对常见病、多发病的诊断和治疗，还提供健康宣传、社会预防、家庭护理、青少年避孕指导、孕妇孕期指导，乃至一些特殊的保健服务，如戒烟与戒酒。

初级保健体系的医务工作者做了大量的工作，一方面，他们宣传、教育公众，提高公众的健康意识，帮助其保持良好的生活方式，达到防病的目的；另一方面，他们又用尽可能少的医疗资源去解决患者的健康问题，从而降低了医疗费用。

---

① 郑晓曼，王小丽. 英国国民医疗保健体制（NHS）探析[J]. 中国卫生事业管理，2011，282（12）：16-18.

2. 二级保健体系

在初级保健不能解决健康问题时，就会进入二级保健体系，也就是医院，患者多由全科医生转诊而来。通常英国所谓的"地区医院"（District Hospitals）就相当于我们的市级医院，床位较多，一般拥有先进的大型设备，各个学科都均衡发展，如位于盖茨里德的伊丽莎白女王医院（Queen Elizabeth Hospital）、位于伦敦的皇家自由医院（Royal Free Hospital）等。有些医院是教学医院，其医院大小、床位数、拥有的大型设备及可以完成高尖手术的情况多与地区医院相似，如约克教学医院（York Teaching Hospital）。但一般而言，这样的医院床位数也只在几百张。

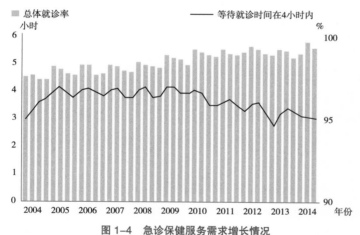

图 1-4　急诊保健服务需求增长情况

来源：NHS English

二级保健体系也可被称作急性保健服务（Acute Care），这是因为医院的急诊科24小时都提供急诊服务。由图1-4可见，急诊就医人数在2004~2014年呈上升趋势，由2004年的450万人增长到2014年的550万人。但由于NHS的硬性指标是患者等待时间不能超过4小时，所以，只要95%的患者没有等待4小时，该医院就可以"过关"了。但这意味着，每年有超过20万名急诊患者要等待超过4小时。

就二级保健体系而言，需要到医院就医的患者，有的是急诊病例，如急性感染性胆囊炎、急性肠梗阻患者；有的则是可选择性保健服务患者，比如患者可能是接受髋关节置换术的病人或者肾透析病人。二级保健体系接收的可以是住院病人或者日间住院护理病人，也可以是门诊咨询或者门诊治疗的病人。

如果初级保健体系提供了90%的医疗服务，那么二级保健体系可能让需要它的9%患者如愿以偿。

3. 三级、四级保健体系

这是指那些提供专科医疗服务的机构，类似于我国的肿瘤医院、儿童医院、癌症中心等。如皇家自由医院专长于实体器官移植，而伊丽莎白女王医院的病理实验室则在整个欧洲都首屈一指。

4. 社区医疗保健

顾名思义，社区医疗保健是在患者居住的社区内完成的医疗保健服务，特别是患者在医院接受过一定的治疗，急性期已过，需要进一步在家中康复。这时社区保健的护士或其他医务人员就会到家中来照顾患者，帮助其进一步恢复，同时也帮助患者解决生活上的问题。

5. 精神健康关爱

2010年11月，英国卫生大臣向国会提交了《健康生活，健康公民：我们对英格兰公共健康的战略》白皮书。其中提到对精神健康问题应以预防为主。这就意味着因精神健康问题造成的工作日丧失会大幅度减低。2009~2010年，与工作有关的压力、郁闷、焦虑造成980万工作日丧失[1]。

照顾精神异常患者是NHS的一大责任。在对这些患者的治疗过程中，往往会涉及心理学家、精神病学家、药剂师、全科医生以及相应的管理人员。NHS不仅要照顾这些患者，甚至还要照顾患者的家属，对他们进行支持。甚至由护理人员代替患者家属来照顾患者，以期缓解他们因长时间照料患者而带来的精神压力。

二、NHS的简要历史回顾

英国国家医疗服务体系正式成立于1948年7月5日。在此之前，英国的医疗服务是要付费的。NHS的诞生就意味着不论是穷人、富人，其享受的一切医疗服务都是免费的。正像英国前首相托尼·布莱尔所说的那样：

---

[1] The white paper, healthy lives, healthy people: our strategy for public health in England. https://www.gov.uk/ government/publications/healthy-lives-healthy-people-our-strategy-for-public-health-in-England.

1948年NHS的创建从人民生活中移走了一座大山。有史以来，第一次，健康保健不再依赖财富；需求，而不是偿还能力，才是硬道理。英国的每一个家庭，也包括我的家庭，有理由感谢NHS的创建者和他们的专业精神，感谢护士和医生们的奉献。

1948年NHS初建的时候，它许诺医疗服务对任何英国人都是免费的，当然，它也是这样做的。但好景不长，20世纪50年代初期，经费不能满足人们期望的问题就浮出水面。1952年，NHS不得不收取每张处方1先令的处方费，牙科治疗费则是1英镑。同期，医务人员的数量有所增长，以适应医院门诊服务的发展。

1965年处方费被取消，但在1968年又重新收取。新药和新技术的开发和使用，如小儿麻痹疫苗、慢性肾衰透析、某些癌症的化疗，大大改善了人们的健康状况，但同时也使NHS的财政预算开始捉襟见肘。同时，政府也就NHS的构架和初建时的"三团体"体系，即医院服务、初级保健和社区医疗服务的弱点表示忧虑。之后对那些服务发展较好的诊所或社区医院予以财政奖励，鼓励医生们联合起来，以期形成团体服务。

进入20世纪70年代，英格兰NHS在1974年重组，把由医院提供的服务和由当地卫生机构提供的服务整合在区域卫生局下；1982年，NHS又进一步进行构架调整。20世纪60年代的经济繁荣到了70年代已风光不再，公共事业的缩减开支首当其冲，并大力强调效率和性价比。由于20世纪70~80年代的经济压力，NHS不可能提供无限度的医疗服务，加之社会老年化，让NHS苦不堪言。这就揭开了重大改革的序幕，这个始于1980年的改革一直延续到后来的历届政府。

20世纪80年代初期，管理理论发生了变化，NHS内部全面管理代替了一致性管理。NHS开始实行"总经理负责制"，而且临床医生也要参与管理，但财政压力一直笼罩着NHS。1987年，NHS获得额外的1.01亿英镑的财政支持。次年，当时的首相撒切尔夫人要求NHS审计其体系，《与患者一道》和《关怀人们》两个白皮书相继发表，由此引入"内部市场"的概念。

1990年，NHS和社区保健法在英格兰出台，将"内部市场"定义为卫生局不再管理医院，而是从他们自己或其他卫生局所属的医院"购买"医疗服务。医疗服务的提供者就成了NHS信托（或托拉斯），这样，就可以鼓励竞争，而且还可以适应不同人群的需要[①]。

1997年工党赢得了大选，托尼·布莱尔成为英国首相。在朗斯代尔医疗中心的演讲中，他说道：

今天，我们印刷的白皮书标志着NHS的一个新转折点，"整合保健"将取代"内部市场"。医生和护士将会唱主角，其结果是我们将会节省10亿英镑的繁文缛节，而这笔开支可以用到患者护理第一线。这是第一次，高质量的服务将会贯穿在整个NHS，全国性护理标准将会得到保障，这样做是集效率和质量于一体。

布莱尔赢得了第二次竞选，但他又把"内部市场"概念重提，作为他的NHS现代化的计划。

驱使NHS改革的原因是多方面的，包括医疗技术和医药费用的提高、人们对医疗服务的高期望值、社会老龄化，以及控制政府开销。

改革的内容包括：制定具体的服务标准，控制财务开销，细化工作职责，关闭多余的设施，强化临床指南。为缓解NHS的候诊压力，布莱尔政府还鼓励加强私立医院发展，希望建立私立医院或扩大私立医院，以使更多的人能尽快就医。

布莱尔时期NHS还实施了有史以来最大的信息系统创新，将患者信息电子化。最初的预算是23亿英镑，但预计最后的结果可能会是230亿英镑。除了资金是一个问题外，人们还质疑该系统是否安全。数以千万计患者的信息如何不被外泄，不被偷盗，不被黑客侵入，这是一个至关重要的问题。

三、NHS的优点和弊端

（一）英国NHS的优点

1. 人有所医"免费"

从我们来到这个世界起，疾病就伴随着我们。如果我们所生活的社会可以提供免费的医疗服务，又或最多只需付相当于一个小时工资的处方药，那我们的生活质量将是如此之高，那将是一个社会文明的创举。而英国NHS在1948年就已经实现了这一社会文明的标志性目标。NHS的诞生标志着，从此英国人的

---

① History of the National Health Service（England）.https://infogalactic.com/info/History_of_the_National_Health_Service_（England）.

生老病死都有人管了，人们评价它体现出社会的整体进步与人道，深得民心，被誉为20世纪最了不起的社会成就之一[①]。

全民医疗体系该不该提供免费服务和能不能提供免费服务，这在各国都是令人头疼的事。首先是该不该的问题，这个问题的答案是——该。这是毫无疑问的，因为谁也不能保证人的一生不患任何疾病或创伤，而一旦患上重症或遇上天灾人祸，那将是一家人、几家人的灾难。问题在于一个社会能不能提供免费医疗服务。

目前，发达国家的医疗保障制度大致包括福利性医保模式、社会保险模式、商业保险模式、混合型模式四种。由此我们不难看出，医疗服务的最根本的问题就是谁来买单。上述的四种模式中，似乎"免费医疗"是解决医疗服务最理想的方案，由政府主导，是政府行为，即通过税收筹资，并由政府对大部分医疗费用买单，向医疗服务机构"购买"医疗服务，患者每次就医只支付很少的一笔费用。

但这种"免费医疗"的最大问题在于多大的医疗财政预算才能真正满足人们的需要，而且，这"免费的午餐"又是如何兼顾公平和效率的，最后就是它是否可以持续性地发展。

随着人民生活水平的不断提高，人口老龄化已不可避免；不良生活方式引起的疾病早已替代了过去的急性传染性疾病，如心血管疾病、癌症、慢性肺部疾病以及糖尿病，已成为国人致死的四大杀手[②]。

众所周知，这四大杀手的特点是病程长、致死率高、并发症多，治愈率低。这就意味着高额的医疗费用。

2014年我国一般公共财政支出为151662亿元，其中医疗卫生与计划生育支出为10086亿元[③]，占总支出的6.65%。10086亿元的支出不能算个小数目，但如果用全国人数13亿去除的话，那由政府提供的人均医疗费用只有775.85元。显而易见，如果靠政府去为全部医疗服务买单的话，那真是任重道远，也许是可

---

① 英国医疗服务体系：全民福利进退两难[N/OL].（2007-01-26）[2022-05-09]. http：//news.cctv.com/financial/20070126/100496.shtml.

② WHO. Noncommunicable diseases country profile 2014. http：//apps.who.int/iris/bitstream/10665/128038/1/9789241507509_eng.pdf?ua=1.

③ 财政部. 2014年财政支出15.16万亿 增长8.2%[EB/OL].（2015-01-30）[2022-05-09]. https：//stock.eastmoney.com/a2/20150130473581752.html.

望而不可及的。

即使政府的财政支出可以负担居民的免费医疗，这里面仍有一个如何兼顾公平和效率的问题。众所周知，北京、上海、广州等大城市集中了全国最好的医疗资源，包括名院和名医。如果医疗服务是免费的，那全国的患者都会到这些大城市去就医（现在这些大城市的医院已经是人满为患了）。而我们无从知道这其中到底有多少人真正需要到这些医院就医，因为许多疾病原本是可以在县级医院就能得到很好的治疗的。

英国的全科医生负责90%的初级保健，这应该给我们一个启迪。我们的三级医院构架设计的初衷也是这样，大医院只负责疑难病症的诊治。毕竟从流行病的角度讲，大部分医生每天要治疗的是常见病、多发病。但由于医疗资源配置不公平，包括医生水平千差万别，造成大城市里的三甲医院门庭若市。如果医疗服务是免费的话，那这些三甲医院就会更加人满为患，而某些医院则会门可罗雀了。

因此，国家鼓励拓宽医疗服务筹资渠道，全社会办医；"全面建设覆盖城乡居民的基本医疗卫生制度"[①]，以应对人民群众"看病难，看病贵"的问题。

2. NHS：可能是最科学的医疗保健体系

在西方十余个发达国家进行的医疗保健体系的评比中英国NHS屡屡夺冠。从这里我们不难看出其体系、制度的科学性。医疗保障被认为是世界性难题，因为它直接关系到民生，也是其他社会活动的基础。当经济危机来临，公共医疗设施要缩减时，公众会在第一时间站出来反对。这一难题给任何国家的政府都提出了严峻的挑战，它需要国家的思维创新能力、经济承受能力和制度应变能力来应对。

NHS多级医疗体系似乎是解决医疗保障这一世界性难题的出路。数以万计的全科医生工作在初级保健岗位上，星罗棋布于社区，肩挑着"防病、治病、维系健康"的重任，用最低的投入换来最大的产出。医疗财政支出的大部分（60%以上）也是花在初级保健体系上，因为它是医疗保健体系这个"金字塔"的底层，只有"基础"稳定，"顶端"才能实现可持续发展。初级保健体系分担了全部医疗服务90%的工作量，如前所述，到全科医生那里就医的患者，大

① 陈竺：2020年中国将建立覆盖城乡居民基本医疗卫生制度[N/OL]. (2009-09-08) [2022-05-09]. https://news.ifeng.com/mainland/200909/0908_17_1339577.shtml.

部分患有常见病、多发病，这是由于疾病谱决定的。一个全科医生具有内科、外科、妇产科、儿科、皮肤科、精神病科等多学科知识，一个患者的一般性健康问题都可以在一个全科医生那里得到解决；那些全科医生解决不了的问题，会由其转诊给专科医生，转诊至上级保健体系。正是这样，医疗资源，包括时间、人力、物力，被有效地利用，也就是资源最大化。

除了NHS本身体系的科学性，从政府层面讲，英国卫生部负责制定政策、提出要求、提供财政资源，从宏观角度管理整个医疗体系，以满足人们的需求。卫生部通过英格兰NHS和英格兰公共卫生署将医疗服务信托出去（购买医疗服务），同时，还通过托拉斯发展局、英格兰健康管理局、监管局、护理质量局等机构，对NHS提供的服务进行审计、评估、督导，以保障纳税人的钱的确正当地花在纳税人身上，做到"专款专用，物有所值"。

卫生部还通过英格兰健康教育署，联合地方教育和培训局及教育提供商一道，对医疗健康领域的人员进行培训、教育，以使他们了解医疗卫生业的最新动态、前沿理论和技术，从而跟上医疗卫生行业的发展。

3. 一支专业性极强的医疗团队

160万名医务人员受雇于NHS，使得NHS成为世界前五大雇主之一。绝大多数医务人员都清楚自己的职责，那就是尽其所能，为全民健康作出自己的贡献。如果因为自己的存在，使他人的健康和生活有所改善，那将是真正的工作目的。

这些医务人员的尽职尽责使得NHS有令人骄傲的业绩，使6400万英国人没有看病之忧，至少不用为医疗费用担忧，他们的勤奋工作使得英国的医疗水平立于世界杏林之巅。

4. 一个尽可能公平的体系

像其他资源一样，医疗资源也是有限的。既然是有限的，在分配过程中，就要本着"公平、平等"的原则，而预约就使此原则成为可能。不论你是谁，只要你想看医生，那就要预约，除非是急诊（就是一般急诊患者也要等近4个小时）。这样就在使用资源上做到人人平等，不会有"加塞儿"的现象。

另一个"平等"就在于"医疗服务施与时是免费的"，这就保证服务对象不会因其是蓝领或白领而得到不同的服务，所用的病房、设备、药物，乃至医务人员都是一样的，这样就从根本上杜绝了资源使用上的不公平性。

5. 节约资源

尽管NHS的筹资渠道来源于政府，也就是税收，但这并不意味着信托的医疗机构可以随心所欲地花钱；相反，每一个医院的院长、财务主任都要尽可能把钱用在该花的地方。不但如此，整个NHS在战略方面也不断审计，研究哪些地方可以在不影响患者健康安全的前提下节省开销。就给药方式而言，绝大多数情况下是口服，很少肌肉注射，至于静脉输液，那更是少而又少。

由于NHS是一个庞大的整体，共用一个系统，这就使得信息共享成为可能。加之各地医院的水平相差不是非常悬殊（差别是有的，极个别医院的服务质量差强人意），所以，任何化验检查、诊断影像都可以共享。当你从甲地搬到乙地，你所需做的就是在新的社区诊所注册，也就是征得你的同意，你在甲地的医疗档案就会自动传到你的新的全科医生的电脑里，包括所有的检查结果。这样就大大节省了因重复检查而消耗的医疗资源。

如果以上提及的节约只是基本运作层面的事情，那么NHS还在战略层面强调节省资源，即以预防为主。以戒烟为例，NHS每年花在戒烟教育上的费用是1.5亿英镑。同理，NHS也给40~74岁的成年人提供定期体检，包括心血管疾病、脑卒中、2型糖尿病、肾脏疾病以及患痴呆的可能性，以期达到"早发现、早诊断、早治疗"的目的[1]。

虽然英国是西方发达国家之一，但国民健康仍是一个很大的问题：英国是欧洲肥胖记录"保持者"，每14个新生儿中就有一个婴儿的体重高于正常；20%小于三岁的儿童肥胖；因吸烟引起的疾病每年耗费NHS 27亿英镑；20%的年轻成人承认用过毒品；1/3的年轻成人会常常喝醉；每6个人中，就有1人死于65岁之前；结核和性传染病均呈上升趋势[2]。

从世界卫生组织对许多国家的统计不难看出，随着越来越多的国家医疗环境的改善、医疗服务质量的提高，老龄化问题也越来越普遍。这也意味着，越来越多的人会患上慢性疾病。心血管疾病、癌症、慢性肺病、糖尿病已成为大多数国家医疗保健服务每天都与之博弈的疾病。

---

[1] http://www.nhs.uk/Conditions/nhs-health-check/Pages/What-is-an-NHS-Health-Check.aspx.

[2] The white paper, healthy lives, healthy people: our strategy for public health in England. https://www.gov.uk/government/publications/healthy-lives-healthy-people-our-strategy-for-public-health-in-England.

世界卫生组织在2005年指出：当世界正在经历由急性疾病向慢性健康问题的快速转型时，对医务人员的培训还停留在20世纪的模式，即注意力还集中在急性疾病的诊断和治疗上[①]。英国NHS正是意识到防病的重要性，才加大防病的力度，把防病的重点放在：

①通过改善孕期健康，可以明显降低婴儿死亡率和低体重婴儿人数；

②照顾好儿童的健康和发育，可以明显降低其日后患精神疾病、不良生活方式、交通事故死亡的发生率；

③有一份工作对健康是有益的，通过避免工作年龄期间的疾病，一年就可以节省1000亿英镑；

④改变成年人的行为可以减低因患病而早逝的可能性，也可节省社会资源，还可以有效避免癌症以及超过30%的循环系统疾病的发生，减少因吸烟而造成的疾病，减少因毒品而带来的犯罪。

⑤在冬天提高室内温度，可以避免不必要的死亡（2008~2009年英国因冬季室内温度过低而造成的死亡人数是35000人）。注射流感疫苗可以有效预防冬季患流感的可能性[②]。

- 上述事项一定要传达到那些需要帮助的个人和家庭，具体的方法是：

- 响应：社区基于他们的需求，要有所响应；

- 提供资源：保证资金到位；

- 缜密：专业人士带头，集中力在循证和有效性上；

- 早作准备：加强对现时和未来疾病的抵御力度。

我国前卫生部部长陈竺曾形容中国的慢性病全面高发状若"井喷"，这不是耸人听闻，而已经是不争的事实[③]。显而易见，对于中国这样的人口大国，疾病管理与健康管理的急迫性刻不容缓，也尤其重要。

世界卫生组织也好，英国NHS和我国的医疗精英也罢，他们都已意识到疾

① World Health Organization. Preparing a health care workforce for 21st Century.https://apps.who.int/iris/handle/10665/43044?locale-attribute=en&.

② The white paper, healthy lives, healthy people: our strategy for public health in England. https://www.gov.uk/government/publications/healthy-lives-healthy-people-our-strategy-for-public-health-in-England.

③ 陈竺.中国慢性病全面高发已2.6亿确诊患者[EB/OL].（2012-10-08）[2022-05-09].http://news.39.net/qwfb/121008/4062857.html.

病谱的改变迫使医院的职能改变，由"治"到"防"，工作重心要实现由"急病""慢病"到"未病"的转移。同时，政府要加大"防病"的力度，提高公众的防病意识。只有这样，才能真正解决老百姓"看病难、看病贵"的问题，我们才能真正走上一条"全民健康"的康庄大道。

6.多学科同步发展，不以经济效益为导向

由于NHS的筹资渠道来源于政府的税收，因此，临床信托机构，包括医院、社区医疗中心、诊所、急救服务机构、精神健康信托机构等，基本上不用为如何拓展业务获得额外的收入而奔波。这些医疗机构主管的任务就是如何向患者提供更满意的服务，如何让患者的等候时间再短一点，医疗资源的使用如何再更合理些，如何缩小地域间的不平等性。

一个医院如果不得不自己去解决收入问题，或者说经济收入是一个医院在运营中不得不考虑到的一个重要因素的话，那医疗服务就可能有失公平和公正。这是由医疗服务这个行业的性质决定的，因为患者与医院在"讨价还价"中的位置不对等。

同样的道理，如果一个医院考虑投入产出比，那么它一定会关闭那些不能带来收入或低收入的科室。庆幸的是，NHS提供的服务是以患者需求为导向，只要有需求，那个科室就要存在，就要发展，甚至要在国内、国际处于领先地位。

（二）英国NHS的弊端

1.候诊时间

提起NHS的弊病，首当其冲的一定是候诊者名单（Waiting List）过长：从全科医生的门诊预约到一般影像学检查，从择期髋关节置换术到心脏手术，无一例外都要等待。

尽管同时接受治疗的患者人数有所增加，但尚不足以减少候诊人数。而当我们把注意力集中在有多少人候诊时，似乎忘了关注这些患者已经等了多长时间，而这也是一个相当重要的指标。

政府规定的目标是，90%的患者应该是在18周之内得到治疗，但从实际来看，仍然有很多患者难以在规定时间内得到治疗（图1-5）。在威尔士，部分患者等候治疗时间更长达26周。即便这样，当地的NHS还是达不到这个目标，有时

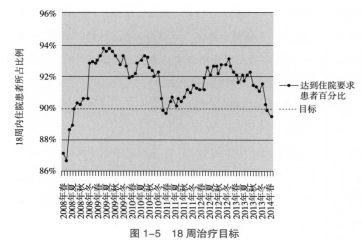

图1-5　18周治疗目标

来源: Things you missed in last month's NHS waiting list stats.http://www.buzzfeed.com/hollydorning/5-things-you-missed-in-last-months-nhs-waiting-li-r5xq.

14%的患者要候诊超过26周。詹姆斯·蓝池医生是南威尔士心脏网络的主任，他说：他的病人由于等不了这么久，有的去私立医院求治，也有的死在候诊期内。

有少部分患者可能候诊时间很长，但大部分患者的候诊时间又是怎样的呢？

对于门诊和住院患者来说，人们平均等候治疗时间都延长了。NHS的免费服务很像是一个硬币的两面：一方面，它的确给英国人民提供了满足人们需求的医疗服务，使人们在需要它的情况下，不考虑支付能力就可以得到它，更不会因为付不起高额医疗费用而没有尊严地活着。但是，由于这项服务是免费的，那就要体现其公平性，而有什么是比"排队"更"公平"的呢？候诊时间过长，无非是一个供求矛盾双方的问题。

英国上议院公共服务和人口变化委员会（Lords Committee on Public Service and Demographic Change）在其一份报告中指出：据国家统计局数字显示，"2010~2030年，英国65岁以上年龄段人口将增长50%，而85岁以上年龄段人口则将翻番"。社会老龄化也使NHS不堪重负，使候诊时间过长问题雪上加霜。

在这个供需关系上，一方面是人们日益增长的对医疗服务的期望，以及慢性疾病和社会老龄化的影响；另一方面就是政府为NHS提供的资源，即这个资源是否能满足人们对NHS的需求[①]。在NHS刚刚成立的1948年，英格兰的人口是3855.2万人。60多年过去了，英格兰人口增加到了5390万人，较1948年人口增加了39.81%，财政预算也增长到1154亿英镑，其增长幅度为1282%，为人均2141英镑。应该指出，NHS的财政预算还是逐年递增的，如2003年是681亿英镑，2004年为749亿英镑，2008年增加到1094亿英镑，占GDP的9.4%[②]。

尽管投入增加了，服务质量提高了，但NHS的问题依然存在。所以，我们要问的是：一个国家到底要拿出多少资源，才能真正保证让每一个国民都对医疗服务满意？政府、社会、雇主和雇员各自要支付费用多少才能让国民既付得起，保证病有所医，又不会使家庭背上沉重的医疗费用包袱？

2. 病人为中心——管理层怎么了

NHS的原则之一就是把患者放在第一位。

作为一个有70多年历史的医疗机构，如果没有把患者放在第一位的理念，没有追求高质量的专业性，那的确很难为数以千万计的人提供良好的医疗服务，也就无法取得如此傲人的业绩。NHS从建立那天起就强调"公平"和"免费"，这也是NHS引以为荣的地方。但是，在实践"公平"和"免费"的同时，公平与效率之间的矛盾却长期悬而未解，如候诊时间过长、效率低下、管理不当、官僚习气严重等，甚至有些医院竟因为其管理层玩忽职守，患者因得不到应有的治疗或被忽视而造成多起不应该的死亡。

斯坦福医院的"非正常"死亡可能是NHS历史上最不光彩的一页，给NHS带来巨大的阴影，再一次把NHS的低效、管理不力，甚至无视生命推到了聚光灯下。人们开始质问：这是不是因为医院管理层盲目地追求"达标"而不顾患者的切身利益？

2005~2008年，斯坦福医院估计有400-1200名患者可能是"非正常"死亡。尽管这并不意味如果他们得到应有的治疗，这些人都可能存活，但至少他们当中的一些是"减少开支""追逐达标"的牺牲品。显然，斯坦福医院违背了NHS的基本原则，那就是无论做什么，患者永远是服务的中心。相关调查发现：

① Health Science Institute, USA. Chronic Care Professional Manual.

② https://news.sina.com.cn/o/2004-02-06/09271729757s.shtml.

- 患者渴得只能喝花瓶里面的水；

- 秘书决定哪个患者需要去急诊科；

- 护士没有使用重要医疗仪器的培训；

- 没有经验的医生负责重症患者；

- 给患者的止痛药，要么太晚，要么根本就没有给。

以下是几个实例：

琼·盖尔斯，女，81岁，2009年1月因癌症被收住院；她所患淋巴瘤曾被误诊为肾结石。其家属称，琼不是死于癌症，而是死于被忽视、被误诊。

皮特·巴姆西尔，84岁，患有白血病，于2007年因呼吸困难被接收住院。该患者在急诊室的病床上躺了整整6个小时，无人过问，也没有人给他输氧。一周后去世。

尼古菈·芒特是两个小孩的母亲，在生下第二个孩子不久，就因肠道疾患于2005年入院。在医院里她感染了三种病菌，包括MRSA和抗药性金黄色葡萄球菌，使她患有高度营养不良，在斯坦福医院住了9个月。

罗纳德·米临顿是63岁的退休工程师，因主诉"呼吸困难"做过CT扫描检查，最初的诊断是"纤维瘢痕组织"。直到第三次扫描，才发现是肺癌。他死于2003年[①]。

这些触目惊心的病例最终引起了卫生部门的注意。2011年11月~2012年12月的公共调查询问了160名证人，耗时139天，证据高达100万页，耗资1300万英镑[②]。

2013年初调查组提交的调查报告指出：

- NHS要想真正把患者放到第一位，就要从根本上变革；

- 医院管理层无视患者的投诉，当地全科医生和议员也没有站出来为患者说话；

- 初级保健主管部门和区域健康署过于相信医院管理层；

- 皇家护理学院被指责对那些提出质疑的护士没有足够的支持；

---

① Stafford Hospital: The victims of the hospital scandal[R]. 2013.

② Statement by the Chair of the Inquiry, Robert Francis QC. http://www.curethenhs.co.uk/statement-by-robert-francis-qc/.

- 卫生部也被指责"高高在上"和"低效"[①]。

主持这次调查的主席罗伯特·弗兰西斯对NHS提出了290条改进建议，其中包括重新审议NHS的立法，确定医院未来评级，改善培训和招募员工政策。其中最重要的一条是如果医务人员故意隐瞒事实、知情不报，则将会受到法律制裁[②]。

斯坦福医院的丑闻曝光后，几名医院的主要负责人纷纷离开了他们的工作岗位，只留下当时的英国首相卡梅伦向全国人民道歉。他说：（斯坦福医院）不是错，而是灾难。他还指出，在财政紧缩时，英国不是无法承受改革，而是无法承受不改革。

具有讽刺意义的是，在过去的几十年里，从撒切尔夫人到梅杰，从布莱尔到卡梅伦，每届政府都对NHS提出改革的议案，他们都知道只有改革才是NHS的出路，才能解决NHS的问题。过去几十年来，NHS每次变革的目的都希望使其更加有效，所有的重组都声称要实现以下目标：

- 以患者为中心而设计；

- 勇于尽职；

- 强化临床领导力；

- 更好的整合护理和更佳的护理质量；

- 减少因官僚主义而造成的管理费用。

遗憾的是，尽管有些许改变，但它只告诉了人们变革会有什么样的效果，却没有什么证据来说明构架的改变给整个体系带来什么益处。几十年过去了，NHS的低效、机构臃肿、人浮于事、候诊时间过长、资源浪费等问题一直是各届政府的一块心病[③]。

---

① Reform of the National Health Service chronology. http://www.sochealth.co.uk/national-health service/reform- of-the-national-health-service.

② 晒晒英国NHS的成绩单[Z/OL].（2012-09-27）[2015-03-01]. https://www.cn-healthcare.com/article/20120927/content-434713.html?appfrom=jkj.

③ David Cameron pledges 'seven-days-a-week NHS' as Conservatives kick off election campaign[EB/OL]. [2015-03-28]. https://www.standard.co.uk/news/politics/david-cameron-pledges-sevendaysaweek-nhs-as-conservatives-kick-off-election-campaign-10140852.html.

第三节　北欧国家医疗卫生体系概述

根据各国医疗卫生体系的覆盖程度、资金筹措方法以及服务方式，经济合作与发展组织（OECD）一般将其分为三类：国家卫生服务体系、社会保险体系、商业医疗保险体系[1]。前述美国体系属商业医疗保险体系，英国体系属国民医疗服务体系，本节介绍的北欧国家医疗卫生体系也属国民医疗服务体系类型。其特点为全民覆盖，资金筹措主要来源于政府一般性税收，主要由公立医疗机构提供服务。然而在具体实施过程中，北欧国家有其区别于英国的不同之处，本节将进行详细介绍。

一、筹资渠道和管理体系

北欧国家医疗卫生体系均采取以一般税缴纳为主的筹资方式。与英国由中央政府统一调配不同，北欧国家采取的是地方分权的组织方式，即由中央与地方政府共同筹措，进行财政支付。下面以典型国家——瑞典的医疗卫生体系为例说明。

长期以来，瑞典的行政事务责任由三级政府承担，即国家级、地区级及市级政府，每一级政府承担相应的社会福利的具体责任。这三个层级对医疗卫生体系的管理各负其责，其中需要强调的是，地区层级的管理体现在省级议会的作用上。

中央政府在医疗卫生体系管理方面的作用主要体现在通过相关法律法规的制定，确立医疗服务的基本原则。1982年瑞典《健康与医疗服务法案》中写道："全民拥有良好的健康与医疗服务，并享有平等的健康医疗服务权利。所提供的服务应基于对患者实际情况及其意见的尊重，并尽可能与病人协商治疗方案。"这一规定并没有直接规定应如何提供服务，而是明确了服务的总体范围。中央政府更侧重于对立法的监督，以保证对全民的平等性。另外还对其他各方面具有监管职责，包括医学人才的认证、医疗事故和医疗规程、专项拨款与支出、

---

[1] KATHARINA B, ACHIM S, RALF G, CLAUDIA L, HEINZ R. Five types of OECD healthcare systems: empirical results of a deductive classification[J]. Health Policy, 2013; 113（3）: 258-269.

研究标准、医学教育。上述责任以及为全国性医疗卫生政策设立体系框架，间接推动了国家服务质量标准的建立。比起如何具体实施医疗服务，中央政府更加关注服务的效果[1]。

瑞典中央政府有两个重要的监管机构对医疗系统进行监督。第一个是卫生与社会事务部，负责健康医疗、社会保险、社会服务等领域的发展问题，包括为政府工作委员会拟定条款、为议会起草新立法法案及其他法规等。第二个机构是国家健康与福利委员会，是中央政府在卫生服务、健康保护和社会服务等领域的咨询和监督机构。主要任务是督导医疗工作人员的服务行为和各项医疗举措是否符合中央政府设立的目标。这两个机构在中央政府医疗卫生体系监管方面都发挥着重要作用。

三级医疗卫生体系当中，绝大多数的责任都落在地区级政府这个层级上。从前的地区级政府划分为两个层级。第一层级为省级行政管理层，主要负责针对全科医师进行监督管理。后来这一层级逐渐失去了对医疗部门担负的直接责任，而省级议会这一层级在健康医疗领域体现出更重要的作用。

根据1982年《健康与医疗服务法案》，省级议会负责提供医疗服务，努力实现民众良好的健康水平。到20世纪90年代中期，省级议会成为瑞典医疗卫生体系最重要的地区级主管部门。省级议会是一个政治机构，其代表每四年由公众在全国大选当日选出。议会的执行委员会或医院委员会对医院的组织结构和管理行使权力，并确保有效的卫生保健服务。目前，瑞典共区划为21个省级议会（含哥特兰岛）提供医疗服务。这21个区域的人口数从6万到170万不等。议会决定医疗服务资源的分配，以及负责对所提供的服务进行总体规划，包括医院内的和门诊医疗中心的服务。除少数私人医院外，瑞典大部分医院都归省级议会所有，包括牙科服务和精神科护理也都归议会负责。省级议会联盟将21个议会分为六大医疗地区，下辖9家地区级医院、80家省级医院，以及近千所医疗中心。六大区人口数从90万到190万不等，每个区至少有一所大学附属医院。当需要专科治疗时，各议会可在六大医疗地区间进行协作。协作方议会需就相关内容签署协议，如高难度专科治疗需要收取的费用等。

省级议会在健康服务领域的主导优势还体现在对某些结构性问题上所作的

---

[1] MCCONACHY T H., PALLEY H A. Sweden's health care system: the delivery of health care services within a national/local system [J]. New Global Development, 2003; 2: 49-62.

决策，包括关于减少床位和24小时开放急诊室数量的决策。国家委员会提供宏观指导意见，而各地方自行控制法规条例。

各省议会自行制定门诊收费项目计划，无论公立医院还是私立机构，最多收取260克朗。对于非本省居民，议会提供的服务按成本价收取费用。一般来说，外省议会或外国社会保险体系会支付这部分费用。各省之间收取的门诊费用各不相同，但各省内部收取的费用基本相差无几。

一般患者负担的费用只是实际成本的4%，极个别情况由患者自己支付较高的费用。如一位患者个人已支付900克朗，那么接下来12个月都将享受免费的医疗服务。而且门诊医生开的药物费用，由患者承担的部分也极其有限。省级议会负责医疗服务的计划和运营，包括提供资金支持。其所提供的医疗服务的资金来源包括国家拨款、国家社会保险、患者个人支付部分和税收。医疗卫生体系的主要来源还是由省级议会税收承担。

各省税率由各省级议会根据中央政府制定的计税基数自行裁定。平均来说，税率为10.2。中央政府也会对较贫困省份给予补助，这样一来各省人均总收入基本一致。

瑞典对健康医疗支出一直以来控制得非常严格。为降低支出，议会不得不减少花在每名住院患者身上的时间，同时增加门诊服务。另外在部分省，议会鼓励私营诊所参与竞争。政府支持市民在公立医院和私营机构间作出选择，但大多数瑞典人认为公立医疗体系的服务更好。而议会控制支出的连锁反应是，医护人员工作量增加的同时，工资却持续降低，结果许多高年资工作者转向私营诊所或离开医疗行业。

市级政府在医疗卫生服务领域的角色是提供基础服务，满足大多数市民的基本需求。尤其针对老年人和残疾人提供长期的健康和社会服务，负责为在医院接受治疗的和那些因为找不到合适的地方住而不得不留在医院的老年人支付费用。

在瑞典，社会服务无一例外都是市政的责任。市政当局负责维护公民生活的直接环境，如供水及社会福利服务。中央政府通过立法和财政补贴影响地方的社会服务，地方政府在制定当地政策方面有很大的自治权。市政收入的主要来源是当地税收——各市税率从15%到23%不等。当然，各市向民众提供服务所收费用也各不相同。大约20%的80岁以上的瑞典居民生活在市政提供的特殊居住区，这些居住区为患有阿尔茨海默症的老人服务，如"服务居住区"、老年住宅、疗养院、集体宿舍等。这些项目所收取的服务费用还不到成本的十分之一。各市向接受服务的个人或家庭收取的费用比例从2%到18%不等。残疾人和老年人的出院后护理和精神病人的长期护理也由当地市政府负责。

二、医疗服务布局

关于初级卫生保健与专科医疗的服务层次问题，正如国家卫生服务体系的代表英国模式一样，北欧国家也属于以初级保健为主导的区域化模式，即强调区域内医疗资源配置以初级保健为主体，辅以少量二级/三级专科服务。仍以瑞典医疗卫生体系为例，从功能布局的角度，根据对专科治疗的需求程度分为三级：初级卫生保健、省医院、大区级医院。各级机构各司其职，共同形成了一个完整的医疗卫生体系。该系统的目的在于最有效地利用资源，使各级医院能充分发挥作用。

第一层级为初级卫生保健，构成了瑞典医疗卫生体系的基础，面向民众提供医疗保健服务，并向不需住院治疗或专科治疗的患者提供伤病治疗服务。初级卫生保健由健康服务中心和门诊组织全科医师、护士、社区护士、护理助理等医护人员，为指定生活区域内的人群提供服务[1]。社区护士还为行动不便的患者进行家庭护理，一般由社区护士或全科护士带领专门的护理团队上门服务。

第二层级为省级医院，对专科治疗有更高需求的患者可以由初级卫生保健转诊，寻求专科服务，如皮肤科、眼科、耳鼻喉科等。

第三层级为大区级医院，由地区医院和大学附属医院构成，能够提供最高级别的专科诊疗，如冠状动脉手术、器官移植等。这些医院同时也是医疗教学研究中心[2]。

瑞典的医疗服务主要由公立机构提供，私立机构还是很少。由于财政预算锐减，瑞典医疗服务正在把患者请出昂贵的床位，取而代之的是廉价的服务形式，如初级保健或家庭护理。

---

① WEINER J. Primary health care systems in the United States, Denmark, Finland, and Sweden: can the "corporatized" learn from the "socialized," or vice versa? [J]. Scandinavian Studies, 1989; 61 (2/3): 231-260.

② ALBIN B, HJELM K, WEN C Z. Research care systems in Sweden and China: legal and formal organisational aspects. Health Research Policy and Systems, 2010 (8): 20.

　　区域化初级保健模式的优点在于全科医生对患者健康状况的全面管理，不必赘述。其弊端之一是专科医疗服务资源不足，往往使患者处于漫长的等待状态之中，影响服务质量和治疗效果，情节严重者甚至付出生命的代价。

　　在瑞典，除非是紧急病情，无论是普通感冒还是脑部肿瘤，必须通过医疗中心进行预约，然后安排一个患者可能从未见过的医生接诊。如果病情严重要转专家接诊，过程需要几个月时间。如果是急诊，只要不是出血或窒息就必须等待5~7个小时[1]。如果不是出诊时间情况就更糟糕，医生们都要忙着填写需要呈报管理部门的表格、报告。实际情况就是这样，居住在瑞典第三大城市马尔默的28万市民想要看专科医生，首先要先去当地的两个诊所之一，这导致诊所非常拥挤。诊所的安保人员有两项职责，一是保持秩序，不让长时间等候医生的患者失控；二是当等候室坐满了患者时不让新的患者再进入等候大厅。在芬兰，也存在同样的分等级就医程序[2]。

三、医疗体制改革

　　从20世纪90年代末开始，挪威、丹麦、瑞典和芬兰都对其医疗体系实施改革。针对成本增加以及医院服务能力不足带来的突出问题，北欧国家医疗卫生体系引入了准市场机制，如患者对医院的自由选择权、整合医疗等。具体说来，改革讨论的话题涉及以下几个方面。

（一）政府和市场的作用

　　自20世纪90年代以来，北欧医疗卫生体系中曾经泾渭分明的公私概念界定渐趋弱化。具体体现在供需分离模式和私营服务两方面内容。

　　在供需分离模式方面，瑞典采取的措施包括按居民实际需求分配医疗资源、按治疗项目付费计划、互助转诊价格体系等。其主导思想是重新定义官方和医疗服务的角色：政府要扮演的是全民健康医疗服务的购买者，医疗服务方

① BERNPAINTNER K. The truth about Sweden care [Z/OL].[2013-07-10]. http：//www.mises.org/daily/6476/The-Truth-About-SwedenCare.

② FORNI P R. Health care delivery in Sweden and Finland：a challenge to the American system [J]. Profess Nurs，1986（5）：234-245.

在完成被分配到的任务之后获得报酬。也就是说，政府更加关注民众的利益而非医疗服务提供方的利益。这种改变加强了医院之间的竞争性，使医院必须要加强其服务的质量、效率和易获得性。各省负责购买组织的类型不尽相同。改革之初，手术等候名单上的人数明显下降，医院工作效率得到了提高，并且没有对服务质量产生负面影响。

　　然而，后期研究表明，这种供需模式在现实中完全实现是非常困难的，服务供应方获得的激励很有限。研究者认为双方的合作只进行到"意向"阶段，也就是说双方一旦发现难以兑现之前达成的协议，随时都可以退回到原来的传统计划和管理模式。另外还有一个事实，即供需双方都受雇于同一家机构——省级议会。原则上来说，供需双方之间产生的损失和收益都由省级议会负责。所以，实际上，改革只是使医院处于降低成本和提高效率的压力之下，而没有使医院间产生太直接的竞争。省级议会和患者对传统的负责区域服务的医院还保持着很强烈的忠诚度。越来越多的人开始关注市场机制可能损害社会公平并对质量产生负面影响，改革逐渐引起了反对的声音，医疗卫生领域内部也开始对模式产生了怀疑。尽管大家还是承认需要提高效率、控制成本，但其更关注那些不适合采用市场解决方案，甚至会被竞争性激励压力加剧的问题。医疗卫生金融政策的导向由市场术语转变为强调双方的互惠性和融合性。如今，供需双方都是基于固定的支付方式（诊断相关组预付费制度）建立合作关系，附以价格和服务质量作为补充内容。

　　挪威的供需模式与瑞典不同，最早是在20世纪90年代初，供需分离首先被引入到护理保健服务领域。同样，供需双方都由地方政府负责。2004年，341个城市中有将近30%在护理保健服务领域实施了供需模式。这一举措加强了法律保护，提高了供方的生产力，效果是积极的。挪威另一项基于市场的改革措施是2002年的医院改革，重组医院为医疗集团，由中央政府接管医院责任。在此情况下，专科医疗服务也引入了供需模式。地区级医疗集团可以向包括地方医疗企业和私营机构在内的各类服务提供方购买医疗服务。

　　采用分权型医院体系的芬兰，理论上来说本应很适合引入供需模式。但还是由于医疗服务提供方也同时归地方政府所有，在芬兰的医疗体系中也没能实现真正的供需分离。丹麦卫生部认为，根据几国引入供需模式的经验来看，丹麦对这种模式还是持谨慎态度。其认为，在肩负管理职能的同时，政府在谈判过程中很难扮演一个真正的购买者角色。

北欧国家中，私营医疗卫生面临的主要问题就是在公立控制和筹资的体系下对私营和公共产品的选择，以及补充性私人保险。

北欧体系中，私人医疗保险只能起到一个补充性的作用[1]。瑞典的私人医疗保险始于20世纪80年代中期，保险公司向大型私企内的核心员工销售，为客户提供当时为数不多的私人医疗保健服务。20世纪90年代初期，随着经济衰退以及人口老龄化趋势带来的财政问题，私人医疗保险成为使改革略倾向于私有化的动力[2]。随后，购买这种补充性私人保险的人数迅速增长，这种自愿医疗保险主要为需要选择性手术（非急需实施）的患者提供了一条快速通道，免去排队之苦。与大部分欧洲国家不同，瑞典政府对私人医疗保险的政策一直以来都是限制约束的。

北欧国家已有的营利性医院基本都属于中等规模，专长于某特定领域的选择性手术。圣戈兰医院是个特例，其2000年时被私募公司从斯德哥尔摩议会手中接管，成为北欧最大的私立医院。这桩买卖引发了大讨论，使得当时社民党政府通过立法，禁止各省向私人营利性机构售卖公立性医院。后来保守党政府终止了这一禁令。

瑞典在20世纪90年代还进行了初级保健服务领域的重要改革。1994年通过的《家庭医生法案》和《设立私营诊所自由法案》使全科医生可以从公立医院的雇员变为独立的企业家。尽管这两部法案于同年就被社民党政府废止了，但部分省已经将改革措施付诸实施。根据《家庭医生法案》，省内居民可以自由选择自己的全科医生，包括未与省级议会签约的私人全科医生。《设立私营诊所自由法案》取消了议会之前对私人医生数量和报销数额的限制条例。支付体系的改革也为家庭医生吸引患者提供经济鼓励。这一系列举措导致初级保健私有化在很多省呈增长趋势。2008年，公共事务委员会建议在所有省内都能通过立法保证居民自由选择服务。在此建议基础上应该再建立一套配套的支付体系，让钱能跟着患者走。这样的话公立/私营诊所之间就平等了。

[1] PALME J. The Nordic model and the modernisation of social protection in Europe [R]. Nordic Council of Mininsters,1999.

[2] JESILOW P. Is Sweden doomed to repeat U.S. errors?: fraud in Sweden's health care system [J]. International Criminal Justice Review (Sage Publications), 2012; 22 (1): 24-42.

比起瑞典，挪威的私人医疗保险处于更加边缘化的地位。

挪威最早的私营商业性医院建于1985年，然而直到2002年医院改革之后私立医院才真正获得动力。在议会的改革提案中将私立机构看作解决医疗卫生能力不足的一种可行途径。此举极大地刺激了私立医院的发展。这里所说的私立仅是从服务的产品属性维度而言，医院的床位数、技术标准等仍由国家进行控制。

芬兰的私人医疗保险境况比瑞典和挪威稍好些。总体来说，约8%的医生受雇于私立医疗机构，1/3在公立医院任职的医务工作者在私人诊所兼职。丹麦的私人医疗保险是北欧国家中发展得最好的，但仍无法为现有的私营医院和诊所提供可持续的经济支持。私人诊所由全科医生经营，但每名全科医生可收治的患者数、收入等具体问题须经丹麦全科医生组织和官方协商。

（二）管理与服务的分权与集权

北欧国家医疗卫生体系的管理和服务都体现出放权到省或市级层面的特点，部分国家呈现出再集权的迹象[①]。

如前所述，20世纪北欧国家当中瑞典在放权地方政府运营公立医院和采用供需分离模式方面都处于领跑地位。但在2007年，公共部门责任委员会提出为迎接未来挑战需要调整这种责任和结构的划分。委员会认为最大的问题在于，基层各部门之间多角色、多任务的混乱造成的结构性缺陷难以协调。尽管委员会承认分权体系能够通过不同方式刺激创新和有效性，但其仍强调区域的整体规模要足够大才能面对未来的挑战，因此提出了将21个省级议会整体划分6~9个地区级单位的方案。

与大部分北欧国家相同，瑞典医疗卫生体系的资金主要来自于税收。财政分权的程度也非常之高，省级议会大部分卫生部门收入来自于省级税收。市政收入的很大一部分也来自于地方税收，对老年人和残疾人护理的支出占总支出的1/3左右。而中央政府对地方的税收权利作了严格限制。

挪威的改革将19个省划分为5个地区级单位，所有的专科医疗服务由卫生部下属的五大地区级医疗集团负责组织。在新的组织形式下，医院变成了独立法人。尽管所有权仍属公立，医院不再是中央政府管理中不可分割的一部分。改

---

① RICHARD S, KARSTEN V, JUANI L, ULRIKA W. Consolidating national authority in Nordic health systems [J]. Eurohealth, 2012, 18: 21-24.

革呈现出固有的二元性：一方面，改革体现出对医院部门的再集权，即所有权回到中央政府手中，卫生部全面负责，组织协调由五大地区级医疗集团负责；另一方面，各地方医院重组进入五大地区级医疗集团本身就代表了放权。2007年，最大的两家地区级医疗集团（东部和南部）合并为一个地区，服务范围覆盖全挪威55%的人口。

不同于其他北欧国家，挪威体系在财政方面没有分权的传统。各省不得由税收作为医疗服务的支持，主要资金来源为中央政府的拨款和固定税基。因此，医院改革没有影响到财政方面，因为国家始终保持对医院财政的控制。

芬兰在1993年将医院财政管理全部下放给各市，当时的芬兰在北欧医疗卫生体系当中算是分权程度最高的国家。芬兰城市的规模都比较小，75%的城市人口不足1万，20%的城市人口不足2000。中央没有对各市医疗服务机构具体规定，地方享有高度自治。然而自治程度过高也导致一些相关问题，如等候时间过长、专家缺乏、劳动力短缺、开支陡增等。针对这些问题，中央政府也作出相应调整。2005年，由社会事务与卫生部出台面向全国的专科就医指南并规定最长等候时间等。

丹麦的医疗卫生体系长期处于稳定的分权管理状态。直到2007年，丹麦全国进行行政区划改革，由14个省变为五大行政区，原275个市合并为98个市。地区和市都由直选领导人治理。医疗方面，区级主要负责提供医疗服务，市级主要负责预防、健康宣教以及患者的出院后康复。为保证两层级之间协调顺畅，专设健康协调委员会。此次改革也被视为几十年来一直尝试加强协调和中央管控的最佳成果。

自1970年以来，丹麦医疗卫生体系的资金来源都是由国家和各省的税收共同承担。随着此次结构改革，丹麦采取了类似挪威的医疗财政政策。由中央制定财政计划，管理责任落实到新划分的五大行政区[①]。在新的财政计划当中，中央承担80%，市政承担20%。国家收取个人收入的8%作为专项健康税，以此作为医疗体系的主要资金来源，以中央拨款的形式向区、市进行重新分配。专项健康税是丹麦的一大创新，增强了专款专用的透明度，减少了资金被挪作他用的潜在可能。

---

① JUHANI L, KARSTEN V, ULRIKA W. Health economics [J]. Policy & Law, 2015; 10（1）: 61-81.

健康城市的度量

王雅捷

　　健康城市内涵的广泛性、方法的过程性、目标的动态性决定了不能用单一标准对其进行衡量。然而健康城市建设和治理过程中，科学的评价手段必不可少。针对不同目标的评价工具可以帮助我们认识居民健康状况和需求，识别城市空间环境和健康服务设施存在的问题，还可以对建设项目或者规划的健康影响进行预测和后评估。

视角一：客观评价指标

　　利用客观评价指标，我们可以简便快捷地判断一个城市的健康发展水平，也可以对不同城市进行比较。具有广泛共识的健康发展核心指标就是"人口平均预期寿命"。古代中国人口的平均寿命仅有30岁左右，欧洲在1850年时人口平均预期寿命达到40岁，而2019年底中国人口平均预期寿命已经达到77.3岁，体现了社会的巨大进步。

　　在全面健康要求下，单一指标并不能识别城市健康环境和服务的短板，因而多个国家、机构提出了多维度、整合了健康影响因素和健康发展结果的指标体系。2018年全国爱国卫生运动委员会办公室（全国爱卫办）委托多家单位研究制定了《全国健康城市评价指标体系（2018版）》，构建了包括环境质量、医疗服务、居民健康水平等5个维度、43个具体指标的评价体系，为不同城市开展健康评价提供了一把尺子。需要注意的是，对健康影响要素、健康城市特征的不同认知，以及对健康问题的不同关注点会导致指标结构和权重的差异，其评价结果可能大相径庭，因而其可以作为政策制定的参考，但不能对分数排名绝对化。

·访谈·

视角二：主观体验感受

齐君等提出，城市空间环境的评价有四种类型：①环境中主体的行为特征；②主体对特定环境的体验和感受；③主体个性差异和需求；④环境客观属性。随着近年来城市规划工作更加重视居民的"获得感"，在规划评估工作中也逐步纳入居民主观感受的指标[①]。

2010年上海市长宁区爱卫办联合复旦大学，对该区各街道（镇）在健康城市建设中的工作成效进行评估，构建了包括各街道工作落实情况、街道与上级部门协作程度、街道社区居民满意度三个维度的评估指标体系[②]。"满意度"维度中包括居民对健康城市的认知参与，居民健康收益主观体验，环境、餐饮、绿化等的满意度等具体指标。总的来看，从居民主观感受角度出发，便于了解不同居民需求的差异性，也可以测度居民总体满意的程度和变化。但居民满意度与个人生活经历、期望值有关，评价结果与客观实际可能存在一定差异。

视角三：面向规划实施过程

健康城市规划是问题和目标双重导向的过程性规划。在规划或政策制定过程中，对其可能产生的健康影响进行评估，是确保建设项目符合健康促进发展方向的重要手段。借鉴环境影响评估（EIA）技术方法，1999年世卫组织欧洲区域办公室提出了健康影响评估（HIA）的概念和主要方法[③]。主要是基于健康影响因素，针对目标人群，分析规划或实施项目潜在的健康影响，尤其是对弱势群体可能产生的不利影响。评估结果作为项目审批或修改的重要依据。

对于建设项目的环境状况和主观感受进行"实施前—后"评价比较，可以直观地反映该项目健康促进的实际效果。"大伦敦健康街道方法"中，为了详细

---

① 齐君，董玉萍，提姆·汤森. 可供性理论在西方环境规划设计中的应用与发展[J]. 国际城市规划，2019，34（6）.

② 梁鸿，李娟，余兴. "健康城市"建设街道工作评估的探索[J]. 中国初级卫生保健，2011，25（6）：4-6.

③ WHO Regional Office for Europe. Health impact assessment, main concepts and suggested approach [R]. Gothenburg consensus paper, 1999.

分析街道改造对于健康影响的实际效果，制定了健康街道交互式设计评分表。该表包括31个具体指标，均需进行改造前后的评价比较[①]。评价指标中，既包括街道座椅、自行车停车设施等客观指标，也包括行人对噪声的感受、对安全的感受等主观指标。目前我国规划建设项目还未广泛开展健康影响的前评估、后评价，以及"实施前—后"比较。

视角四：针对特定场所、设施的评价

聚焦城市中微观层面，针对特定场所、设施能否有效促进居民健康，可以开展差异化的详细评估。例如美国堪萨斯市于2010年制定了社区公园评价工具（Community Park Audit Tool，CPAT），是一套现场调查评价的详细问卷。问卷包括基本信息、可达性和周边社区环境、公园活动区域、服务设施和安全等33个方面的具体内容，对公园的质量进行详细调查，以发现公园在促进居民健康方面存在的问题。此外，还可以针对特定人群的需求，对城市空间环境进行评价。例如澳大利亚制定了针对青少年需求的、对公园的质量和吸引力进行评估的技术工具。

总的来看，健康城市的评价工具多种多样，跨越时间、空间多个维度，兼具主观、客观两种视角，需要根据规划建设项目的类型，结合工作目标进行选择。而在评价工作中，深度的公众参与将使单一评价转化为社会治理过程，大大提升规划政策对于居民健康的促进效果。在这一过程中，可以唤醒居民的健康意识，增强其健康促进的自觉性，沟通不同居民的健康发展共识，协同开展空间环境改善，使其真正成为健康城市的主动塑造者。

---

① 魏贺. 以健康街道方法塑造健康城市——大伦敦健康街道政策的启示[J]. 城市交通，2021（1）.

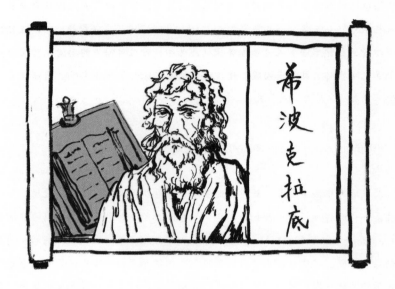

・医学人物和医学标志・

希波克拉底

　　希波克拉底（古希腊文：Ἱπποκράτης，公元前460~前370年）为古希腊伯里克利时代的医师，被西方尊为"医学之父"、西方医学奠基人，曾提出"体液学说"。他的医学观点对以后西方医学的发展有巨大影响。《希波克拉底誓言》是希波克拉底警诫人类的古希腊职业道德的圣典，他向医学界发出的行业道德倡议书，是从医人员入学第一课要学的重要内容，也是全社会所有职业人员言行自律的要求。

　　《希波克拉底誓言》全文：

　　仰赖医神阿波罗・埃斯克雷波斯及天地诸神为证，鄙人敬谨直誓，愿以自身能力及判断力所及，遵守此约。凡授我艺者，敬之如父母，作为终身同业伴侣，彼有急需，我接济之。视彼儿女，犹我兄弟，如欲受业，当免费并无条件传授之。凡我所知，无论口授书传，俱传之吾与吾师之子及发誓遵守此约之生徒，此外不传与他人。

· 医学人物和医学标志 ·

　　我愿尽余之能力与判断力所及，遵守为病家谋利益之信条，并检束一切堕落和害人行为，我不得将危害药品给与他人，并不作该项之指导，虽有人请求亦必不与之。尤不为妇人施堕胎手术。我愿以此纯洁与神圣之精神，终身执行我职务。凡患结石者，我不施手术，此则有待于专家为之。

　　无论至于何处，遇男或女，贵人及奴婢，我之唯一目的，为病家谋幸福，并检点吾身，不作各种害人及恶劣行为，尤不作诱奸之事。凡我所见所闻，无论有无业务关系，我认为应守秘密者，我愿保守秘密。尚使我严守上述誓言时，请求神祇让我生命与医术能得无上光荣，我苟违誓，天地鬼神实共殛之。

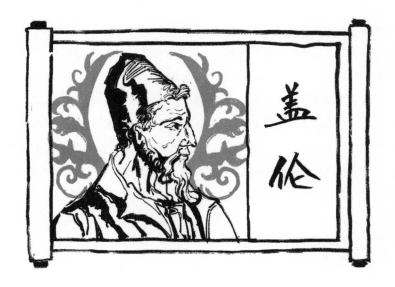

· 医学人物和医学标志 ·

盖 伦

盖伦（Calen）是古罗马时期最著名、最有影响的医学大师，他被认为是仅次于希波克拉底的医学权威。盖伦是最著名的医生和解剖学家。他一生专心致力于医疗实践和解剖研究、写作和各类学术活动。

盖伦生于小亚细亚爱琴海边一个建筑师家庭，他早年跟随当地柏拉图学派的学者学习，17岁时跟随一位精通解剖学的医生学习医学知识。在古罗马时期，医学被认为是一门实用的科学，因此受到重视。他一生写了131部著作，其中《论解剖过程》《论身体各部器官功能》两书阐述了他自己在人体解剖生理上的许多发现。这些著作既反映了他的学术成就，也反映了他敏锐的观察能力和实践能力。

他对解剖学进行了探索，在罗马人统治的时期，人体解剖是被严格禁止的。因此，盖仑只能进行动物解剖实验，他通过对猪、山羊、猴子和猿类等活体动物实验，在解剖学、生理学、病理学及医疗学方面有许多新发现。他考察

—————— ·医学人物和医学标志· ——————

了心脏的作用，并且对脑和脊髓进行了研究，认识到神经起源于脊髓，认识到人体有消化、呼吸和神经等系统。他看到猴子和猿类的身体结构与人很相似，因而把在动物实验中获得的知识应用到人体中，对骨骼、肌肉作了细致的观察。他还对植物、动物和矿物的药用价值作了比较深入的研究。在他的药物学著作中记载了植物药540种、动物药物180种、矿物药物100种，在药物的研究方面也卓有成效。

盖伦的最重要成就是他建立了血液的运动理论和对三种灵魂学说的发展。大约在公元前5世纪后期毕达哥拉斯学派的非罗劳斯认为人体具有三种灵魂，即生长灵魂，这是人、动物和植物所共有的，在人体中它位于脐部；动物灵魂，这是人和动物所共有的，它位于心脏，主管感觉和运动；理性灵性灵魂，这只有人才具备，位于脑部，主管智慧。亚里士多德则分别称这三种灵魂为生殖灵魂、感觉灵魂及理性灵魂。植物只有生殖灵魂，动物有前两种灵魂，只有人才具备三种灵魂。盖伦则把这三种灵魂的说法与人体的解剖学、生理学知识创造性地结合起来，提出了所谓"自然灵气""生命灵气""动物灵气"的理论。他认为这三种灵气在人体中分别位于消化系统、呼吸系统和神经系统。它们都发源于一个被称为"纽玛"的中心灵气。这种"纽玛"存在于空气中，人体通过呼吸吸进"纽玛"，从而获得活动能力。

盖伦认为肝是有机体生命的源泉，是血液活动的中心。已被消化的营养物质由肠道被送入肝脏，乳糜状的营养物在肝脏转变成深色的静脉血并带有自然灵气。带有自然灵气的血液从肝脏出发，沿着静脉系统分布到全身。它将营养物质送至身体各部分，并随之被吸收。肝脏不停地制造血液，血也不断地被送至身体各部分并且大部分被吸收，而不做循环运动。盖伦认为心脏右边是静脉系统的主要分支。从肝脏出来进入心脏右边（右心室）的血液，有一部分自右心室进入肺，再从肺转入左心室。另有部分可以通过所谓心脏间隔小孔而进入左心室。流经肺部而进入左心室的血液，排除了废气、废物并获得了生命灵气，而成为颜色鲜红的动脉血。带有生命灵气的动脉血，通过动脉系统分布到全身，使人能够有感觉和进行各种活动。有一部分动脉血经动脉而进大脑，在这里动脉血又获得了动物灵气，并通过神经系统而分布到全身。盖伦认为血液

———————— · 医学人物和医学标志 · ————————

无论是在静脉或是动脉中，都是以单程直线运动的方式活动的，它犹如潮汐一样一涨一落，朝着一个方向运动，而不是做循环运动。

　　盖伦在描述性生物学方面作出了重要贡献，他对人体许多系统解剖结构的系统描述以及结合解剖构造对血液运动的系统论述，都在生物学史上产生了很大的影响。在哈维建立血注入循环理论之前，他的血液运动理论一直为西方学者所信奉。但是在盖伦的论述中也有许多错误，例如他所说的心间隔上有小孔，血液能通过小孔，往返于心脏左右两边。这纯是他的猜测，实际根本不存在。盖伦的许多解剖学和生理学都是建立在错误的结论基础之上的。人们后来发现，盖伦的某些错误之所以产生，是由于他所进行的解剖对象是动物，主要是狗而不是人。他的生理描述往往脱离了实际，而屈从于宗教神学的需要。后来人们为消除他在解剖学、生理学上的错误影响，曾进行了艰苦的斗争。

　　盖伦认为好的医生也应该是哲学家，但他的哲学观点是折中主义的。他接受亚里士多德"在自然中一切都是有目的的"的观点，认为人体构造，如手上的肌肉和骨骼，都执行事先安排好的功能。

第二章　中国卫生健康体制概述 ①

第一节　中国大陆地区医疗卫生体制概述

一、计划经济主导下的医疗卫生体制（新中国成立至改革开放）

新中国成立初期至改革开放前，中国经济处于社会主义工业化的原始积累阶段，80%以上的人口生活在农村，农业产值占GDP的比重达30%以上②，社会、经济的二元结构明显。虽然城市居民的工资水平稳定在一个较低的水平上，但政府为他们提供了比较完善的社会保障。农村居民则仍然以自给性生产为主，实际收入远低于城市居民，但由于"集体"组织的存在，"集体"内的成员之间事实上存在着一种互帮互助的关系，这种互帮互助的关系也为农村合作医疗的产生奠定了良好的基础。

此外，由于之前的战乱给人们的健康留下了传染病、寄生性疾病肆虐及营养不良等问题，当时我国国民平均寿命不足35岁。当时的中国医疗服务中有80%为中医，而中医人才全国不到40万人③，医疗从业人员也大多缺少必要的医疗培训，根本无法应付随时可能爆发的传染病等，就更谈不上有计划地进行疾病预防。

当时，世界上许多与我国经济发展水平相当的发展中国家多效仿西方发达国家的医疗卫生服务模式③。该模式严重依赖通过昂贵财力投入培养出来的熟练和高技术专科医生，强调较高的医疗技术水平，以治疗为导向，更加关注个人

---

① 本章未涉及中国澳门相关研究内容。

② 丁宁宁. 经济体制改革与中国的医疗卫生事业——中国医疗卫生体制变化的经济、政治、社会背景[J]. 中国发展评论（中文版），2005（1）：15-28.

③ 中国卫生医疗体制改革30年的进程[EB/OL].（2009-03-19）[2022-05-09]. https://www.docin. com/p-1712357351.html.

健康，而不是公共医疗事业的建设。这种以专业化治疗为主的医疗模式需要大量的财政支持及长时间的医疗卫生服务人员培养，且关注于疾病的治疗而不是防治，这与新中国成立初期我国的经济社会发展水平及当时亟待解决的医疗卫生服务重点问题是不相适应的。因此，当时我国选择放弃效仿西方国家的医疗模式，转为建立以劳动密集型为主的医疗卫生服务体系，大量使用经过短期培训的非熟练型医务工作者，强调以预防为主，着重于基本医疗手段，重点放在公共医疗上，而不是个人医疗，并确立了"面向工农兵，预防为主，中西医相结合，卫生工作与群众运动相结合"的卫生工作方针，在此基础上，1965年，毛泽东同志提出了"把医疗卫生工作的重点放到农村去"的重要指示，进一步明确了农村卫生工作的重要地位。

（一）城乡医疗卫生服务体系

这一阶段中国的医疗卫生体制依附于计划经济体制下，一方面适应了当时高度集中的计划经济体制，另一方面也与当时的经济发展水平及人民群众的卫生服务需求相吻合，政府成为卫生资源配置的主体，除允许个体开业医生和个体开业诊所继续存在和发展外，新中国成立前遗留下来的各种资本形式的大医院逐渐被收归国有。此外，政府直接主办医疗机构，行政手段直接控制了医疗卫生的投资及医务人员的准入，医疗卫生机构的组织形式类似于行政组织，并赋予相应的行政级别。在农村，按照行政隶属关系建立的合作医疗体系得到了长足的发展，形成了集预防、医疗、保健于一身的县、乡、村三级卫生保健网络，特别是以"赤脚医生"为代表的卫生员，在医疗资源匮乏、经济发展落后的年代，这支低成本、低门槛的农村卫生队伍在维护农民健康方面作出了巨大的贡献。

（二）城乡医疗保障制度

1. 公费医疗与劳保医疗的建立

中国的城镇职工医疗社会保障体系建立于20世纪50年代初期，依据受保对象的身份不同，分为两大组成部分，分别是公费医疗和劳保医疗。保障对象方面，公费医疗的保障对象为全国各级政府、党派、团体及革命伤残军人和大学生，经费以财政拨款方式供卫生部门统筹使用，职工凭公费医疗证在医疗机构免费就医[①]。劳保医疗的保障对象是国有和部分集体企业职工，费用从企业福利费中列支。职工医疗费用凭单据在本单位全额报销或由单位与医疗机构结算，家属享受半费医疗。一些有条件的企业自办医疗机构，其医疗机构经费和医疗费用全部在企业福利费中开支，超出部分由企业自行负担，由于劳保医疗经费在不同企业之间没有调剂，属于典型的"企业自我保障"类型，具体见表2-1。

公费医疗与劳保医疗的对比　　　　　　　　　　表2-1

	资金来源	管理单位	覆盖范围	公费或劳保医疗支付	个人支付
公费医疗	国家财政预算拨款	政府卫生行政部门	国家机关和事业单位的工作人员及退休人员、高校学生、复员回乡的二等以上伤残军人	治疗、医药、检查、手术；因工负伤住院的膳食和就医路费；特殊贡献者住院膳食费、假肢等	挂号费、出诊费、住院膳食费
劳保医疗	企业行政	企业行政	企业职工及其直系亲属、离退休人员	治疗、医药、检查、手术；因工负伤住院的膳食和就医路费；特殊贡献者住院膳食费、假肢等	挂号费、出诊费、住院膳食费、家属住院费

在当时我国经济社会发展水平较低、医疗机构面临缺医少药的困境、传染性疾病作为社会疾病防治重点、群众支付能力有限的情况下，公费与劳保医疗对于缓解因病致贫、促进国民健康水平的提高、促进我国经济社会的发展起到了非常重要的作用。但是随着各项医疗保障制度实施的不断深化，计划经济体制主导下的公费与劳保医疗逐渐显现出其医疗保障覆盖面较窄、对供需双方缺乏有效的制约机制、缺乏合理的筹资机制与稳定的经费来源，以及管理体制不健全与管理水平低下等一系列问题，这也成为公费与劳保医疗不能得到长足发展的重要原因。

2. 农村合作医疗的兴起与发展

20世纪50年代，农业互助合作化进入高潮阶段，人民公社在中国农村成了经济体制的主体。截至1958年10月，全国有99%以上的农民参加了人民公社，在公社中实行全部资源公社所有制，在农民中实行平均分配制度，取消了自留地，压缩了社员家庭副业，在很大程度上挫伤了农民的积极性。但是，在农村人民公社的带动下，形成了全国93%的人民公社参与其中的农村合作医疗制

---

① 钱海波，黄文龙，周文燕，等. 论我国城镇医疗保障制度改革的缺失与出路[J]. 中国医院，2006（6）：16-19.

度，据统计，1956年全国农村合作医疗的覆盖率已达100%^①。

农村合作医疗制度的前身为群众自发集资创办的具有公益性质的保健站和医疗站。1956年，全国人大一届三次会议通过《高级农业生产合作社示范章程》，规定合作社对于因公负伤或因公致病的社员要负责医疗，并且要酌量给予劳动日作为补助，从而第一次赋予集体经济承担农村社会成员疾病医疗的职责。随后，许多地方开始出现以集体经济为基础，集体与个人相结合、互助互济的集体保健医疗站、合作医疗站或统筹医疗站。可以说，从新中国成立到20世纪50年代末，农村合作医疗处于各地自发建立阶段。

1959年11月，卫生部在山西省稷山县召开全国农村卫生工作会议，正式肯定了农村合作医疗制度，并讨论通过了实行人民公社社员集体保健的合作医疗制度。此后，这一制度在广大农村逐步扩大，1965年《关于把卫生工作重点放到农村的报告》颁布，极大推动了农村合作医疗保障事业的发展，使其进一步走向普及化。合作医疗制度在当时的我国农村得到广泛推动的原因包括：合作医疗制度是在乡政府领导下，由农业生产合作社、农民群众和医生共同筹资建保健站，农民在自愿参与的基础上缴纳极少的保健费，免费享受预防保健服务及免收挂号费、出诊费、注射费，经费主要由人民公社补助，为农村居民提供全方位医疗服务的医疗保障制度。保健站经费来源主要是农民缴纳保健费、农业社公益金提取和业务收入（药品利润），保健站医生分片负责所属村民的卫生预防和医疗工作，采取记工分与发现金相结合的办法解决保健站医生报酬。

由此看来，依靠农村人民公社建立起来的农村合作医疗制度不仅解决了农民看病自掏腰包的问题，还从根源上阻断了在农村有可能发生的各类病情，各方面的医疗预防、基本治疗等工作成功开展，在很大程度上提高了农民的健康状况。

（三）公共卫生服务体系

这一阶段，在城市，各工厂、单位、区县建立了基层卫生防疫组织，短期培养大量以基础医疗为主的医生，将卫生工作主要放在疾病的预防和传染病的消除上，最终消灭了"四害"，消灭了性病，控制住了疟疾、血吸虫病等主要

① 王禄生，张里程. 我国农村合作医疗制度发展历史及其经验教训[J]. 中国卫生经济，1996（8）：14-15.

地方病，给民众注射多种传染性疾病的免疫针，使人们免受天花、白喉、肺结核等疾病的侵害。在农村，以"赤脚医生"为代表的医务工作者在当时我国农村的传染病防治及疾病的预防方面发挥了巨大的作用。这一时期，在"面向工农兵，预防为主，中西医相结合，卫生工作与群众运动相结合，把医疗卫生工作的重点放到农村去"的卫生工作方针指导下，我国医疗卫生取得了很好的效果，保证大多数人享有最基本的医疗卫生服务，改变了中国旧时缺医少药，传染病、地方病肆虐的情况，大大提高了广大人民群众的身体健康水平。

新中国成立初期提倡的是以预防、基础医疗为主导，但随着经济发展，在20世纪60年代已经基本消除了各类传染病等的情况下，基础医疗也慢慢出现了被民众忽视的趋势。

（四）结语

新中国成立初至改革开放前的三十年，依托于当时的计划经济体制，在国家经济发展水平较低的情况下，通过有效的制度安排，我国发展出一套背离"常规"的做法，并取得了巨大的成功：部分流行性疾病得到彻底消除，寄生虫病得到了大幅度削减，人口期望寿命大幅提升，婴儿死亡率明显下降，公费与劳保医疗在较低筹资水平下实现了全人口的广泛覆盖，国民健康水平大幅提高，不少国民综合健康指标达到了中等收入国家的水平，在一定程度上缓解了"因病返贫与因病致贫"，促进了经济社会的发展。世界银行的一份报告对于中国卫生部分的讨论直接称中国的成功为"中国第一次卫生保健革命"。但是由于这种集中制的计划经济体制本身以及国家政策方针的影响，随着社会经济的不断发展，出现了医疗卫生服务的总体技术水平较低，政府计划管理过分严格的问题，在一定程度上也影响了医疗服务体系的发展。

二、医疗卫生市场化改革（1978~1997年）

1978年，党的十一届三中全会召开，党中央、国务院决定实施改革开放政策，各行各业也开始进行逐步的渐进式改革。随着各项改革的不断深入，医疗卫生领域也借鉴了经济发展的思路，探索逐步引入社会资本发展我国的医疗卫生事业，陆续出现了个体开业的行医人员。1981~1989年，每隔三四年就有中央文件出台，其中关键性的文件，即1985年4月国务院批转卫生部《关于卫生工作改革若干政策问题的报告》中提出：放宽政策，简政放权，多方集资，开阔发展卫生事业的路子，把卫生工作搞好，也标志着我国正式启动医疗卫生服务的市场化改革。1992年，邓小平南方谈话后，确立了社会主义市场经济体制的改革目标，并于同年下发《卫生部关于深化卫生改革的几点意见》，医疗卫生服务市场化改革不断得到推进。

该时期最为突出的特点是社会办医的飞速发展与财政体制改革的推进。1980年9月2日《国务院批准卫生部关于允许个体开业行医问题的请示报告》的印发标志着对于个体开业行医的合法性进行了明确，并且各类型医疗机构之间的关系也由分工协作走向全面竞争。此外，20世纪80年代实行多种形式的财政分级包干体制，医疗卫生事业的政府投入责任主要由地方政府承担，但由于各地经济发展水平存在较大差异，地方政府的财政压力也在一定程度上促进了政府对医疗机构的"甩包袱"行为，医疗卫生服务体系基本形成商业化、市场化的运作模式，各医疗机构也从追求公益目标转变为全面追求经济目标。

（一）医疗服务体系

该时期，随着社会资本广泛介入，医疗服务领域的供给能力全面提高，医疗机构的数量、医生数量及床位数量明显快速增长，技术装备水平全面改善。从当时的统计数据来看，医院的效率、卫生总量在持续增长，1985年综合医院的病床使用率为82.7%，并一直维持到20世纪90年代初。而在农村，随着联产承包责任制的推行，大批农村卫生室承包给乡村医生经营，据统计，1985年全国村或群众集体办的村医疗点占39.29%，个体办的村医疗点占41.65%。

该阶段，财政对卫生的投入比重开始逐步减少。统计表明，1980年，政府卫生投入占卫生总费用的比例为30.35%，到1990年降为25.10%。地方财政的"甩包袱"行为也成为医改市场化方向的重要动力，此后，点名手术、特殊护理、特殊病房等新事物像雨后春笋般在医疗系统涌现。正是在这一阶段，卫生系统的内部围绕政府主导还是市场改革两种思路的争论日渐激烈。

（二）城乡医疗卫生保障体系

在城市，随着国有企业的发展及相应的体制改革，传统的劳保医疗与公费医疗制度面临着发展的困境。1994年，国家经济体制改革委员会、财政部、劳动部、卫生部共同制定了《关于职工医疗制度改革的试点意见》，正式启动城镇职工医疗保障制度改革，并经国务院批准，在江苏省镇江市、江西省九江市进行了试点，初步建立了医疗保险"统账结合"的医疗保险模式。此后，各地根据统账结合的原则进行了医疗保险支付制度的探索，比较有代表性的有深圳混合型模式、海南的"双规并行"模式以及青岛的"三金"型模式。在农村，随着家庭联产承包责任制的推进，原有的农村合作医疗赖以生存的体制基础消失，导致合作医疗制度在绝大部分地区迅速瓦解。

三、医疗卫生体制改革（1997~2005年）

随着医疗卫生服务市场化改革的不断推进，政府卫生投入额逐年增加，但是政府卫生投入占卫生总经费的比重却在下降，在政府"给政策不给钱"这样一个背景下，加上当时卫生政策的失当，医疗机构趋利性日趋明显，在2000年前就有一些地方开始公开拍卖、出售乡镇卫生院及地方国有医院。2000年2月，国务院办公厅转发国务院经济体制改革办公室、卫生部等八部委《关于城镇医疗卫生体制改革的指导意见》，全面启动医改。此次医改的主要措施包括：将医疗机构分为非营利性和营利性两类进行管理，营利性医疗机构医疗服务价格放开，扩大基本医疗保险制度覆盖面；卫生行政部门转变职能，政事分开，实行医疗机构分类管理，公立医疗机构内部引入竞争机制，放开管制，规范运营，改革药品流通体制，实行医药分家等，之后陆续出台了13个相关配套政策。这些政策的出台也促进了地方医改的推进。

随着改革的不断深入，市场化在发挥了很大作用的同时也显露出了一些弊端，尤其是SARS事件以后，关于市场主导和政府主导的争论也逐渐激烈。早在1996年年底我国召开新中国成立以来的第一次全国卫生工作大会时就强调坚持把社会效益放在首位，防止片面追求经济利益而忽视社会效益的倾向；强调优先发展和保证基本卫生服务，体现社会公平；强调合理配置资源等。1997年，《中共中央 国务院关于卫生改革与发展的决定》进一步明确我国卫生事业的性质是实行一定福利政策的社会公益事业。

（一）医疗卫生服务体系

该时期最为明晰的脉络就是医院的产权改革，这一举措在各级政府投入不足的情况下，对于激发医疗机构的运行活力，促进医疗卫生行业的运行效率起到一定的积极作用。2000年3月江苏省宿迁市的医院改革是公立医院私有化的典型案例。但是社会资本融入医疗卫生领域也对医疗服务的公平性、质量和合理使用等带来一定的负面影响，民众"看病贵、看病难"等现实矛盾日渐突出。2003年，卫生部进行了第三次全国医疗卫生服务调查，结果显示：我国城乡居民应就诊而未就诊的比例由1993年的36.4%上升到2003年的48.9%；患者应住院而没有住院的比例高达29.6%；在住院患者中，主动提出提前出院的比例为43.3%，其中六成以上是因为支付不起相关费用而提前出院的。农民应住院而没有住院的比例更是从1998年的63.7%上升到2003年的75.4%；因病致贫、因病返贫的农民占全部贫困农民的比例上升到33.4%；在西部地区农村，62%的患者因为经济困难应治疗而没有治疗，75.1%的患者还没有治愈就要求提前出院[①]。

（二）公共卫生服务体系

随着我国经济的快速发展与人民生活水平的逐步改善，疾病谱的转变使传染性疾病发病率大幅度下降，人们健康状况明显改善，健康问题已经不再是阻碍我国社会及经济发展的主要因素，因此该时期公共卫生问题被忽视。然而，2003年，一场突如其来的SARS疫情在我国部分省市暴发流行，对我国的社会、经济、生活秩序带来了一定的冲击，同时，也暴露出我国公共卫生体系存在的诸多问题。在整个国家医疗卫生服务市场化改革不断推进的背景下，各级政府对于公共卫生投入的严重不足以及对于公共卫生工作的忽视成为我国卫生体系存在的最重要与根本问题。同时，我国的医疗卫生服务体系仍停留在计划经济体制下"条块分割、各自为政"的结构模式，基础建设薄弱。这种架构使得信息流动不畅[②]，公共卫生信息系统不灵敏，缺乏对突发公共卫生事件的预警体制，也反映出我国公共卫生预防和服务成效微弱。

---

① 卫生部. 全国第三次卫生服务总调查报告[R]. 北京：卫生部，2003.

② 马进，孔巍，刘铭. 反思我国公共卫生体系与再造建议[J]. 中国卫生资源，2003（5）：202-204.

该时期，SARS的突发流行也对我国的公共卫生体系建设提出了巨大的挑战，强化公共卫生服务体系建设也成为后期新一轮医改的重点。

（三）城乡医疗卫生保障体系

随着计划经济体制的解体，依赖于集体经济的城乡医疗保障体系均面临瓦解的局面。经过不同模式医疗保障制度的探索，该阶段多层次医疗保障制度得到了较快的发展，城镇职工医疗保障制度的覆盖面不断扩大，新型农村合作医疗保险得到不断推进，城乡医疗救助体系逐渐建立。

在江苏镇江市和江西九江市的"城镇职工基本医疗保险制度"改革试点基础上，1998年12月，国务院召开全国医疗保险制度改革工作会议，发布了《国务院关于建立城镇职工基本医疗保险制度的决定》，明确了医疗保险制度改革的目标任务、基本原则和政策框架，要求1999年在全国范围内建立覆盖全体城镇职工的基本医疗保险制度。以这一文件的发布为标志，我国城镇职工基本医疗保险制度的建立进入了全面发展阶段。

我国城镇职工基本医疗保险制度的建立，为保障城镇职工身体健康和促进社会和谐稳定起到了十分重要的作用。自1999年制度正式实施以来，制度覆盖面不断扩大，将退役军人、铁路职工、灵活就业人员、混合所有制企业和非公有制经济组织从业人员以及农村进城务工人员纳入相应的医疗保险覆盖范围。据统计，截至2003年，享有城镇职工基本医疗保险的人口比例为30.4%，公费医疗占4.0%，劳保医疗占4.6%，商业医疗保险占5.6%[①]。

2002年10月，国务院召开全国农村卫生工作会议，会后发布了《中共中央 国务院关于进一步加强农村卫生工作的决定》，强调要建立和完善新型农村合作医疗制度和医疗救助制度等。2003年1月，《国务院办公厅转发卫生部等部门关于建立新型农村合作医疗制度意见的通知》发布，要求从当年开始新型农村合作医疗试点。而2003年，卫生部公布国家卫生服务调查分析报告，报告显示：中国内地城市没有任何医疗保险的人口占44.8%，农村为79.1%，这也在一定程度上加快了新型农村合作医疗的推广。据统计，截至2004年10月，全国已有30个省、自治区、直辖市在310个县（市）开展了新型农村合作医疗试点，

---

① 卫生部. 全国第三次卫生服务总调查报告[R]. 北京：卫生部，2003.

覆盖农业人口9504万人，实际参合农民6899万人，参合率为72.6%。全国共筹集资金30.21亿元，其中，各级财政补助15.01亿元，农民个人缴费10.88亿元，集体和社会赞助4.32亿元。截至2004年6月，已有4194万人次的医药费用得到报销，报销金额13.94亿元，占筹资总额的46.14%，其中，住院医药费用平均有27.25%得到报销[①]。为加速新型农村合作医疗试点工作，2005年9月召开了全国新型农村合作医疗试点工作会议。会议强调指出：各地要加大力度，加快进度，突破难点，积极推进新型农村合作医疗制度健康发展。

（四）结语

我们曾认为我国在卫生工作中所取得的成效是卓著的，然而2000年世界卫生组织对各国卫生业绩进行的评估报告显示，在纳入研究的191个国家中，我国卫生系统的总体成绩仅排名132，而在卫生服务的公平性方面，我国排名188，位居倒数第四，这一评估结果对我国卫生系统产生了强烈的冲击[②]。2005年7月，国务院发展研究中心在媒体发布关于医改的研究报告称中国医改总体上不成功，并指出其症结是近二十年来医疗服务逐渐市场化、商品化。同年9月份，联合国开发计划署驻华代表处发布《2005年人类发展报告》，对有关中国卫生保健制度的调查结论是医改并不成功，指出中国医疗体制并没有帮助到最应该获得帮助的群体，特别是农民。也是在2005年，卫生部明确提出："市场化非医改方向"，医改目标是构筑一个惠及"全民"的医疗保障平台并陆续在全国启动城镇居民医疗保险试点。2000年世界卫生报告的发布及中国医改不成功的言论在一定程度上也推动了新一轮医药卫生体制改革的实施。

四、新一轮医药卫生体制改革（2006年至"十三五"期间）

2006年9月，国家正式启动新一轮医改，成立了由11个部委组成的医改协调小组，国家发改委主任和卫生部部长共同出任组长。2007年年初，医改协调小组委托6家研究机构对医改进行独立、平行研究并提出建议，后研究机构增加

---

① 人民日报. 农民看病难、看病贵，因病致贫、返贫的情况得到初步缓解[N]. 人民日报，2004-11-06.
② 常文虎，张正华. 2000年世界卫生报告给我们的启示[J]. 中华医院管理杂志，2001（5）：261-264.

至9家。同年10月，由国家发改委牵头，分别在南昌、天津召开医改座谈会，各相关部门负责人参与，讨论医改方案。同年召开的中共十七大报告提出"人人享有基本医疗卫生服务""坚持公共医疗卫生的公益性质""强化政府责任和投入"，明确了医改的指导原则。2008年10月，《关于深化医药卫生体制改革的意见（征求意见稿）》开始在网络上征求意见。2009年1月，在温家宝总理主持召开的国务院常务会议上，新医改方案获原则通过。2009年3月17日，《中共中央 国务院关于深化医药卫生体制改革的意见》发布，提出建立健全覆盖城乡居民的基本医疗卫生制度，为群众提供安全、有效、方便、价廉的医疗卫生服务；完善公共卫生服务体系、医疗服务体系、医疗保障体系以及药品供应保障体系的医药卫生四大体系，建立覆盖城乡居民的基本医疗卫生制度；完善体制机制，保障医药卫生体系有效规范运转；并提出了2009~2011年加快推进医疗保障制度建设、初步建立国家基本药物制度、健全基层医疗卫生服务体系、促进基本公共卫生服务均等化建设以及推进公立医院改革试点的五项重点。

为提高基本医疗服务的公平性与可及性，2010年李克强总理提出"保基本、强基层、建机制"的医改工作重心。在该原则的指导下，新一轮医药卫生体制改革取得了阶段性的成效：基本医疗保险基本实现全民覆盖，国家基本药物制度开始建立，基层医疗卫生服务体系得到完善。据统计，2010年，基层医疗卫生机构的门诊量达到了36.1亿人次，比2008年的29.6亿人次增加了21.96%，出院病人数从3594万人次增加到3962万人次，增加了10.24%，基层医疗卫生服务的可及性显著改善[1]。公立医院改革进行了初步的探索，基本公共卫生服务均等化正在加快推进[2]。

（一）医疗服务体系

2009年4月，《中共中央 国务院关于深化医药卫生体制改革的意见》和《国务院关于医药卫生体制改革近期重点实施方案（2009—2011年）的通知》相继发布，医改正式启动。作为新一轮医药卫生体制改革的重点和难点，占我国目前医疗资源总量85%以上的公立医院改革，既是新形势下大力保障和改善民生、加快推进基本公共服务均等的客观要求，也是促进我国医疗卫生事

---

① 卫生部. 2010年中国卫生统计提要[R]. 北京：卫生部，2010.
② 李玲，陈秋霖，江宇. 中国医改：社会发展的转折. 开放时代[J]，2012（9）：34-43.

业自身快速协调发展，更好地满足城乡居民不断增长的医疗卫生需求的现实选择[①]。2010年2月，卫生部等五部委联合发布《关于公立医院改革试点的指导意见》，选择17个城市作为国家联系指导的公立医院改革试点地区。然而，截至2012年，新医改三年以来城市公立医院改革仍未取得显著性成效。为进一步推进公立医院改革，国务院办公厅印发《关于县级公立医院综合改革试点意见》，明确指出"建立起维护公益性、调动积极性、保障可持续的县级医院运行机制"，以县级公立医院改革为核心，进而带动整个公立医院改革的试点工作正式启动。此外，《"十二五"期间深化医药卫生体制改革规划暨实施方案》也进一步强调了公立医院改革的重要性和紧迫性，城市公立医院改革处于由"局部试点"转向"全面推进"的过程中。公立医院改革作为一项长期、艰巨的复杂系统工程，在实际实施过程中与有效缓解并最终解决群众的"看病难、看病贵"的要求相比还存在较大的差距，公立医院的公益性淡化、诱导需求、政府责任缺位与错位现象仍较为严峻[②]。

该阶段社会资本所办医疗机构在我国得到了较快的发展。2009年出台的《中共中央 国务院关于深化医药卫生体制改革的意见》指出"加快推进多元化办医格局，鼓励、支持和引导社会资本发展医疗卫生事业"。同年11月，国务院办公厅转发的《关于进一步鼓励和引导社会资本举办医疗机构意见的通知》是社会资本办医发展中的转折性政策文件，具有里程碑的意义。该政策出台后，各省、市依据自身情况纷纷出台配套文件。2012年，《国务院关于印发卫生事业发展"十二五"规划的通知》明确指出，力争到2015年非公立医疗机构床位数和服务量均达到医疗机构总数的20%左右。2013年10月，《国务院关于促进健康服务业发展的若干意见》对社会资本办医提出了"非禁即入"的原则：凡是法律规定没有明令禁入的领域都要向社会资本开放；凡是对本地资本开放的领域，都要向外地资本开放。意见指出应严控医疗机构审批时限，下放审批权限，放宽对营利性医院的数量、规模、布局及大型医用设备配置的限制。同年12月，《关于加快发展社会办医的若干意见》具体阐述了有关非公立医疗机构的规划引导、准入条件、监管机制等多方面内容，社会资本办医的发展面临重大的机遇。据统计，截至

---

① 王双彪. 新医改背景下我国公立医院回归公益性研究述评[J]. 南京医科大学学报（社会科学版），2012（4）：251-256.

② 同上。

2014年11月底，全国医疗卫生机构数为98.5万个，其中公立医院13343个，民营医院12166个，与2013年11月底相比较，公立医院减少98个，民营医院增加1137个。2014年1~11月，全国医疗卫生机构总诊疗人次达67.7亿人次，其中公立医院诊疗23.5亿人次，同比提高8.2%，民营医院2.8亿人次，同比提高13.3%[①]。

（二）公共卫生服务体系

2009年4月，《中共中央 国务院关于深化医药卫生体制改革的意见》明确提出，全面加强公共卫生服务体系建设，建立健全疾病预防控制、健康教育、妇幼保健、精神卫生、应急救治、采供血、卫生监督和计划生育等专业公共卫生服务网络，完善以基层医疗卫生服务网络为基础的医疗服务体系公共卫生服务功能，建立分工明确、信息互通、资源共享、协调互动的公共卫生服务体系，提高公共卫生服务和突发公共卫生事件应急处置能力，促进城乡居民逐步享有均等化的基本公共卫生服务。

国家基本公共卫生服务项目自2009年启动以来，在城乡基层医疗卫生机构得到了普遍开展，取得了一定的成效。为在现有条件下优先确保一部分公共卫生服务能让所有百姓均等地享用，提出了优先推进的11项基本公共卫生服务，与此同时补助标准也在不断提高。截至2014年，我国人均基本公共卫生服务经费补助标准已提高为35元。此外，为进一步规范其实施，卫生部在《国家基本公共卫生服务规范（2009年版）》基础上，组织专家对服务规范内容进行了修订和完善，形成了《国家基本公共卫生服务规范（2011年版）》。

然而在促进公共卫生服务体系建设的过程中，也存在着许多问题：公共卫生认识不清，将"基本公共卫生服务"理解为"基层公共卫生服务"，使落实基本公共卫生服务变成"基层"一家之责；将"基本公共卫生服务"代替"公共卫生服务"，忽视常规服务项目开展；职能错位，公共卫生服务开展的主体——专业公共卫生机构被"边缘化"；职能缺位，项目推进缺乏全流程的职责分工；协调不力，基本公共卫生服务项目推进的效率较低；推进项目开展的工作经费总量不足，分配不均；公共卫生人员的数量、素质均难以满足项目的执行。按照"重心下沉、关口前移"的工作机制，随着基本公共卫生服务的逐步推进，项目内容的

---

① 卫生和计划生育委员会. 2014年1~11月份卫生统计提要[R]. 北京：卫生和计划生育委员会，2014.

不断拓展，工作量成倍增加，基层卫生机构人员受编制的影响，远远不能满足推进基本公共卫生服务的实际需要[1]。尤其是在基层，基本公共卫生为乡村医生及社区医生带来了较大的工作压力[2]。因此，要有效落实基本公共卫生服务，既需要扭转错误观念，还需要建立协调沟通机制、明确全流程的工作内容与职责分工等。

（三）城乡医疗保障制度

为解决城镇非从业居民的医疗保障问题，2007年7月，《国务院关于开展城镇居民基本医疗保险试点的指导意见》的发布标志着城镇居民医疗保障制度的正式建立，其覆盖范围涉及城镇中不属于城镇职工基本医疗保险制度覆盖范围的学生（包括大学生）、少年儿童和其他非从业城镇居民。截至2009年年底，城镇居民医保参保人数1.8亿人。由各地按照低水平起步的原则，根据本地经济发展水平、居民家庭和财政负担的能力合理确定。2009年城镇居民基本医疗保险参保人员人均筹资标准为130元。为了引导和帮助广大城镇居民缴费参保，城镇居民基本医疗保险实行了政府补助的政策。2009年政府对参保居民的补助标准为不低于每人每年80元。城镇居民基本医疗保险不建立个人账户，基金主要用于支付住院医疗费用和部分门诊大病费用。2009年城镇居民基本医疗保险政策范围内住院医疗费用支付比例约55%。此外，为解决参保居民常见病、多发病的门诊医疗费用负担问题，2011年5月24日，《人力资源和社会保障部关于普遍开展城镇居民基本医疗保险门诊统筹有关问题的意见》发布，要求普遍开展居民医保门诊统筹工作[3]。

据统计，2014年全国参加城镇基本医疗保险人数为59747万人，比上年末增加2674万人。其中，参加职工基本医疗保险人数28296万人，城镇居民基本医疗保险人数为31451万人。在职工基本医疗保险参保人数中，参保职工21041万人，参保退休人员7255万人，参加城镇基本医疗保险的进城务工人员人数为5229万人，全年城镇基本医疗保险基金总收入9687亿元，支出8134亿元，分别比上年增长17.4%和19.6%。

① 姜立文，芢凤水，励晓红，等. 剖析我国基本公共卫生服务均等化推进中的问题[J]. 中国卫生资源，2015（1）：7-9.
② 张小娟，朱坤. 江苏省射阳县乡村医生补偿和养老思路探索[J]. 中国全科医学，2014，17（28）：3359-3362.
③ 王凌峰，李兆友. 我国城镇医疗保障制度的发展历程[J]. 中国医疗前沿，2012（3）：80-81.

（四）药品供应体制

我国从20世纪80年代开始制定国家基本药物目录，1997年《中共中央　国务院关于卫生改革与发展的决定》中首次提出建立基本药物制度，但该制度的实施仅停留在基本药物目录的调整上。为切实减轻群众医疗负担，保证基本用药，2009年4月，《中共中央　国务院关于深化医药卫生体制改革的意见》提出建立健全药品供应保障体系，加快建立以国家基本药物制度为基础的药品供应保障体系，保障人民群众安全用药。2009年卫生部等九部委发布了《关于建立国家基本药物制度的实施意见》，正式启动国家基本药物制度的实施工作，并成为深化医药卫生体制改革近期五项重点工作之一。目前全国31个省（自治区、直辖市）和新疆生产建设兵团均实现了在所有政府办基层医疗机构配备使用，并实行零差率销售基本药物，国家基本药物制度初步建立。为巩固基本药物制度，2013年2月，国务院办公厅颁布《关于巩固完善基本药物制度和基层运行新机制的意见》，进一步完善了基本药物的采购配送、使用监管以及财政补偿机制。

五、中国特色社会主义新时代卫生健康事业

党的十八大以来，特别是"十三五"期间，经过一系列新的医药卫生体制改革，我国卫生健康事业取得了举世瞩目的巨大成就。居民健康素养和健康水平不断提升，全民基本医保制度和国家基本药物制度初步建立，公立医院改革持续推进，公共卫生服务水平显著提高。

健康中国上升为国家战略，国家公布和实施了一系列新政策和新举措。2016年10月25日中共中央、国务院印发《"健康中国2030"规划纲要》，提出要把健康摆在优先发展的战略地位。2019年6月24日国务院印发《国务院关于实施健康中国行动的意见》。2019年7月9日从国家层面出台《健康中国行动（2019—2030年）》，提出我国将加快推动从以治病为中心转变为以人民健康为中心，实施健康中国行动。2022年国务院办公厅印发《"十四五"国民健康规划》，旨在全面提高全民健康水平。新时代、新使命，我国在基本解决了"看病难、看病贵"问题的基础上，将逐步构建"健康全程管、卫生有保障、医疗高质量"的新时代卫生健康新体系。

·访 谈·

医疗卫生专项规划需要
防灾减灾思维

张帆

之前中国的防灾减灾规划按照住房和城乡建设部（简称住建部）的要求，有地震、地质、防洪、消防这几类。传染病疫情并未包含在内，医疗专项规划也多没有涉及。从灾害损失来看，无论是死伤人数还是经济损失，传染病疫情造成的灾损已与其他几类灾害不相上下，是时候将传染病疫情防控尽快纳入城市综合防灾减灾规划体系中来。并且应急保障应有前瞻性，体现规划的作用。

推进分级诊疗制度建设，增强医疗系统的韧性

我国现行医疗体系的优质资源过度集中在大医院，社区医院没有发挥应有的作用。很多悲剧是百姓就医无门造成的，原因就是大家把三甲医院给挤瘫痪了。实际上有很多人并不是非去三甲医院不可的。

对于分级诊疗体系的实质性构建，国家做了很多的努力，但是从这次新冠肺炎疫情来看，分级诊疗体系基本上没有发挥应有的作用。

为什么社区医院和家庭医生制度在我国这么多年一直发展不起来？我觉得这不能完全归因于老百姓的就医习惯。很多人小毛病也要去医院，是因为这些年来社区医生的水平确实有很大的差距。如何改变这个局面？不管是控制传染病疫情，还是从公共服务均等化的角度，"强基层"都应该是要坚定不移执行的策略。

国家卫生健康委员会（简称国家卫健委）的专家也提出过，要建立"医共体"和"医联体"，我非常赞同。"医共体"是什么？综合医院服务范围内，所有的社区医院都由这家综合医院管理，社区医院的人、财、物和综合医院全部

合成一个整体，所有的医生技术力量，包括一些诊疗手段全部是一体化的。在这种模式的支撑下，社区医院的水平就会有非常大的提升，老百姓才有可能愿意走进社区医院去看病。

社区医院解决不了的疾病，社区医生会转诊到上级医院或相应专科医院，联系这些医院的医生或科室，或会诊，或预约检查。这避免了患者自己在大医院挂不上号的情况，也给患者带来很多便利。实际上，普通患者对医疗资源或医学专业知识的了解和掌握是远远不及医生的。如果把这个流程交给医生，那么可能对患者来说是个更加省心的事。这类似于首诊负责制，即哪位医生接诊你，他以后就为你负责。这个制度在有些国家运行得很好，但是目前在我国还没有建立起来。

责任家庭医生团队（是不是可以借鉴责任规划师团队的制度），可以由不同级别的医生构成，有一个管理的延续性，把所有的疾病或者传染病灾害控制在萌芽状态，及早发现，及早控制，能够起到很好的作用。

当然，这里还有一个关键问题，就是我们国家的整体医患比例，或者说每千人医师数，与发达国家相比还有一些差距。2018年，我国每千人口医师数为2.59人（德国、奥地利等发达国家超过4人），全球排名第48位。充足的医生数量才能够支撑完整的分级医疗体系，反过来分级诊疗体系又能够提高医生资源的诊疗效率。如果能够构建这样的分级医疗体系，我们在规划布局方面就可以相应地进行空间上的匹配，区域医疗中心与其"医共体"成员的社区医院共同覆盖一个服务范围，实现生活圈的完整构建。

优化医院内部的布局方式，降低传染风险

目前我们国家大部分综合医院的布局还有比较大的脆弱性，都是一个门诊大厅，里边是全体病人和科室的抽血、收费、影像科、药房等功能，永远是人头攒动、摩肩接踵的状态。这实际上就是一个病原体的交换空间。

是不是这种模式延续了这么多年，就一定要继续延续下去？我的一个朋友，他带着孩子去医院皮肤科看湿疹，结果孩子湿疹没好，还得了流感。所有科室的患者都在这个大厅，从一个门诊入口进去，然后经过大厅，分配到其他各个楼层。

·访谈·

能不能够让患者在社区医院抽血，然后再把血样拿去综合医院化验，或者发展一些独立的第三方的化验机构？实际上，这在国外是很普遍的，很多都是独立的第三方机构在做检验，把结果返给医生和患者，目前这在技术上是很简单的问题。收费更是完全有条件自助在线支付，如果医药再彻底分离，药房也可以剥离出去。检查设备的技术也在不断革新，像现在的床旁CT这种轻便的设备，普遍成本也非常低。那么我们还需要这个集中的门诊大厅吗？我们完全有条件探索这种布局的革新。

我之前做了很多医院的选址，这些医院全部都要十几、二十公顷的一大块地，中间不让穿路，必须是一整块，还要封闭式管理，所有患者从一个口进去。我们能不能够探讨换一种方式，不要像购物中心似的"大一统"。这对城市的影响也是非常负面的，医院选址选到哪，医院大门口就堵车排成长龙。

我非常建议探索一些新的模式，比如以科室为单元进行拆解的模块化方式。其实这种分散布局对于患者来说也很方便，不用在迷宫一样的大医院里去寻找摸索。看皮肤科，就在皮肤科单元，看眼科就在眼科，一切都在一个小的单元里解决，最大限度地减少院内感染。外观上也从高楼大厦转变为相对低矮、分散的多栋建筑，配合小街区、密路网，对城市风貌和街道景观有促进作用。

多维度提升医疗卫生体系的灾时应急保障能力

在地震等重大自然灾害或战争中，应急医疗同样非常重要。这一点上，应当坚持平灾（平时和灾时）结合、平战（平时和战时）结合的原则。大家都提到火神山和雷神山医院，我认为它们不管是在救人方面，还是在提振人心、引导舆情上都发挥了正面作用。但是我想，如果有事先编制好的应急医疗规划，应该还可以做到更好、更科学。

两座医院建设期间，我也每天去"云监工"，我发现，如果事先有一个很好的规划，那么在选址上可以作更充分的论证，也可以在市政交通设施方面作好预留，还可以事先论证疫情结束后怎么再利用，避免浪费。

我们也可以在现有的传染病医院选址和建设的时候，留有一定数量的预留接口。空间、用地和技术接口都有预留，事先做好应急扩展设计，一旦有紧急

·访 谈·

情况发生，就可以在最短的时间内扩展出大量床位。从时间、设施的水平和效率上，包括财政方面，应该都会比完全独立选址、新建一个医院要好很多。

在以色列的郎邦医院，地下3层共1200个停车位，在需要的时候可以在72小时内转变为2000个床位。停车场在设计之初已经考虑了适应医院需求的通风和过滤系统、背景照明和手术用灯光，以及天花板悬吊的手术用附件，是一个平战结合、平灾结合的优秀案例。

另外，城市规划还应该发挥综合统筹的作用。我们在做综合防灾减灾规划的时候，会发现很多灾种的功能需求是近似的，又略有不同。规划的作用应该是能够把这些不同的功能综合统筹起来。比如在人防（人民防空）规划中，医院系统是很重要的一部分。如果能够在人防医院设计之初就考虑到平战结合、平灾结合，我觉得是对于资源的一种最大的统筹。

还有非常重要的一点是医疗物资药品的储备制度。以往我们国家在洪水、地震等灾害的应急救灾方面是公认比较强的，大部分救灾工作都比较高效有序。救灾的主责部门——民政部门有明确的物资储备标准，有分级设置的物资储备库，对于储备物资的种类、数量，以及储备库的交通条件都有明确规定（有些高等级仓库要求有铁路专用线和直升机起降能力）。应急避难、中长期灾民安置也有比较明确的规划。

但是这次新冠肺炎疫情，因为归口不在民政。初期医疗物资的渠道没有畅通起来，对一线医护人员造成一定程度的困扰。今后有必要在医疗卫生专项规划中，增加应急物资储备相关内容。对于有保质期的药品，应该建立流通储备制度和应急预案，还要定期举行应急演练。

从全世界防灾的共同经验得出，演练和预案都非常重要。若有预案但不演练，预案也不知道是否可行。所有的环节，比如药品和口罩如何从厂家到医患人员手中的流程，都必须要经过演练，整个流程的环节才能够打通。演练是非常重要的，世界上各个防灾、救灾、减灾能力比较强的国家，比如日本，都是有非常完备的演练制度的。在我国，包括四川省在内的地震演练已经做起来了，但是其他灾种的演练还是相对欠缺。我认为，这次新冠肺炎疫情，如果我们事先做过相应的规划，那么至少在预案和演练这个环节，还是会有一系列系统性的考虑的。

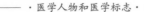

· 医学人物和医学标志 ·

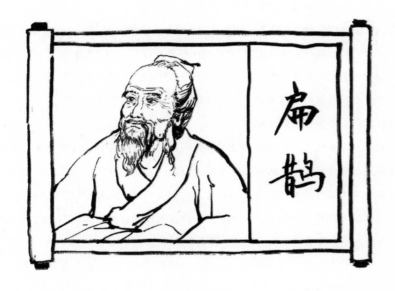

扁　鹊

　　扁鹊，（公元前407年~前310年），姬姓，秦氏，名越人，又号卢医，一说为勃海郡郑（今河北任丘）人，再一说为齐国卢邑（今山东长清）人。春秋战国时期名医，与华佗、张仲景、李时珍并称中国古代四大名医，被称为华夏医祖。

　　扁鹊少时学医于长桑君，善于运用四诊——望、闻、问、切，尤其精通于脉诊和望诊来诊断疾病，精于内、外、妇、儿、五官等科，名闻天下。后在咸阳因遭秦太医李醯妒忌而被杀害。

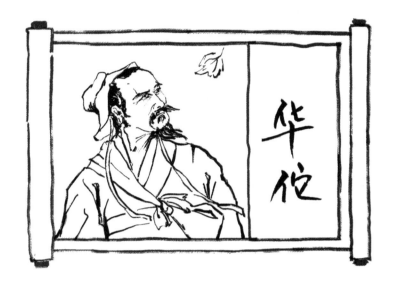

华　佗

　　华佗（约公元145～约208年），字元化，沛国谯县（今安徽亳州）人，东汉末年著名的医学家，与董奉和张仲景被并称为"建安三神医"。

　　华佗精通内、外、妇、儿、针灸各科，对外科尤为擅长，发明了"麻沸散"来辅助外科手术，被后人称为"外科圣手""外科鼻祖"。约208年，华佗因遭曹操怀疑，下狱被拷问致死。

·医学人物和医学标志·

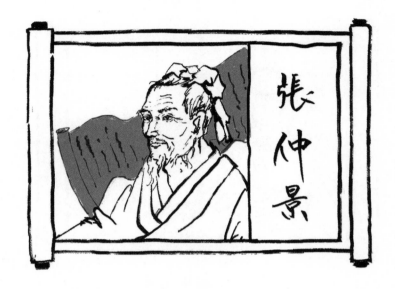

张仲景

　　张仲景（原名张机，约公元150至154年~约215至219年），字仲景，东汉南阳涅阳县（今河南省邓州市穰东镇张寨村）人，东汉末年著名医学家，被尊称为医圣，是中国历史上最杰出的医学家之一。

　　张仲景因崇敬扁鹊而对医学心生向往，曾师从张伯祖。他厌恶官场，同情饱受疫病折磨的百姓。他为行医游历各地，仔细研究伤寒病症，并博览群书。经过几十年的收集整理和钻研，他写出了传世巨著《伤寒杂病论》，确立了六经辨证论治，成为后世研习中医必备的经典著作。

第二节　中国香港特别行政区卫生服务体系概述

近年来，香港特别行政区凭借高效率的医疗系统，在促进市民健康方面取得了令人赞誉的成果。2010年，香港特别行政区男性期望寿命达80.1岁，女性期望寿命为86.0岁，婴儿死亡率为1.7‰[1]，若以此用作度量人口健康的指标计算，香港特别行政区早已跻身全球最佳健康的地区之一。香港特别行政区医疗卫生体制一贯执行"不容市民因经济困难而得不到适当的医疗服务"的基本理念与政策。在这个既定政策的基础上，香港特别行政区的医疗服务水平不断提高，医疗卫生费用也相应上涨。

香港特别行政区的医疗系统多年来一直成效卓著，不断维持并完善双轨并行、公私营医疗机构互相配合的医疗系统。香港特别行政区公营医疗机构，尤其是公立医院得到政府财政的大幅资助，并为市民提供能够负担而公认优质的医疗服务，公立医院同时也提供全面的公共卫生服务并发挥主要的公共卫生职能。香港特别行政区私营医疗机构则为市民提供各式各样可供选择的医疗服务，包括基层医疗和各类专科及医院服务。香港特别行政区的公营医疗机构与私营医疗机构互相配合，私营医疗机构是基层医疗服务的主要提供者，而公营医疗机构则主要提供第二层级和第三层级医疗服务。近年来，随着人口老龄化的加剧、医疗费用的不断上涨，以及市民对医疗服务期望的不断提升等，香港特别行政区医疗系统的持续性发展面临着严峻考验，尤其是公营医疗系统，承受着与日俱增的压力。自20世纪90年代起，香港特别行政区政府就曾数次就医疗改革进行公众咨询，期望通过重新调整公私营医疗机构的比重来改革医疗系统。2008~2010年，香港特别行政区政府展开了两个阶段的医疗改革公众咨询，以探讨如何改善香港特别行政区医疗服务的水平，以及提升香港特别行政区医疗系统长远可持续发展的能力。2014年年底，香港特别行政区政府再次开展了自愿医保计划的公众咨询，为公营医疗与私营医疗确立更清晰的定位，加强公私合作，确保双轨并行的医疗系统可持续地发展。

---

① Improving Hong Kong's Health Care System: Why and For Whom? http://www.fhb.gov.hk/en/press_and_publications/consultation/HCS.HTM.

一、组织管理体制

（一）香港特别行政区卫生服务体系概览

图2-1显示了香港特别行政区卫生服务体系的总体状况。香港特别行政区的卫生服务分为公共卫生服务与个体医疗服务，服务体系亦可分为公共体系与私有体系。不同体系、不同服务其筹资来源、服务购买者、服务提供者以及服务消费者有所不同。

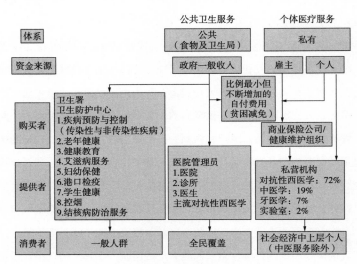

图 2-1　香港特别行政区医疗服务体系概览

来源：TIN K Y, TSOI P K, LEE Y H. et al. Hong Kong domestic health spending: financial years 1989/90 to 2011/12[J]. Hong Kong Medical Journal（Hong Kong Academy of Medicine），2015, 21（3 Suppl 3）: 1-24

（二）香港食物及卫生局、卫生署

香港特别行政区政府负责卫生事务的行政机关是香港食物及卫生局（组织机构见图2-2），其主要职责是制定涉及卫生及食物的政策，争取公众和立法会对政策的支持。

卫生署（组织机构见图2-3）是香港食物及卫生局下设部门，是香港特别行政区的卫生事务顾问，亦是执行政府的健康护理政策和法定职责的部门，通过促进健康、预防疾病、医疗护理、康复服务等工作，保障市民健康。

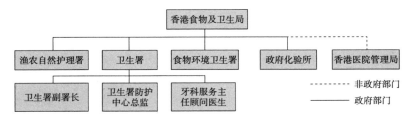

图 2-2　香港食物及卫生局组织架构图

来源：香港特别行政区政府食物及卫生局. 本地医疗卫生总开支账目（DHA）1989/90-2011/12年度
[R/OL]. http://www.fhb.gov.hk/statistics/download/dha/chs/dha_summary_report_1112.pdf.

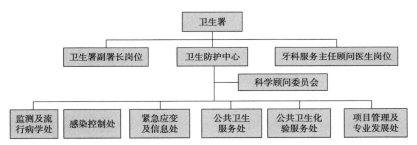

图 2-3　卫生署及卫生防护中心组织架构图

来源：党勇. 香港特别行政区医疗卫生管理体制特点及其启示[J]. 中国卫生经济，2009（5）：75-77.

（三）医院管理局

　　香港医院管理局（医管局）（组织机构见图2-4）是一个法定机构，根据《医院管理局条例》于1990年成立。自1991年12月起，医管局负责管理全港公立医院及相关的医疗服务，并通过食物及卫生局局长向香港特别行政区政府负责。

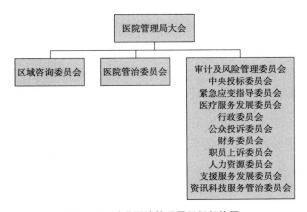

图 2-4　香港医院管理局组织架构图

来源：香港特别行政区政府卫生署. 卫生署2010//2011年报[R/OL].
http://www.dh.gov.hk/tc_chi/pub_rec/pub_rec_ar/pdf/1011/ ADR2010_11_c.pdf.

食物及卫生局负责制定医疗政策和监察医管局的工作，医管局负责通过其医疗护理设施网络，提供全面的中层及第三层专科护理，以及医疗康复服务，确保每一位市民都可以使用。

医院管理局的职能载于香港法例第113章《医院管理局条例》第四条，可以概括为统一管理、资源调配、向政府建议、对公众负责。

二、医疗服务体系

香港特别行政区的医疗护理服务可以分为基层医疗服务、中层医疗服务及第三层医疗服务，并包括急症及延续（康复及长期住院）护理等。公营医疗机构主要提供第二层和第三层医疗服务，约88%的住院服务（以病床使用日数计算）由公立医院提供，公立医院提供约27400张病床，约占全港病床总数的88%[①]。私营医疗机构配合公营医疗系统，为有能力而又愿意负担医疗费用的人士提供选择，让他们获得个体化的医疗服务和治疗环境。

同时，香港特别行政区政府不断加强疾病预防和公共卫生服务职能，香港卫生署作为公共卫生服务职能部门，通过其所属的各类卫生机构提供公共卫生和预防保健服务，重点加强重大传染病防治和突发公共卫生事件处置，形成了以社区保健中心为基础的基层医疗卫生服务网络。

（一）基层医疗护理服务

基层医疗服务是人们在一个就医过程中的首次接触点，其着力于改善人们的健康状况和预防一般疾病。基层医疗服务包括预防性护理服务、治疗性医疗服务，以及社区医护服务。

预防性护理服务主要由卫生署提供，包括健康教育组、由母婴健康院提供的家庭健康服务和幼童防疫注射服务、学生健康服务，以及经老年健康中心和外展医疗队提供的老年健康服务，这些服务通常都是免费的或收费相当低。治疗护理服务方面，大多数市民都是使用私营医疗机构的门诊服务，在主流西方医学系统以外，主要由中医提供香港特别行政区的替代性医疗服务。社区医疗

① 香港特别行政区医院管理局. 医院管理局2013-2014年报[R/OL]. http://www.ha.org.hk/ho/corpcomm/ar201314/pdf/FullSet.pdf.

服务包括社区康复护理服务、社区老人评估小组、精神科社区康复小组和护理服务，以及社区专职医疗服务，超过80%的社区康复护理病人是老年人。

（二）第二层与第三层医疗服务

第二层医疗服务涵盖专科非住院护理服务和治疗性质的一般医院护理服务，包括急症和疗养住院服务、日间手术、专科门诊和急症室服务。这些服务通常在医院内由专科医生提供，但也有部分是在社区提供。第三层医疗服务是指高度复杂和昂贵的医院护理服务，通常需要使用先进技术和涉及多个专科的专业知识。第三层医疗服务的对象通常为患有复杂、较罕见疾病的病人，或是重伤或身患重病的病人。与基层医疗服务有所差异，香港的第二层和第三层医疗服务主要是公营医疗机构提供。

（三）公共卫生服务

21世纪以来，香港特别行政区不断加强建设公共卫生服务体系，确立公共卫生新策略，逐步强调多部门合作，并加强公共卫生队伍的建设，开始调整公共卫生与医疗服务资源的分配。香港特别行政区卫生行政部门在改善医疗服务和提高医疗质量的同时，针对影响健康的危险因素开展健康教育及健康促进，改变不良生活习惯，减少社会经济、文化及环境因素对人体健康的危害。

香港特别行政区的公共卫生、疾病预防控制、妇女儿童保健等服务由卫生署负责，卫生署下属的香港卫生防护中心是香港特别行政区疾病预防与控制的专业机构，设有监测及流行病处、公共卫生服务处、紧急应变及信息处、感染控制处、项目管理及专业发展处、公共卫生化验服务处6个分处。香港食物环境卫生署负责食物安全管理，为香港特别行政区市民提供清洁、卫生的居住环境，其下属的食物安全中心负责食物中毒及食源性疾病的处理。

三、医疗服务筹资与费用

（一）服务筹资与健康保险

香港特别行政区现行的医疗服务筹资由公共筹资及私人筹资构成。在2011/12年度，香港特别行政区医疗卫生总开支中公共医疗开支及私人医疗开支

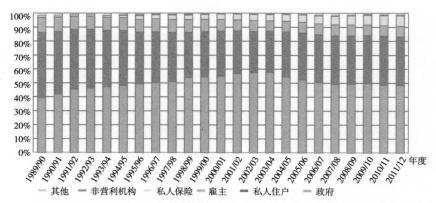

图 2-5 1989/90~2011/12 年度香港特别行政区医疗卫生总开支筹资来源组合
来源：香港特别行政区政府食物及卫生局.《医保计划，由我抉择》医疗改革第二阶段咨询文件[R/OL].
http：//www.myhealthmychoice.gov.hk/pdf/document_cover_chn.pdf.

分别占约48%及52%，具体见图2-5 [1]。

公共医疗服务筹资全部由政府财政预算拨出，主要由政府通过一般税收资助，其中大约80%拨予公立医院系统，而公立医院系统则提供市场超过九成的住院服务。政府对公共医疗服务的资助率大约为整体服务成本的95%，实际资助水平因不同服务而有差异，其中以住院服务的资助率最高，大约为97%。约有10%的公共医疗开支用于基层医疗，这方面的拨款主要用于预防性公共卫生服务。

私营医疗服务主要由患者自付费用，约占私人医疗开支的68%（2011/12年度）。相比而言，雇主提供的团体医疗福利与私人自愿购买的医疗保险则属较小的经费来源，各占14%（2011/12年度）。住院服务占私人医疗开支的16%，大约70%的非住院护理服务均由私营医疗机构提供。非住院护理服务占私人医疗开支的41%。其余属于获政府资助的医院照顾或日间长期医疗和护理服务。大部分市民均有能力支付私营医疗机构提供的基层医疗服务，但主要用于治疗护理而非预防性护理。

除自愿性的私人储蓄及保险外，香港特别行政区目前并没有强制性或特定的筹资保险计划。香港特别行政区也少有规管医疗保险市场，仅通过《保险公司条例》（第41章）对医疗保险市场进行审慎监管。当前香港特别行政区没有对

[1] https://www.vhis.gov.hk/tc/.

医疗保险产品制定任何法定要求，承保机构可从商业角度自由创新、设计及售卖医疗保险产品。市场上与医疗有关的保险产品种类繁多，可以通过不同的分销途径出售。

当前香港特别行政区销售的与医疗有关的保险产品主要可分为下列几类：①偿款住院保险：指在医院治疗疾病（例如须留院进行的非急需手术或较复杂的治疗）的费用，向保单持有人予以偿款。理赔款额通常是根据既定的保障表进行赔偿，表内按开支类别逐项列明保障限额，例如住宿及膳食、医生费及手术费等。②偿款门诊保险：一般来说是按每次诊疗进行赔偿，例如到诊所治疗较轻微的病症（如感冒）。承保机构通常会设定每年可索偿的诊疗次数的上限。③住院现金保险：保单持有人在住院期间每日可获定额现金赔偿。赔偿金额并非与医院护理开支挂钩，并且往往不足以支付私家医院护理的费用，但可为保单持有人提供入息保障。④危疾保险：一旦保单持有人确诊患上保单内所列的危疾（如癌症、心脏病、肾衰竭等），无论是否接受治疗，都可获发一笔大额款项。

医疗保险一直是快速增长的筹资来源，特别是以个人名义购买的私人医疗保险，其占医疗卫生总开支的份额在1989/90年度~2010/11年度平均每年的增幅达17%。政府统计处2011年《主题性住户统计调查》的统计数据显示，约有279万人拥有私人医疗保险保障，其中约200万人（约占香港特别行政区人口的三成）拥有偿款住院保险保障，包括只拥有以个人名义购买的医疗保单的130万人、只拥有由雇主提供的医疗福利的47万人，以及同时拥有这两种保险的23万人。

（二）医疗卫生费用

医疗卫生费用包括医疗卫生及其相关的费用，主要有医护照顾、预防疾病、推广健康、小区健康活动、医疗卫生行政和管理，以及主要为改善健康而进行的资本投资。与医疗卫生相关的费用则包括用于与医疗卫生相关的服务功能，例如医疗人员的教育和培训及医疗研究和发展的费用。

香港特别行政区本地医疗卫生总开支账目采用"医疗卫生总开支国际分类"系统（ICHA）。该系统由经济合作及发展组织（OECD）开发，并于2000年在医疗卫生总开支账目系统（SHA 2000）内发表。ICHA是一个综合分类系统，在国民（或本地）医疗卫生总开支账目中有三个重要的范围，所有开支按以下三个主要分析范围进行分类：医疗筹资来源、医疗服务提供单位、医疗服务功能。

1. 医疗卫生总开支

2011/12年度香港特别行政区医疗卫生总开支共1019.85亿港元，每年每人平均开支达14422港元。按实值计算，在1989/90~2011/12年度内医疗卫生总开支以平均5.8%的年率上升，增幅大于香港特别行政区本地生产总值（GDP）在同期间内的平均每年增长（4.0%）。医疗卫生总开支占其GDP的百分比从1989/90年度的3.6%上升至2011/12年度的5.2%，具体见表2-2。

1989/90~2011/12 年度香港医疗卫生总开支　　　　　表2-2

财政年度	本地医疗卫生总开支（百万港元）	本地医疗卫生总开支按年变动百分比（%）	本地生产总值（百万港元）	本地生产总值按年变动百分比（%）	本地医疗卫生总开支相对本地生产总值的百分比（%）
1989/90	19645	549666			3.6
1990/91	23768	21.0	617918	12.4	3.8
1991/92	29368	23.6	719477	16.4	4.1
1992/93	34182	16.4	836467	16.3	4.1
1993/94	39483	15.5	962337	15.0	4.1
1994/95	44810	13.5	1067386	10.9	4.2
1995/96	51259	14.4	1139319	6.7	4.5
1996/97	56825	10.9	1270280	11.5	4.5
1997/98	62238	9.5	1375859	8.3	4.5
1998/99	66359	6.6	1291361	−6.1	5.1
1999/00	66061	−0.4	1306811	1.2	5.1
2000/01	67439	2.1	1335305	2.2	5.1
2001/02	68835	2.1	1310612	−1.8	5.3
2002/03	67038	−2.6	1293484	−1.3	5.2
2003/04	69102	3.1	1266023	−2.1	5.5
2004/05	68142	−1.4	1330921	5.1	5.1
2005/06	70573	3.6	1439689	8.2	4.9
2006/07	74095	5.0	1529844	6.3	4.8
2007/08	78926	6.5	1687679	10.3	4.7
2008/09	83716	6.1	1677759	−0.6	5.0
2009/10	88069	5.2	1692995	0.9	5.2
2010/11	93405	6.1	1817015	7.3	5.1
2011/12	101985	9.2	1954634	7.6	5.2

来源：香港特别行政区政府食物及卫生局.《掌握健康，掌握人生》医疗改革咨询文件[R/OL].
http://www.fhb.gov.hk/beStrong/chs/consultation/consultation_cdhcr_cdhr.html.

2. 医疗筹资来源

按医疗筹资来源分析，公共支出占医疗卫生总开支的比重由1989/90年度的39%上升至2011/12年度的48%。同期间，公共医疗卫生支出相对香港特别行政区本地生产总值（GDP）的百分比从1.4%增加至2.5%。私人支出占医疗卫生总开支的比重由1989/90年度的61%下降至2011/12年度的52%，但私人医疗卫生支出相对本地生产总值的百分比在期间则由2.2%温和增长至2.7%。具体见图2-6。

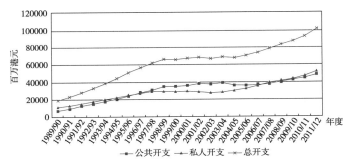

图2-6　1989/90~2011/12年度香港特别行政区公共、私人和总医疗卫生开支
（按当时市场价格计算）

3. 医疗服务提供单位

按医护服务提供单位分析，非住院服务提供单位及医院合计的支出占医疗卫生总开支的比重一直高于70%，2011/12年度所占的比重为72%。不过，非住院服务提供单位支出及医院支出的趋势有所不同。非住院服务提供单位的支出占医疗卫生总开支的比重逐年减少，从1989/90年度的44%下降至2011/12年度的31%。同时，医院支出的增长令其占医疗卫生总开支的比重在同一期间由28%上升至42%。公共医疗卫生支出主要用于医院，在2011/12年度占公共医疗卫生支出的68%。至于私人医疗卫生支出，在2011/12年度有一半是用于非住院服务提供单位。具体见图2-7。

4. 医疗服务功能

按医护服务功能分析，1989/90~2011/12年度，医疗卫生总开支最大的两个主要服务功能是非住院服务（占33%~42%）和住院医疗护理（占21%~29%），2011/12年度它们的比重分别为34%和27%。公共医疗卫生支出主要用于住院医疗护理及非住院服务，2011/12年度分别占32%和25%。而私人医疗卫生

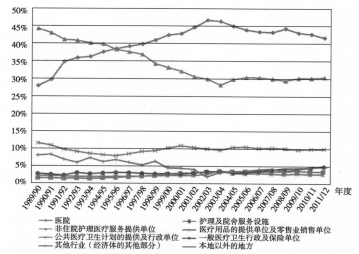

图2-7　1989/90~2011/12年度香港特别行政区按服务提供单位划分的
医疗卫生总开支的百分比

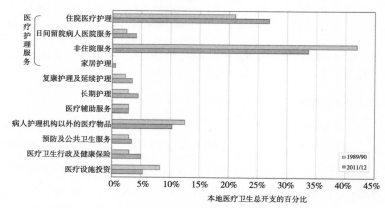

图2-8　1989/90~2011/12年度香港特别行政区按服务功能划分的
医疗卫生总开支的百分比

支出则集中于非住院服务、住院医疗护理及病人护理机构以外的医疗物品的支
出，分别占42%、22%及19%。具体见图2-8。

四、医疗体制改革

1997年11月，香港特区政府食物及卫生局委托美国哈佛大学的一个专家小
组分析香港特别行政区的医疗卫生制度。哈佛专家小组分析报告（以下简称"哈

佛报告") 从病人的角度出发, 全面评估了香港特别行政区的医疗卫生制度,
重点围绕香港特别行政区医疗制度的筹资和服务的优缺点及造成现有缺点的原
因, 提供改进现有制度的改革方案及其相应的行政操作架构。

哈佛报告认为, 总的来说, 香港特别行政区当时的医疗制度有一定的长
处。每个市民都有大致同等的机会以获得必要的服务; 成本效益相当于亚洲邻
邦的水平, 而高于欧洲不少国家; 现有的筹资和服务方式也都行之有效。但换
一个角度看, 现有的组织架构、政府的角色以及运用资源的方式均已过时。最
近这几十年, 由于病种变化快、医疗执业方式和组织架构有所发展, 香港特别
行政区需要变革才能赶上时代。报告发现, 香港特别行政区当时的制度今后将
难以切合公众的利益、照顾市民的健康, 香港特别行政区医疗制度的架构必须
改革。

为维持和增进平等, 改善医疗服务水平并提高效益, 控制政府医疗支出,
避免医疗总开支不合理上涨, 满足未来市民的需要, 哈佛报告提出了五种方案
供选择: 方案一为维持现状; 方案二为政府医疗预算设置上限; 方案三为用者
自付; 方案四为联合保健与护老储蓄 (HSP+MEDISAGE); 方案五为竞争性一体
化医疗护理。该报告以确保市民获得 "水平得当而能够负担" 的医疗服务作为
指导原则, 详细地考虑了未来市民的需要, 以及各种方案在组织架构上的局限
和政治上的可行性。就中期来说, 护老储蓄 (MEDISAGE) 与联合保健 (HSP)
相结合的方案四最适合香港特别行政区, 好处是灵活, 并结合了公、私营服务
的优点。长远来说, 竞争性一体化医疗护理最适合香港特别行政区。但是, 这
在基础建设、组织架构、信息管理等各方面均须作重大的变革, 只能在长时间
内循序渐进。

此后, 香港特别行政区的医疗卫生体制改革以前所未有的速度进行。有
趣的是, 香港特别行政区医疗体制改革在一定程度上受到中国传统儒家思想的
影响。儒家观点认为, 政府有责任与义务创造和保护人民福祉, 这与香港特别
行政区当时自由主义者与集体主义者之间的两极分化的政治辩论形成反差。
公共卫生在社会正义中的角色, 在香港特别行政区医疗体制改革中也有相应
的探讨, 这对于香港特别行政区公共卫生的定位及发展有重要影响。在人口
老龄化不断加快的情形下, 香港特别行政区社区老年健康护理也逐渐得到重
视。随着医疗卫生费用的不断上涨, 最严峻、最核心的应当是医疗筹资体制方

面的改革，即如何处理好相互联系的征税、风险分担以及购买和支付方式的问题。各式各样的观点促进了香港特别行政区医疗改革的辩论与前进。之后又经过多年的发展，香港特别行政区已基本建立了一个能为市民提供优质医疗服务的制度，取得了卓越的医疗成效。但与此同时，由于人口老龄化不断加快，医疗科技愈加快速的发展步伐，香港特别行政区的医疗制度仍面临着重大挑战。

2008年至今，香港特别行政区政府展开了三个阶段的医疗改革公众咨询，以探讨如何改善香港特别行政区医疗服务水平，以及提升香港特别行政区医疗系统长远可持续发展的能力。政府在2008年进行题为《掌握健康，掌握人生》的第一阶段公众咨询，向公众咨询对医疗服务改革方案的建议，主要围绕加强基层医疗服务、推动公私营医疗协作、发展电子病历共享、强化公共医疗安全网、改革医疗筹资安排等方面。此外，政府也提出了六个辅助筹资方案，包括提高公营医疗服务使用者须支付的费用、社会医疗保障、强制医疗储蓄户口、自愿私人医疗保险、强制私人医疗保险和个人健康保险储备（强制性储蓄及保险）。由于市民对强制筹资方案有所保留，政府于2010年进行了题为《医保计划，由我抉择》的第二阶段公众咨询，提出由政府规管的自愿私人医疗保险计划（医保计划）建议。医保计划旨在通过改善市场上医疗保险的水平，为有能力和愿意使用私营医疗服务的人士提供更多选择。医保计划鼓励更多市民使用私营医疗服务，作为公营服务以外的选择，从而让公营医疗机构可更专注地为其目标范畴提供服务。为推进医保计划，香港特别行政区政府于2014年开展了第三阶段的题为《自愿医保计划》的改革咨询，从"最低要求"、产品设计、财政投入、组织架构、配套措施等方面明确了自愿医保计划的改革措施，以进一步征求公众意见，并将此前的"医保计划"改名为"自愿医保计划"。

在政策制定中，对于越重视的东西，往往会愈加努力地去维持它的现状，然而这可能会不经意地造成改革的失败，因为若想要推进改革以不断取得进展，常常必须要有非同寻常的变革思想。因而，香港特别行政区医疗卫生体系的长远可持续发展，必须要依托于必要的改革措施，基于循证医学的改革实施越早，改革将会进展得越顺利。只有不断改革和完善医疗卫生体系，才能不负人民健康的重托。

五、评述：优势与弊端

（一）香港特别行政区医疗卫生体系的优势

中国香港特别行政区的医疗卫生体系以较低的总体及公共医疗卫生开支相对本地生产总值（GDP）的百分比，而达到了国际水平的医疗服务水平及健康成果，显示了系统有效的运作和良好的成本效益，具有不可否认的优势。

1. 医疗服务理念科学，医疗制度平等

香港特别行政区政府大幅资助香港特别行政区的公营医疗机构，以使其为市民提供可负担且优质的医疗服务。而且，香港特别行政区每间公立医院的行政机构设置、员工薪资标准、财务预算报告、计算机联网、病房配置等均较统一，医管局的各部门经常对每家医院进行指导，有统一的报表要求，初步形成了统一的管理规范。这些措施保证了病人到所就医的任何一个公立医院均可获得公平的医疗服务。

实际上，从病人的角度看，全港市民不论贫富，都能获得必要的医疗服务，且不论身在香港特别行政区何处，大多都能够在30分钟内抵达医疗服务的地点。哈佛报告的证据显示，各阶层人士的医疗开支在家庭收入中所占的比例、抵达服务地点所需要的交通时间，以及使用服务的多少均大致相同。换言之，市民不至于因为无力缴费或地理隔涉而被迫少用医疗服务。

2. "管办分离"的管理模式

香港特别行政区政府是所有公立医院和普通及专科门诊的出资人和主办者，享有所有权，负责"办医院"。香港医院管理局（简称"医管局"）于1990年正式成立之后，作为非政府部门直接管理所有公立医院和普通及专科门诊，是管理者，享有独立的管理经营权，负责"管医院"。特区政府通过食物及卫生局、财务局和各阶层的社会人士在医院管理局大会上的董事席位实现其作为主办者的所有者权利，政府并不直接管理医院。通过医管局大会这种现代管理制度，香港特别行政区实现了管理权与主办权的分离，也实现了经营权与所有权的分离。

随着医管局的建立，"管办分离"的管理模式得以建立，医疗服务水平和效益有所改进，病人对医疗的技术水平和医护人员态度的满意度比以往有所提高，药物采购等方面的效益也有显著的改善。香港特别行政区的医疗服务有所改进，医管局的强势领导和开明思想应记一功。当局推行以病人为本的服务，引进现代管理技术，逐渐在各大公立医院采用衡量工作表现的准则、成本会计、统一临床记录等管理信息系统，建立新的组织架构。这些措施也为之后进一步改进医疗制度奠定了基础。

3. 坚持政府主导的医疗制度

香港特别行政区采用的医疗卫生体系类似英国和加拿大的政府主导模式，结合了市场调节和政府干预两者的优点。其医疗卫生体系既有政府干预的公平性和成本可控制性，又具有市场的灵敏性和高效性。虽然政府出资并不是完美解决医疗服务矛盾和医疗体制改革问题的万能良药，但从道义和责任来看，政府不干预医疗体系是不可能的，政府在基本医疗保障中的主导地位已不容置疑。

香港特别行政区住院医疗服务中有约90%由公营医疗机构提供，约10%由私营机构提供。门诊医疗服务约71%由私营机构提供，约29%由公营机构提供。卫生署没有管制私营机构的医疗服务价格，只要求私营机构张贴收费表或备有收费数据供顾客参考。可见，普通门诊体系是完全市场化的，门诊市场是充分竞争的市场。另外，公立医院的运作及管理模式不是按照政府的行政系统制定，而是根据现代管理原则建立了完善的法人治理结构，具有清晰和直接的内部问责机制。

4. 统筹区域医疗发展，创新发展基层医疗

香港医管局于2002年推行联网制度，按地域和人口将全港公立医院组成7个联网，每个联网服务于一定数量的居住人口（约100万人），并根据居住人口的服务需要实行以人口计算的拨款模式，向医院联网分配资源。通过医院联网，各医院定位更加清晰，医院间共同配合医管局整体的发展。同时，将人力资源和财务等合并，产生协同的效应。另外，香港特别行政区的医疗信息系统（CMS）也较为统一和完善，医管局可以集中管理所有公立医院的数据和信息。这种管理系统在疾病暴发的时候，可以帮助有关机构在最短的时间内调集所有的相关资料和信息。基于CMS的电子病历系统，香港特别行政区各个公共医院可以共享患者的病历，方便患者在各医院之间的转诊。

基层医疗卫生服务是构成医疗卫生制度核心的、基础性的部分。香港特别行政区的基层医疗卫生服务网由公营医疗卫生服务机构、私营医疗卫生服务机构和非营利社会医疗卫生服务团体共同组成。20世纪末以来，医管局根据人口老龄化和疾病谱的变化，改变传统的医疗服务模式，大力发展社区卫生服务，重点加强社区护理，提供多元化的基层医护服务；发展日间医护服务，对需要住院治疗的病人尽可能缩短其住院时间；集中临床服务网络，将复杂程度高但使用量低、需要专门技术及先进设备的医疗服务集中在指定中心进行，以确保服务效率及效益；采用跨科室、跨机构协作的模式，针对常见病、多发病，与社区内其他医护机构及照顾者合作，建立连贯的医疗护理服务。

（二）香港特别行政区医疗卫生体制的弊端

香港特别行政区现行医疗卫生体系在为人民提供可负担而质优的医疗服务、改善人民健康水平等方面具有一定的优势。而同时其医疗卫生体系造成的医疗费用上涨、医疗架构隔离等问题也不容忽视，以下是香港特别行政区医疗卫生体系中较为明显的弊端。

1. 医疗筹资制度可持续性堪忧，公共医疗过度使用

随着人口老龄化加剧、医疗分工日益精细、市民对服务水平的要求提高，加上新兴医疗技术的价格上升，若要保持现有的服务水平、让病人继续享有目前的方便，今后的开支增幅必须维持近年的速度。《中华人民共和国香港特别行政区基本法》规定，政府总开支的平均增长率在一段期间内不应高于本地生产总值增长率。因此，医疗开支在政府预算中的份额上升，也就势必削减教育、房屋、基础建设等其他公共计划的拨款。

政府对公立医疗的补贴和市民的补助造成市民过度地使用公共医疗。一些有能力支付私立医疗服务的市民也被这样的优惠政策吸引从而选择了公立医院。这样的趋势使得公立医院的医生工作量增大，公立医院人才流失，从而加剧了其人手不足的问题，同时又造成了私立医院的医疗卫生资源的浪费和闲置等问题。

2. 医疗架构分裂隔离，医疗服务水平参差不齐

香港特别行政区现行医疗制度以公立医院为主，实行分工制度，其基础护理和门诊护理程度比较低，偏重专科医疗制度。门诊服务提供者大多是按服务收费的独立医生，这些私人医生并不是"守门人"，并不一定按照需要将病人推荐给更高层次的医疗，病人的病历也不会从一个医生转移到另一个医生。这种

医疗服务提供者之间缺乏协作的制度，经常导致重叠或不连贯的医疗服务。公共和私人医疗机构间缺乏合作、不同政府机构间联系也不密切，公、私部门之间并未能通过有效合作来为病人提供最适当的医疗服务。医疗架构的分裂隔离对整个医疗卫生体系的可持续性、服务水平和效益均构成威胁。基层医疗和住院服务之间、急性病治疗和小区医疗之间，以及私营和公营服务之间，各种服务未能连成一体，将对病人的健康和医疗服务造成不良的影响，增加了不必要的开支。在慢性病日益严峻的新形势下，病人很难按照个人的需要，在不同医疗机构间获得最适当的治疗。

另外，香港特别行政区虽然拥有一流的医护人员团队和医疗设备，但也有不少证据显示，香港特别行政区仍然有许多医疗服务未能达到国际水平。总体来说，缺乏有效的措施确保病人可获得全面的高水平医疗服务，私营的医疗服务这些方面的问题尤其明显。香港特别行政区的医疗服务参差不齐，其中一个原因可能是医学界地位优越，纯粹靠自我监管，缺乏外界有效的监察。

3. 新形势冲击着香港特别行政区医疗系统的可持续性

人口老化、政府的低税率等问题都在冲击着香港特别行政区医疗系统的可持续性。政府正在考虑一些相关措施，比如改革医疗筹资，以缓解改善现有的问题。政府也计划对公立医院的一些服务进行加价。然而对这项提议，低收入人士以及中产阶层反应强烈，他们担心这种加价幅度在未来会继续上升。香港特别行政区居民长期以来依赖价格低廉的医疗服务，而市民本身对医疗的支付能力难以被准确估计，对其所享受的医疗服务成本的认识也不够。如果政府将公立医院的收费方式从按日固定收费改为将收费幅度与医疗成本挂钩，能促进市民对医疗成本的了解，缓和公立医院被过度使用的问题。同时，政府也应考虑促进私立医院与保险公司合作，促使一部分医疗工作转移到私营医院，从而使香港特别行政区的医疗资源得到更加平衡、有效的利用。

第三节　中国台湾地区医疗卫生体系概述

自1995年全民健康保险（以下简称全民健保）开办以来，中国台湾地区现行的所有医疗卫生体系及相关的变革，皆与全民健保的制度改变息息相关。而每个政策的施行皆会影响所有医院制度，甚至是医师及护理人员的医疗行为以及决策。

自推动全民健康保险制度以来，中国台湾地区在医疗照护水平上，相较于未有全民健保之时，在病人安全、医疗品质方面的国际地位有很大幅度的提升。在2003年美国的美国广播公司新闻节目（ABC News）曾以《健康乌托邦》为题报道中国台湾地区的健康保险制度，2012年更有美国国家地理频道的纪录片《亚洲新视野：中国台湾医疗奇迹》介绍中国台湾地区医疗技术在国际上的盛名。但在这些成果及光环背后，中国台湾地区健康保险的经营困难也不断浮现。

一、中国台湾地区全民健康保险

全民健保开办之初，在社会福利政策纲领的规划下，医疗保健需包含在社会福利的政策规划中，而在这个概念下，1992年中国台湾地区政府起草了全民健康保险相关规定，并于1994年公布，而全民健保也于次年开始施行。

（一）全民健保制度

全民健保为强制性的社会保险，概念是全民纳保，全民就医权益平等，当民众罹患疾病、发生伤害事故或生育时，均可以获得医疗服务。而在第三方付费的制度下，减轻了民众就医时所需面对的医疗费用负担。

需缴纳的保费则是依据薪资收入收取，收入越高者缴纳越多保费。除了个人负担的健保费用之外，部分保费也由政府及其工作的单位承担（图2-9）。

（二）健保财务来源

全民健保是自给自足、自负盈亏的社会保险，并以随收随付维持短期的财务平衡，不以累积盈余为目的，依法必须维持1～3个月的安全准备金。

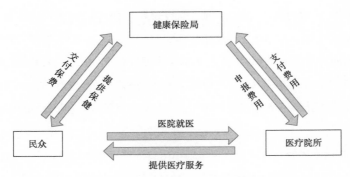

图 2-9　中国台湾地区全民健保制度概览图

现有主要财务收入来自于被保险人（民众）、雇主及政府共同负担的保险费，少部分来自外部的财源，如保费滞纳金、公益彩票盈余以及烟品健康税收等补充来源。

（三）医疗给付范围

参加全民健保的保险对象在缴纳保险费之后，一旦发生疾病、伤害事故或是生育时，皆可凭健保卡至各医疗院所、药局、医疗检验机构等特约服务机构接受医疗服务。

但并不是所有的医疗服务在缴纳健保费之后都免费提供，部分诊疗项目及不同层级的医疗院所会收取部分自付费用，以及视情况而需自行负担全额费用的治疗以及药品。

虽然如此，全民健保为免病人因病而贫，对于自付费用的部分，如遇特殊情况可免除此项费用，并设定了相关住院自付比例的上限。

（四）支付制度

全民健保是以多元支付制度为本，在总额预算的支付制度下，作宏观的医疗费用控制。而在此制度下，各部门的费用支出多还是以"按量计酬"为主，并逐步推动"按病例计酬""按质计酬""按人计酬""按日计酬"等不同支付计费方式。

而此多元的支付方式，主要是希望达到改变诊疗行为、有效使用医疗资源等目的，并且在相应制度的实施下，可有效提升病人医疗服务的品质，并且期望借由这些支付制度，从健康促进开始，提升全民的健康意识。这些支付限制以及支付诱因，可以兼顾医疗费用的管控，也同时提升了医疗效率，并且达到实现全民健康的目标[①]。

（五）服务审查

全民健保医疗服务的审查，在于审查指定医疗机构提供的服务项目、数量、适当性及品质。利用全面普及的电子申报系统，自动由电脑筛选出异常资讯，提升审查效率，以确保医疗服务提供者所提供的医疗水平及有效性。

（六）质量控制

制定质量控制方案，以确保医疗服务机构提供的照护品质及范围不会因相关制度的实施而产生负面的影响。

相关措施包括：服务质量满意度调查、投诉及检举案件处理、保险对象就医可及性监控等，以确保民众的就医权益。另外制定临床诊疗指南、专业审查、病例记录以及持续性的医疗服务品质监测、医疗机构辅助决策系统、品质资讯透明化等，确保专业医疗服务的品质（表2-3）。

中国台湾地区纳保质量控制方案概况　　　　　　　　　　　表2-3

纳保	全民纳保（强制保险）：纳保率超过99%
管理	单一保险人、政府经营
财源	·以保险费收入为主要财源 ·保险对象、雇主、政府共同负担保险费 ·烟品捐助、公益彩券分配收入等补充收入
给付	·就医给付范围含门诊、住院、中医、牙科、分娩、复健、居家照护、慢性病复健、检查、药剂 ·就医须自付部分负担
医疗提供者	·健保特约医疗院所 ·特约率占全国所有医疗院所92%

---

① 黄煌雄，沈美真，刘兴善，等. 全民健保总体检[M]. 台北：五南图书公司，2012.

二、中国台湾地区医疗卫生体系的优点与特色

（一）中国台湾地区医疗卫生体系的优点

1.全民纳保，就医便利

全民健保为强制型的社会保险，民众拥有获得平等医疗服务的权利，并且为了让民众获得完善的医疗服务，容许民众自由选择就医一直以来都是健保制度的原则。

中国台湾地区民众的实质参保率在2009年即已达到99%以上，并且在就医便利、医疗可及性的部分，更是有92%以上的医疗机构是健保指定机构，民众在医疗院所的选择上相当多元。而对于山区等偏远地区，也陆续制定了相应的改善方案，如提供巡回医疗、"山区等偏远地区医疗给付效益提升计划""西医基层医疗总额医疗资源缺乏地区改善方案"等，提高相应医疗资源缺乏地区的医疗可及性。

2.增进民众健康

自实施全民健保以来，民众健康相关的各种指标均显示有所改善。如人口平均寿命的增加、孕产妇死亡率及婴儿死亡率的降低、癌症存活率的提升等，相应的指标皆显示出民众健康水平的提升。

3.强化社会分担功能

社会保险是风险分担的社会保障机制，当个人或家庭遭遇伤病时，庞大医疗费用由所有保险对象共同分摊。不同于商业保险的个人权利与义务，全民健保强调社会分担责任，并实践医疗社会化的理念。

4.形象的提升

自健保开办以来，在各界共同努力下，已达到减轻民众负担的目标，而低保费、高效率及全民参保的绩效也在国际上获得好评。

5.严格的医学训练，医生水准高

就读于医学系的学生都是比较优秀的学生。中国台湾地区的医生必须接受广泛且严格的医学教育训练。一般而言，医学系学生7年的医学教育训练包括4年的基础医学课程、2年的分科医学课程、1年的毕业后一般医学教育训练，这些医学教育全部采用英文授课。经过3年的专业训练后，住院医师还必须通过专科训练及正规考试，最后，他们还必须完成自己的研究并发表论文才能成为合格的主治医生。

6.专业团队服务，避免个人偏差

中国台湾地区医生专业分工明确，各人既有专攻方向，又彼此精诚合作，是以一个团队的形式在为病人作诊断和治疗，这样可以最大限度地避免个人的判断偏差。

中国台湾地区的医院除了医生、护士外，还有很多的外聘人员，比如主任助理、病房助理、财务助理、物业工人、志愿者等，都紧密地为临床一线服务，在病人紧张的就医过程中引领患者和家属，绝不会让患者及家属无所适从，为整体治疗提供了强大的保障系统。

7.家庭医师及社区卫生服务中心提供的本地服务

为了建立分级医疗制度，使民众可以获得完整、持续、连续的医疗照护，2003年开始推动的家庭医师整合性照护计划，由同一地区五家以上的特约诊所联合组成社区医疗群，提供医疗服务。通过家庭医师，民众即可获得全家健康的第一线照护，后续还可得到完整的转诊与转介服务，减少其四处询医的时间与金钱。

8.连续性照护

在此以预防医学三段五级的概念来说明中国台湾地区医疗卫生体系在民众连续性照护中所扮演的角色，除了上述所提到全民健保在临床期的诊断及治疗之外，图2-10列举出全民健保在健康促进、特殊保护、预防残障及康复中所提供的服务。

（1）健康促进及预防保健

全民健保在医疗服务的给付上，提供第一段健康促进的服务，包含医疗院

促进健康	特殊保护	早期诊断和适当治疗	限制残障	康复
·卫生教育 ·注重营养 ·注意个性发展 ·提供合适的工作娱乐和休闲环境 ·婚姻座谈和性教育 ·遗传优生 ·定期体检	·实施预防注射 ·培养个人卫生 ·改进环境卫生 ·避免职业危害 ·预防意外事件 ·摄取特殊营养 ·祛除致癌物质 ·慎防过敏来源	·寻找病例 ·筛选检定 ·特殊体检 ·治疗和预防疾病恶化 ·避免疾病的蔓延 ·避免并发和续发症 ·缩短残障时间	·适当治疗以抑制疾病恶化并避免并发症 ·提供预防残障避免死亡的设备	·心理、生理和职业的康复 ·提供适宜的康复医院设备和就业机会 ·医院的智能治疗 ·疗养院的长期照护

图 2-10　中国台湾地区全民保健所提供的服务概览

所提供的疾病、营养、妇幼卫生、儿童及青少年保健、成人及高龄保健等方面的卫生教育，并由健保局针对不同年龄层及性别的人群提供健康检查方案。从2011年开始试行的按人计酬方案，参与此计划的医院除一般医疗之外，还对病人提供卫生教育、健康促进、全人照护，同时促使区域内的医疗体系进一步整合。

而在预防保健方面，全民健保也针对不同年龄层的民众、不同的预防保健项目提供补助，如儿童口腔预防保健、孕妇产前卫教指导、新生儿听力筛检等项目，提供医疗机构相应的补助。

（2）急性医疗

如上所述，全面健保所提供的医疗照护，在保险对象发生疾病、伤害事故或生育时，保险医事的服务机构将提供医疗照护服务。

（3）急性后期照护（亚急性医疗）

急性后期照护是在病人急性期之后，为暂时失能所需提供的新照护模式，又称为"亚急性医疗"或是"中期照护"。为应对中国台湾地区人口快速老龄化，减少失能人口，启动了急性后期的照护，即一种新的照护模式，在急性期与长期照护期间，发展整合性的照护体系。医学中心将符合收治条件的患者，转到区域或地区医院，提供连续性的照护。急性后期的照护团队是包括专科医师、康复治疗师、护理师、个案管理人员、营养师及社工等人员的跨专业的横向整合团队，为亚急性期的病人提供全方位照护。而这种亚急性医疗也包含在全民健保提供的医疗服务补助范围内。纳入保险一方面将亚急性医疗从急性医疗分离开来，确保医疗资源能有效运用，同时也可以减轻未来长期照护保险的负担。

（4）康复医疗

目前较广为人知的康复医疗是物理治疗及职能治疗，除了医疗院所提供的相应的科室服务之外，各地也有大小不一的诊所提供康复医疗的服务。这些医疗机构如果是健保局的指定诊所，在同一疗程中患者只需要缴纳第一次的挂号费，之后可以仅支付部分费用，进行多次治疗。

（5）长期照护

长期照护是针对功能上慢性失能者提供的一种或多种的服务，以维持高龄长者的基本健康与生活水准，理念是构建整体性的服务，使每一个需要的人能在适当的时间、地点获得适当的服务。在连续性照护的概念中，机构与社区、医疗与社会福利有不同类型的长期照护措施。

目前推出的长期照护十年计划是依照失能者的失能程度及家庭经济状况，提供不同的补助及服务。服务的内容包括居家照护、社区康复、喘息服务[①]、老人餐饮服务、长期照护机构服务等。

（6）安宁疗护

安宁疗护的定义是指照护疾病终末期的病人，提升病人及其家属的生活质量，维持人的尊严，尊重每个人都有权利依照自己的意愿与需求，于生命的末期选择在安宁缓和医疗的照顾下，安然地走完人生。

全民健保推出了安宁居家疗护计划，让有意愿接受安宁缓和医疗服务的重症末期病人，根据需要，能够有机会接受健保安宁疗护。而良好的安宁共同照护可达到下列成效：住院时间缩短、医疗成本降低、止痛药处方使用的方式与剂量改变、获得有效症状控制、疼痛缓解、转为安宁居家疗护比例增加、生活质量提升、满意度增加等。

（二）中国台湾地区医疗卫生体系的特色

全民健保的单一保险机制造就了保险价值高、保险范围广、行政成本低、资讯系统价值高、一卡看遍天下、便宜又划算的就医现象，但这些都离不开全民健保的融合性、灵活性、连续性的特色。

1. 融合性

全民健保制度既像社会保险又像社会福利，但又不完全是社会保险，也不完全是社会福利，参考了数个先进国家的保险经验，形成了中国台湾地区既有的多元、融合性的保险文化。

2. 灵活性

中国台湾地区健保保费低、保险范围广，实施中又有患者看病多、拿药多、检查多的就医现象，但制度执行至今却仅调整过2次费率，安然度过了财务难关。这归功于健保制度的灵活性，面对危机，每每以不同的制度化解，例如社区医疗群的家庭医师计划，以及山区等偏远地区医疗给付效益提升计划等，

---

① 喘息服务是指政府花钱为失能老人家庭提供"喘息服务"，或是请专业人员去家中照料，或是把老人接到养老院照看，既让家属喘口气，也让老人康复得更好。

灵活地面对不同的困难，务实地解决问题。

3. 连续性

在疾病的各个阶段，甚或是疾病发生前期的预防医学，全民健保皆有相应的照护制度与策略，以确保民众能获得最全面和连续的医疗照护。

三、面对的困难与解决方案

全民健保自1995年实施以来曾面临许多问题。在人口快速老龄化背景下，需要大量的医疗支出，加上民众在健保制度实施后逐渐依赖健保所提供的医疗服务，而医疗支出是以按量计酬的方式，造成医疗费用逐年上涨的情况。而原始精算的费率多年未调，便使健保从一开始的盈余，转为年年亏损。

健保存在的问题列举如下，而针对每项问题，健保局也采用了不同的方案解决。但对于这样大的社会议题当然没有一劳永逸的方法，而每项制度的实施都会有其有效及无效的效益产出，面对不同阶段的制度，健保当局及各医疗院所也要不断地磨合与面对。

（一）财务问题

全民健保的财务短绌问题持续多年，为让财务制度健全，应依照原本规划的精算费率收费，并在预定的时间作重新计算，但每次提出调整保费的议题，便会遭到民众的强烈反对。

1. 费率调整

根据台湾地区全民健康保险相关规定，第一年以4.25%计缴保费，第二年重新评估保险费率，保险费率至少每两年精算一次，每次精算25年。此条文的目的是希望通过立法确立独立的财务责任制度，并让保险费率能因支出随时弹性调整。但实施15年来，多因为舆论而无法适时调整保费。

仅在2001年年底时，当时安全准备金已低于1个月的保险总额，虽然依当时政经状况暂缓调整，但健保负担公平化的修正案却未能通过，最终还是调整了健保费率及部分负担，被称为"健保双涨"。之后未曾再调涨过保费，其间则以调高投保级距、增加烟草税收、提高部分自付费用等方式来支撑财务。

2.地方政府积欠健保费补助款

当时地方政府对于涉及在该地的居民需负担部分的健保费用，考虑地方政府的财政拮据，在修法前，在各地方政府设籍的居民，保费仍由地方政府负担，其他非法设籍地方政府的居民，则由最高层级的政府解决。而原卫生署编列相关补助款的预算也于2010年解冻，并协助各地方政府解困。

3.保险对象无力缴纳保费

对于无力缴纳保费的被保险人，中国台湾地区政府给予相应的补助，其中包括农民、低收入户、身心障碍者、70岁以上的中低收入户、中低收入户中未满18岁的儿童及少年的补助。而针对不同的类别，也给予全额或是部分自付保费的补助。

另外，针对低收入户、身心障碍者、特殊家庭、3岁以下儿童、弱势儿童及少年等，也提供全额或是不等比例的医疗费用补助。

（二）医疗给付问题

全民健保的目的在于民众发生疾病、伤害事故时，能获得相应且适当的医疗照护，而健保医疗给付的范围和项目，就关系到保险对象所能获得的医疗照护。但若所有的医疗行为都由健保局负担，不是地方政府所能承担，也会造成民众医疗资源随意使用的心态与行为。所以不论是利用正面表列或是负面表列的方式来提出医疗服务的范围，以及民众需按比例部分自付，实在是有其必要。

只是部分自付的比例方面，不能造成经济弱势民众在医疗给付能力上的问题。以下列出几项原则规范：①要能达成减少浪费的目标；②有分级医疗及转诊制度的实施；③负担不可过重，以免造成保险对象无法适时求医；④对弱势团体及特定疾病应免除部分负担；⑤不可大量增加行政成本；⑥兼顾民众及医疗提供者的可接受性。

新药品、新医材或新疗法的导入，有助于民众获得更好的医疗照护，但因导入价格高昂，无法短时间内全面用于医疗给付，如民众有意、有能力购买，健保局也可提供差额负担的选择。而这些新项目会经相关单位审查后决定是否成为新增的给付项目。

（三）医疗支付问题

中国台湾地区全民健保采用一种多元的支付制度，包括按量计酬、按病例计酬、Tw-DRGs、总额预算、按日计酬及按人计酬等。

1.总额预算

全民健保总额制度实施后，主要且最有效的限制即是医疗服务提供者，不再毫无节制地增加医疗支出，除了全年度的总额预算、各部门的总额预算（牙医、中医、西医基层、医院）、地区总额外，更针对医院总额进行管控，强化同行间的制约机制。

总额预算的立意虽然良好，但实际执行时，医疗提供者也面临着两个问题：①重大伤病增长的速度远高于总额增长率；②医疗支出远超过健保局计划的总额预算。

而相关部门也提出几项建议，希望可缓解此现象：①增加公共预算台湾地区；②重新核算基本诊疗费用支出；③落实台湾地区全民健康保险相关规定对保费经算的规定；④落实代位求偿；⑤增列差额负担项目；⑥废止住院总额限制；⑦逐年检讨总额适当性与足够性。

2.住院诊断关联群支付制度（简称Tw-DRGs）

Tw-DRGs实施的目的在于"提升医疗服务效率""改善病人照护品质与疗效"。但部分复杂病患治疗所需的成本高于现行的疾病诊断相关分组（Diagnosis Related Groups，简称DRG）项目定价，并且部分原可自费收取的特殊材料也因包含在DRG项目内而无法再收取，造成实施DRG项目时医院面临亏损。

而实施Tw-DRGs之后，还是部分达到了提升医疗服务效率的目的，收到的患者住院天数减少。

而项目实施以来，健保局也发现确实有部分副作用，如部分医疗费用转移至门诊支出，或要求病人提早出院。

（四）医疗品质问题

健保实施后，民众获得医疗的可及性提高了，但获得的医疗服务品质是否较未实施前提升了呢？

中国台湾地区利用健保IC卡及合理门诊量等措施提升医疗品质，并利用医院评鉴与奖励医疗院所及医务人员重视照护品质，并将资讯透明化等，确保医疗院所提供的医疗照护质量。

1. 健保IC卡

此IC卡的使用虽无法直接促使医疗质量的提升，但通过IC卡内建档、登录的资料，可避免病人重复用药，重要的检验内容也可供医师查询，并且可有效地通过信息系统完善相关防疫工作。

2. 医院评鉴

医院评鉴是以一个外部机构监督医疗提供服务者的品质，并奠定分级医疗基础，为民众就医提供参考。评鉴制度是有助于检阅医院持续提供适当医疗服务能力的机制，并通过各种制度化的流程设计，协助医院提升医疗服务及经营的质量，保障民众的健康与安全。

3. 合理门诊量

相关法规并没有规定及限制医疗院所看诊的服务时段及就诊人次，多是由医疗院根据其服务的提供及民众需求情形，自行决定服务诊次与看诊人次。此方案是为了避免医师门诊量过高，造成长时间、连续的看诊，并且保证医师职业安全与病人就医权益。由医院评鉴条文要求医院制定合理的门诊看诊数量及人次。

（五）医疗浪费问题

全民健保执行至今，伴随着便利的医疗服务，确实产生了不少的医疗浪费，特别是民间所形容的三多——"看病多、拿药多、检查多"。

这些现象是由"医疗可及性高""医疗服务范围广""人口老龄化""文化因素"等几项原因造成的。民众就医便利可随时看诊，医疗服务的项目包罗万象，加上高龄人口的多重慢性病，需多次挂号或就诊，而民众不经转诊径自至医学中心就诊的就医习惯也造成看病多的现象。而且按照民众就医的习惯，如就医却没有拿药，也会觉得诊疗没有效果。

（六）医事人力五大皆空

在全民健保实施之后，由于资源长期错置，支付标准扭曲，医学毕业生转而选择医疗风险低、值班少、工时短的科别，但政府未能理解制度对于医疗生态及医疗人员的冲击，也未能及时提供资源的重分配矫正这一现象，中国台湾地区主流科别的医师正逐渐流失。

如同诺贝尔经济学奖得主克鲁曼所言，中国台湾地区健保的主要问题是投入不足，因此提高对健保的投入确有必要，也应依据医师精力与时间的投入调整支付标准表。但健保体制并非将医疗费用直接付给医事人员，而是支付给医院，由医院统筹重新分配。

因此，虽然五大科别支付标准提高了，但医院是否随之提高这些科别的待遇及执业环境则是另一件事。若医院管理者观念不改，依然把钱用于"扩充军备""扩大地盘"或增加结余，而不思充裕人力及提升医疗水平，则支付标准再怎么提高也没用。

四、二代健保改革

中国台湾地区在第一代健保期间，为达成确保医疗可及性的政策目标，要面对全民健保收支不能平衡、权责未能相符、民众参与机制不明等问题。为达成确保医疗可靠性、让健保持续发展的目标，针对下述三项核心价值提出了二代健保的规划，即品质、公平、效率。

1.品质

强化提升医疗质量机制，支付制度向保障民众健康及鼓励提供优良医疗服务的方向改革，对医疗质量做得好的医疗团队考虑在总额之外予以适当鼓励。

2.公平

低收入者可依现行制度给予保障，收入较高者负担多一点保险费，相同收入的家庭负担相同的保险费，不会因职业类别不同而有不同的保费负担比率。

3.效率

民众转换工作时不必办理转出转入手续，被保险人类别从六类简化为两类，保费计收方式由各类计算公式改以家庭总收入计，大幅提升行政效率。

针对财源筹措的部分，扩大保险费用基数，并收取补充保费。而在透明公开的部分，则是办理相关民众活动，扩大民众的参与，收集民间的意见。

全民健保本身是一个错综复杂的制度，过去的健保制度有些政策虽已建立了不错的基础，但要在具有高满意度的既有基础上进行改革，必须从宏观的视野、长远规划的角度出发，构想具体的改革建议。期待在二代健保的改革之后，民众可以获得更有品质、更公平、更有效率的医疗服务。

五、长期照护保险

中国台湾地区人口近年来快速老龄化，2015年失能人口数高达75.5万人，并且65岁以上高龄老人中的失能率也上升到16.19%，再加上中国台湾地区家庭结构的改变，家庭照护的功能日益减弱。卫生福利部的调查表明，需要长期照护的人群的主要照护者感觉在经济上及照护上的压力负担沉重，且原本提供的长期照护十年计划缺乏稳定及充足的资金表源，中国台湾地区因此拟开办长期照护保险，让近80万的失能者及其同住家人的照护负担能因此减轻。

长期照护保险的规划仿照全民健保，采用全民纳保的社会保险制度，为失能者及其家庭提供失能照护的给付，减轻照护压力[1]。这些照护给付包括身体照顾、家事服务、交通接送、喘息服务等，而部分规划照护者提供现金给付，如经评估为重度失能者，需要在相关机构全日住宿，则每个月可以获得固定的现金给付。但主要还是以实物给付为主，照顾者以现金给付为辅（表2-4）。

长期照护保险给付方式

表2-4

给付方式	实物给付/现金给付/混合给付	实物给付
给付内容	·身体照顾服务 ·日常生活照顾及家事服务 ·安全看视服务 组合提供 ·照顾者现金给付	·护理服务 ·自我照顾能力或复健训练服务 ·辅具服务 ·居家无障碍空间规划或修缮服务 ·交通接送服务 ·喘息服务 ·照顾训练服务 ·照顾咨询服务 ·关怀访视服务

---

[1]　台湾"卫生福利部社会保险司".长照保险制度规划，2015.

　　全民健保与长期照护之间的差异在于，医疗服务属于全民健保，属于照顾且长期的服务则归属给长期照护保险，而急性后期的照护则包括在试办计划之内。长期照护保险与保健、医疗、健保及福利体系无缝接轨。

　　在目前的规划阶段，大部分民众皆表示期待政府可减轻未来长期照护的负担，如此，除了民众需额外缴纳保险费用外，雇主的保险支出也会相对增加。

第三章 世界性卫生健康体制的改革与创新

前面两章介绍了世界上具有代表性的几种卫生健康体制（也称医疗健康体制或卫生体制）并分析其利弊，期望从中汲取指导我们中国医疗卫生健康体制改革的经验和启示。

由于历史、地理、文化、社会经济发展等许多因素的影响，不同的国家对于健康和医疗服务的认识和称谓也不同，形成了不同类型的卫生健康制度与体制，包括国家经营模式、社会保险或者全面健康保险模式、商业保险模式、国家或社会救助模式，以及个人储蓄模式。比如英联邦和北欧的一些国家把医疗服务看作社会福利，于是由国家大包大揽，形成了国家经营模式；法国、德国等国家，以及中国台湾地区把健康看作社会责任，建立了全社会筹资支付医疗服务的社会保险模式；美国则把医疗服务完全商业化，由商业保险主导医疗保健体制，对老年和不能支付商业保险的贫困人口通过政府项目给予资助；还有一些国家和地区（比如新加坡）则强调健康和医疗服务的个人责任，要求居民存储医疗费用以备自救。当然，也有些国家和地区采用了混合模式，比如我国香港特别行政区既有政府提供的公立医疗服务，也有居民自费的私营医疗。

需要指出的是，每一种模式都有利有弊。比如国家经营模式的低效率问题突出，医疗服务难以满足需要，患者就诊需要长时间等待；商业模式则走向另外一个极端，效率很高但费用昂贵，个人、家庭、企业乃至国家不堪重负。无论采取哪种体制，全球没有一个国家的医疗卫生是完全令人满意的，都不同程度地存在着这样、那样的问题。在参照其他国家体制的过程中，我们必须扬长避短，在总结不同体制的经验、教训的基础上得到启发并加以借鉴。

第一节　世界性医改的难点及突破点

一、医疗的"蒙代尔不可能三角"

金融界有个"蒙代尔不可能三角"理论，是指资本自由流动、汇率稳定和货币政策独立不可能三者兼得，否则会导致金融体系的崩溃。在医疗体系中同样也存在一个"不可能三角"，便宜、高效和服务好三者同样不可兼得，不然也会导致医疗体系的崩溃。各国的医疗体系都是根据自身情况，从医疗"不可能三角"里面三选二之后衍生出来的（图3-1）。

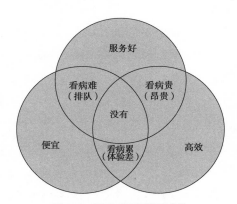

图 3-1　医疗"不可能三角"

来源：医学顾事. 医疗的"蒙代尔不可能三角"[Z/OL]. (2021-01-18) [2022-05-09].
http://k.sina.com.cn/article_5895622040_15f680d980200122d8.html.

美国的医疗体系给人的感觉是很高端、很人性化，因为他们选了高效和服务好，这在"不可能三角"里就代表费用绝不可能便宜。美国医疗费用极其高昂，如果把美国医疗产业看作一个经济体，美国现在医疗开支在GDP中的占比接近20%。

英联邦和欧洲的医疗体系选择便宜和服务好。在医疗资源有限的情况下要求"质优价低、物美价廉"，结果就是效率极其低下。从而导致想看病就需要提前预约排队，只要不是急危重症，排三五个月是很平常的事。

作为社会主义国家，我国医疗体制强调公益性和普惠性，在医疗"不可能三角"的选择上，因为人口众多、医疗资源有限、医疗费用紧张，所以只能选择便宜和高效。代价就是医生高强度工作，医院高速运转，病人很不满意。三甲医院人满为患，基层医院门可罗雀。所谓看病难，其实是指找区域顶级三甲医院、著名专家看病难，是人口分布正三角与医疗资源分布倒三角之间的错位和矛盾。中国的医疗体制面临着优质医疗资源总量不足和分布不平衡的问题，同时面临着因老龄化导致医保资金紧张的世界性难题。如果找不到解决办法，中国医疗"不可能三角"中对便宜的选择将难以为继，已经高效的运转也不可能无限开高，中国的医疗体系将面临更大的危机和困难[1]。

二、医疗费用飞速上涨的原因

20世纪以来，世界大多数国家都面临着医疗费用飞速上涨的问题，许多国家医疗费用增长的速度已超过了GDP的增长速度，如何抑制凶猛上涨的医疗费用成为世界各国政府治理经济与社会的一道难题。医疗费用的飞速上涨究其原因存在着客观原因与主观原因。

（一）客观原因

影响世界医疗费用增长的客观原因主要有以下三个因素：

1.科技进步

高科技在医疗服务当中的广泛应用，一方面为人们战胜病魔、延年益寿起到了积极的作用，同时也带来了医疗费用的增长。

2.人口老龄化

全球"银色浪潮"的涌现，必然造成医疗费用的猛增，因为老年人大多患有各种疾病，人生的最后阶段也往往是医疗费用最高的阶段。

3.生活水平的提高

随着人们生活水平的提高，人们对医疗卫生服务的要求也随之提高，医疗消费也随之增长。

（二）主观原因

影响世界医疗费用增长的主观原因主要有以下三个因素：

---

[1] 医学顾事.医疗的"蒙代尔不可能三角"[Z/OL].（2021-01-18）[2022-05-09].http://k.sina.com.cn/article_5895622040_15f680d980200122d8.html.

1. 个人生活方式的不健康，造成生活方式疾病的蔓延

20世纪50年代以来，随着世界和平带来的经济水平的提高，人们的生活安逸，因缺乏运动及摄入高热量肉类、糖类食品而造成的慢性疾病在全球迅速蔓延。慢性疾病是终身病，花费的医疗费用更多，对医疗费用的迅猛增长起到了推波助澜的作用。

2. 信息不对称，医疗服务提供方有诱导消费的嫌疑

在医疗服务当中，由于服务的提供者与服务的需求者客观存在着信息不对称的现象，这就为诱导需求提供了机会。诱导需求理论的起源可追溯到谢恩和罗默，他们发现普通医院的每千人床位数和每千人住院天数之间的正相关关系。这种现象被称为"只要有病床，就有人来用病床"，这一观察被称为罗默法则。国际上对是否存在诱导需求仍然存在一些争议，但大多数学者依据实证研究的结果认为诱导需求确实存在。如福克斯的调查结果显示，68%的美国卫生经济学家、72%的经济学家及67%的职业医师都认为有诱导需求存在[1]。诱导需求导致医疗卫生费用的上升。

3. 医保制度相对滞后

现今世界大多数国家的医保制度都是以全民医保，甚至全民免费医疗为核心理念的治病报销机制。这种机制存在着两大致命缺陷：第一，在就医方面只讲权益不讲责任的制度是鼓励人们更多就医消费；第二，只为治病付费、不为防病买单的支付制度必然造成疾病预防的前期关口的失守，致使最终有更多的人涌向了最后一道防线。

（三）控制办法

为了抑制飞速上涨的医疗费用，各个国家的医改想尽了办法，采用了许多技术手段试图抑制医疗费用的飞速上涨。世界上目前控制医疗费用的医保方法主要有如下三种主要方式：①按病种支付（Diagnosis Related Group，DRG）；②按人计酬（Capitation）；③总额预算（Global Buget）。这些技术方法虽然在一定程度上缓解了医疗费用的上涨，但却不能从根本上解决医疗费用不合理增长的问题。

---

① 金彩虹. 医疗卫生服务供方支付方式理论和中国的实践[J]. 上海经济研究，2010（9）：74-81.

三、医疗服务行业的特殊供需模式

面对几乎失控的飞速上涨的医疗费用，有人讲："亚当·史密斯的无形手失灵了，市场经济规律不适应医疗卫生行业。"其实，面对飞速上涨的医疗费用，政府的"有形手"同样失灵了。纵观全球，无论资本主义国家还是社会主义国家，无论发达国家还是发展中国家，医疗卫生都是一个令社会不满、政府头疼的行业。难道这个难题没有解了吗？

笔者经过研究得出一条重要结论：医疗服务行业的特殊消费模式是造成市场经济的"无形手"与政府的"有形手"共同失灵的根本原因，医疗费用全球性快速增长的主要（不合理）原因就是源于这种特殊消费模式——"我看病，你掏钱"！医疗服务行业的特殊供需模式及其对效率与效果的影响如下所述。

（一）医疗服务行业的特殊供需模式

按照经济学理论，市场上一个供方、一个需方，双方自由交易，讨价、还价后成交，成交的原则是双方都满意，需方购买到了自己需要的产品和服务，满足了自己的消费愿望，供方赚到了钱。因此，按照经济学理论，这种没有干预的自由交易，最后的结果是一个双赢的结果，是1+1＞2的一个交换方式。按照优势理论，每个人都做自己擅长的事，用自己擅长的产品和服务去交换别人擅长的产品和服务来满足自己的消费愿望。这种交易的最终结果是一个增值服务，是效益增加的服务，是1+1＞2的交换方式，这是经济学公认的市场上的交易方法，各行各业都应遵循这一规律。但是，医疗行业的供需模式有其特殊性，其特殊就特殊在有第三方参与——除了供方、需方，中间还有一个第三方，即在供方和需方之间加了一个买方，这就造成了花钱的和掏钱的不是一个人，所以造成医疗服务行业市场中经济无形手与政府有形手的同时失灵。花钱的人给自己购买产品和服务，但是自己又不掏钱；掏钱的人出钱去购买产品，但是这个产品他自己不用，"用的不买，买的不用"，所以，最终的结果就出现了医疗服务行业的这种怪现象，导致了两只手都失灵（图3-2）。

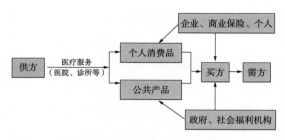

图3-2   现代医疗服务行业供需模式

（二）医疗服务行业特殊供需模式对效率与效果的影响

对于管理者而言，改革的最终目的是追求效率与效果的最佳结果。但什么事既讲效率，又讲效果呢？什么事既没效率，又没效果呢？诺贝尔经济学奖得主米尔顿·弗里德曼在其著作《自由选择》中关于"福利国家的谬误"的论述给了我们有益的启发[①]。

由表3-1可以看出，公费医疗属于别人的钱、自己的事，患者只关心效果而不考虑效率，患者与医生达成默契，这是医疗费用上涨过快的根本性原因。因此，要想根本性地制约医疗费用不合理增长的因素，就必须打破"我看病，你掏钱"的旧有医疗模式。

改革的目标：效率与效果   表3-1

钱、事	效率	效果
自己的钱、自己的事	节约	讲效果
自己的钱、别人的事	节约	不讲效果
别人的钱、自己的事	不节约	讲效果
别人的钱、别人的事	不节约	不讲效果

四、医改的难点及突破点

经过对全球的医疗卫生体系的研究，笔者得出一条重要的结论——全球性的医疗卫生改革必须走创新发展之路，敢于突破以"我看病，你掏钱"为主的

---

① 米尔顿·弗里德，曼罗丝·弗里德曼.自由选择[M].张琦，译.北京：机械工业出版社，2008.

旧有医疗模式！但是，要想突破"我看病，你掏钱"这一禁区谈何容易？自古以来我们认为人生病都是天灾人祸，人得病已经非常不幸了，再让自己掏钱看病，就有损于人的基本生存权利了，所以看病理应由政府掏钱。

随着社会的发展、科技的进步，特别是疾病谱的改变，为人类突破"我看病，你掏钱"的旧有医保模式，特别是穿越伦理禁区提供了科学的依据。现如今致残、致死并且花费巨额医疗费用的不再是烈性传染病，而是慢性非传染性疾病。美国的科学家经过大量的科学研究证实，50%以上的慢性非传染性疾病都是因为患者不健康的生活方式所造成的。中国杭州的研究也发现，慢性疾病社会负担高达88%。科学研究充分证实健康应当由自己负责！

社会的发展与科学的进步为我们突破"我看病，你掏钱"这一禁区提供了依据，也为医疗卫生行业的创新与发展打下了坚实的科学基础。创造一种既有效率又有效果的新型医疗卫生模式，达到患者、医务工作者与购买方多赢、共赢的新局面，构建现代化的医疗卫生体系已经具备了变革的时机。沿着这一思路走下去，我们不难找到健康的双重属性，只是以前人们过多地强调了一种属性，而忽视了另一种属性，现在健康的双重属性就可奠定世界医改的创新性理念基础。

第二节　健康的双重属性与世界性医改的理念创新

一、健康的双重属性

（一）健康的双重属性

世界各国的医疗保险制度共同的致命缺陷就在于只重视了健康的一种属性——公共产品属性、权利等，忽视了健康还有另外一种属性——私人产品属性、责任等。其实健康早已具备了如下双重属性：

- 健康既是人们最基本的需求，也是最终最高的需求；
- 健康既易得到（与生俱来），又易失去（不可再生）；
- 健康既是权益（人权、福利）又是责任（对家人、组织、社会）；
- 健康既是公共产品又是私人产品；
- 健康既是福利性事业又是商务性产业。

因此，健康也同社会其他资源一样，存在着需求的无限性与资源的有限性之间的矛盾，即人们对健康的需求是无止境的，可是医疗卫生资源却是极其有限的。过去及当今的世界各国的医疗卫生体系大多是以福利属性为根本的，都是用有限的纳税财政费用去满足民众无限的医疗卫生消费需求。不同国家的政治经济制度是不同的，但在医疗卫生体制上却存在着惊人的相似，都是公费医疗。就连以效率优先为基础的资本主义国家都实行的以公平为核心的福利制医疗卫生制度。世界各国的医疗卫生体制都背离了健康的双重属性，因此，世界范围的医改的理念创新必须以健康的双重属性为基础，这是破解"需求的无限性"与"资源的有限性"的矛盾的前提。

（二）民众医疗卫生需求的多样性

过去人们之所以把健康当成纯公共产品，完全交由政府支配及管理，是因为人们对医疗卫生服务需求的单一性。过去人们生活水平很低，民众整日为温饱而拼搏，平日想不起医生与医院，只有生病了、要死了才去看医生，那时候医生与医院的使命就是"救死扶伤"，医疗服务就是人人平等、人人需要的公共产品。现如今，人们对医疗卫生的需求呈现了多元化的趋势，既有"救死扶伤"的基本医疗需求，又有"好医、好药"的求医问药需求，更有"延年益寿、减少病痛、不生病、少生病、晚生病、不得大病"等更高层次的健康需求。需求呈现出了多元化，供给也不能还是单一化，有什么样的需求，就应当有什么样的供给，供给是由需求所决定的！同时，医保付费制度也应呈现多元化，不能再完全由政府买单（花纳税人的钱），而是按照纯公共产品、准公共产品及私人产品细分付费方式。

（三）现代医学发展的三个时代划分

随着社会的发展、时代的进步，特别是伴随着民众医疗卫生需求的三个层面的出现，现代医学也进入了第三个阶段。医学界公认，现代医学的一百年可以划分为以下三个发展阶段：

第一阶段：救死扶伤（第二次世界大战之前）。由于社会生产力水平低，人们整日在为实现温饱而忙碌，只有受了伤、要死了才会想起医生与医院，这个阶段医生与医院的使命只是"救死扶伤"。

第二阶段：防病治病（第二次世界大战以后到20世纪末）。随着社会生产力水平的提升，人们逐步丰衣足食，由于缺少运动及大吃大喝，慢性疾病开始蔓延。以美国为首的西方发达国家开始认识到光治病是治不过来的，医院与医生必须参与防病，构建防治结合、一体化的医疗服务体系。

第三阶段：维护健康（20世纪末到现在）。随着小康社会的出现，人们的生活追求不再单纯是物品的占有（房、车、好医、好药），延年益寿、减少病痛、提高生活质量成了人们普遍的追求。健康由人们最低层次的需求上升为最高的需求。医学模式发生了相应转变，已由单纯的疾病治疗转变为预防、保健、治疗、康复相结合的模式。

现代医学目的的最新表述为：发现和发展人的自我健康的能力。1996年世界卫生组织在其发布的《迎接21世纪挑战》报告中明确指出，"21世纪的医学不应该继续以疾病为主要研究领域，而应当以人类的健康作为医学的主要研究方向。"

二、世界性医改的理念创新

世界性医改必须以健康的双重属性、民众医疗卫生需求的多元化以及现代医学发展的三阶段为基础进行如下理念创新。

(一)公共产品与私人产品的三种划分

公共产品是指具有消费或使用上的非竞争性和受益上的非排他性产品，即公共产品一般具有非排他性和非竞争性的特性。受益上的非排他性（Non-Excludability）是指不可能阻止不付费者对公共产品的消费，对公共产品的供给不付任何费用的人和支付费用的人一样能够享有公共产品带来的益处。消费上的非竞争性（Non-Rivalrous Consumption）是指一个人对公共产品的消费不会影响其他人从对公共产品的消费中获得的效用，即增加额外一个人消费该公共产品不会引起产品成本的任何增加。根据公共产品非排他性和非竞争性的情况，公共产品可进一步分为纯公共产品（Public Goods）和准公共产品（Quasi-Public Goods）。具有非排他性和非竞争性的产品称为纯公共产品，如国防、公平的收入分配、有效率的政府或制度、环境保护、基础科学等。而具有非排他性及非竞争性特点的不充分性和外部性的产品称为准公共产品。如俱乐部产品（Club Goods），消费上具有非竞争性，但是却可以较轻易地做到排他，如公共桥梁、公共游泳池以及公共电影院等。共同资源产品（Common Resources）在消费上具有竞争性，但是却无法有效地排他，如公共渔场、牧场等。

遵照上述定义我们可以将医疗卫生机构为民众提供的服务（急救、基本医疗、特需医疗、健康教育、公共卫生、科研教学等）细分为以下三类产品：

①纯公共产品：公共卫生、健康教育、科研教学，完全由政府出资及管理；

②准公共产品：急救、基本医疗，由个人、社会、政府共同买单；

③私人产品：特需医疗，由个人或商业保险买单。

过去我们错误地认为"健康"是公共产品，应当由政府买单并管理，而不是市场。通过以上论述，我们不难得出"健康"即是公共产品，又是私人产品的结论，应当由政府、社会及个人共同付费并管理。

(二)社会资源的三种分配与医疗卫生服务的三种付费方式

为了达到效率与公平兼顾的目标，人类通过不断的实践探索总结出了"资源三次配置"一体化的模式，既首次分配靠市场——解决效率问题；再次分配靠政府——实现公平；三次分配靠慈善——弥补"两只手"都失灵的问题。第三次分配方式最早是由我国著名经济学家厉以宁教授在其1994年出版的《股份制与市场经济》一书中提出来的。这种原则适用于所有资源的配置，医疗卫生资源也不例外，医疗保险制度必须明确三类产品及三种资源的具体配置及付费方法。

（三）推动医疗卫生行业发展的三只手

通过以上论述我们不难发现，解决医改这个世界性的难题单靠政府的"有形手"是远远不够的，还必须使用好另外一只"有形手"，即社会力量，使政府之手与社会之手既分工又协作，使其犹如人使用双手一样，达到完美配合。此外，还应使用好另外一只"无形手"——市场经济之手。这只手是我们肉眼看不到的，但是能真切地感受到它的存在。"无形手"也切实在我们的生活当中发力，犹如人的两只"有形手"通常力量是不一样的，之所以一只手比另一只手力量更大些，就是因为"无形手"的力量附着在了这只"有形手"上。因此，世界性医改创新发展的方向就是要构建起三只手（两只"有形手"、一只"无形手"）合作发力的科学体系，彻底结束政府"有形手"独霸天下的局面。

如何让有限的医疗卫生资源经过医疗卫生服务机构与人员的生产，最大限度地产出，以满足民众日益增长的、无限的医疗健康需求？对于全球的医疗卫生行业来讲，这或许是当今最大、最新的难题了。但这对于地球上的人类而言早已不是什么新课题，而是千百年来无数次面对的老问题，并且在近二百年来已获得了理论与实践上的突破。近二百年是市场经济理论与制度逐渐成熟时期，现已被世界经济发达的国家普遍采用。市场经济理论着力研究"资源的有限与需求的无限"的问题，重视有限资源的使用配置最优化，倡导效率优先、兼顾公平的原则，其代表著作是《国富论》。早在1776年《国富论》便问世了，经济学之父亚当·斯密在《国富论》中提出著名的"两只手"的理论，即"看得见的手"是指国家对经济的干预，"看不见的手"是指市场对经济的干预，该理论已成为经济学中的经典。现代经济学秉承了这一理论，坚持无形手在资源配置的主导权，认为市场经济的"无形手"在资源的配置上要优于政府"有形手"，西方经济发达的国家大多采用了以这一理论为基础的国家制度，都是"大市场、小政府"的国体。这一理念、理论及制度的确有效地缓解了"资源的有限性与需求的无限性"的社会矛盾，在诸多类似"健康"这样具有双重属性的有限资源的配置上发挥了优化的作用。但是，面对"健康"问题人类就"糊涂"了，致使健康资源配置效率低下，与此同时，医疗卫生行业成为谁都不满意的行业！纵观全球，每一个行业都可以找到至少一个做得好的国家，作为世界各国学习的样板，例如篮球可以学美国的NBA，足球学意甲、英超，制造业学德国，服务业学日本、新加坡。唯独医疗卫生行业至今找不到任何一个国家可供全球学习、效仿！每个国家都不同程度地存在着这样、那样的问题，每个国家的民众都对自己国家的医疗卫生体制不满意。医疗卫生行业是令各国政府最头痛的行业了，各国政府都试图改变这一现状，发起了一次又一次的医改。这些医改不成功的一个共同原因是试图用政府有限的权力与健康资源去满足所有国民的无限的医疗卫生需求，这是不可能做到的！医疗卫生行业的特殊性不足以构成我们违背人类普遍规律的理由！新型医改理念的创新点有两个：第一，必须要使医疗卫生体制、制度、政策符合人类发展的普遍规律；第二，在遵循人类发展的普遍规律的前提下再来研究医疗行业发展的特殊性。

第三节　世界性难题的中国式解法——全民健康管理的道、法、术

一、中国应当为破解世界性难题有所贡献

（一）不破不立：中国医改的紧迫性

中国医疗卫生体制落后的弊端、全民医保制度的缺陷已经成为中国当今社会的矛盾之一。表面上的医患关系问题，实际上则是医疗卫生体制、机制及模式落后的结果。这就要求加快改革与发展力度，勇于创新、锐意探索，构建起与中国当今政治、经济、文化发展水平相一致的、与民众多元化医疗卫生需求相匹配的、符合现代医学发展新趋势的现代化医疗卫生健康体系。

我国的医改已付出了很多努力，但还未能达到全民健康的目标。在未来五到十年，中国医改迫切需要取得创新性突破，以加快推进实现健康中国的步伐。

（二）大国的世界责任

中国目前是世界上第二大经济体，在全球经济普遍萧条的形势下，中国的经济扮演着全球经济增长的重大贡献者的角色。随着经济实力的增长，中国所承担的世界大国的责任也越来越重。中国要为世界的和平与发展作出更多的贡献，破解"看病贵、看病难"这道世界级难题也自然是一个负责任的大国义不容辞的担当。

（三）中国模式也是世界模式

中国有约14亿人口，约占世界总人口（约75亿）的19%，解决好中国的医疗卫生问题，也就等于解决了世界五分之一人口的医疗卫生问题。此外，中国是一个多民族、经济多元化、地理与气候多变化、文化历史悠久的国家，就像有的国外学者对中国市场的形容——非洲+欧洲的市场，破解了中国的医疗卫生体系的难题，也就等于解决了世界的难题。因此，中国的医疗卫生模式也就是世界的医疗卫生模式。

二、破解世界性难题的中国优势

（一）国体的优势

中国国体的优势就在于"集中力量办大事"，这点在2008年夏季奥运会成功举办时已经让全世界达成了共识，此次2022年冬季奥运会再次落户到北京也是世界对中国的信心体现。北京成为世界上首个同时举办过夏季与冬季奥运会的城市，这不仅将对中国的体育事业与产业的发展发生巨大的促进作用，同时也将对中国民众的健康起到极大的促进作用。医疗卫生事业是关系到全民的大事业，中国政府应当拿出办奥运会的精神，办好中国的全民健康管理"运动会"，为世界的医疗卫生行业的发展树立楷模、做出样板。中国政府是有实力办到的。

（二）历史优势

在新中国的医疗卫生发展史上，我们曾经有过辉煌的一页，在新中国一穷二白的基础上，我们只用了不到20年的时间就树立了世界卫生行业的楷模。那时中国的初级卫生保健，特别是"赤脚医生"模式成为世界卫生组织的标杆，新中国用非常有限的卫生资源解决了当时全民的医疗卫生服务需求。我们曾经拥有过"病有所医"的全民免费医疗体系（1949~1984年）[①]。20世纪80年代中期随着改革开放的进程，建立在计划经济体制基础之上的初级卫生保健体系被打破，新的体系尚未建立起来，至今中国的医疗卫生体系仍然是一种体制不明确的过渡状态，构建起与现代中国相匹配的现代化医疗健康体系迫在眉睫。

尽管医改是艰难的，但是我们有理由相信，一穷二白时代的中国能办到的事，改革开放后作为世界第二大经济体、实力雄厚的当今中国也应该能做到。

（三）中医优势

传承两千多年的中医，不仅是治病的医术，同时也是破解人类社会难题的法宝，中医思想即可治病又可治国。中医较西医最大的优势就在于整体思维、辨证治疗以及防治结合，这正是破解"看病贵、看病难"这一世界性难题的关

---

① BLUMENTHAL D，HSIAO W. Lessons from the East - China's rapidly evolving health care system. N Engl J Med，2015；372：1281-1285.

键方法。相较于西医的"头痛医头，脚痛医脚"，中医则是标本兼治，从整体的角度来对待疾病的治疗与预防。中医很早就意识到人具有自然、社会双重属性，强调心理社会因素在疾病发生、发展、康复中的作用，在防病治病方面体现中医特色，这种整体观恰恰是现代医学生物—心理—社会医学模式的体现。

（四）文化优势

中华民族是具有五千年延绵不断文明史的国家，是世界四大文明古国当中唯一的历史与文化没有中断的国家。五千年的文明不仅保证了中华民族的生生不息，也为中华民族屹立于世界强国之林发挥着不可替代的作用。正如习近平总书记所指出的那样，破解当今世界的难题，要向中国传统文化寻找智慧。中国传统文化同样可以为我们破解世界性医改难题提供智慧，中国的传统文化不仅有益于人的身心健康，同时对于人的精神与灵魂的健康具有极大的裨益。例如中国以谷类等植物性食物为主的传统饮食模式明显优于当今西方以肉类等动物性食物为主的饮食模式；再如，中国传统的家风与家教的行为准则——"坐如钟，站如松，卧如弓，行如风"，对于人的健康行为的养成仍具有现实的指导意义；此外，儒、释、道的思想对于现代社会人的精神健康仍然具有不可或缺的作用。

三、中国式解法的突破点与着手点

（一）创新是突破点

突破传统理念及旧有体制的桎梏，必须以创新作为突破点。中国的医改是艰难的，难就难在没有现成的模式供我们模仿和借鉴。"看病难、看病贵"是世界性难题，世界上没有一个国家解决了这个难题。美国是典型的"看病贵"的国家，英国是典型的"看病难"的国家，有的人推荐古巴模式，甚至怀念我国20世纪六七十年代的模式，孰不知以计划经济为基础的初级卫生保健制度远远不能适应当今中国的经济与社会水平的需求，"一根银针、一把草药"的时代已经一去不复返了，中国的医疗卫生行业绝不可能回归计划经济体制时期的模式。

现在的我们比以往任何时候都要更加警惕和把握改革方向，中国的医疗卫生行业只有坚持走社会主义市场经济的道路，才能公平与效率兼顾，才符合党中央提出的科学发展观。所以，以创新为突破点的中国的医改才能走出自己的发展之路。

（二）解放思想是着手点

"创新发展"已成为富民强国的基本国策，各行各业都要贯彻这一精神，医疗卫生行业也不例外。医疗卫生行业如何创新发展？创新不是胡想蛮干，不能只靠胆大，创新必须从解放思想开始。因为"思想解放的人，思维始终是开放的；思维开放的人，最善于学习；因为学习，所以容纳；因为容纳，所以智慧；因为智慧，所以敢想；因为敢想，所以创新"。因此，中国的医改必须从"解放思想、更新观念"入手。

（三）改革开放以来的解放思想及对中国医改的启发

1. 解放生产力

今天的中国医疗卫生改革应首先从解放生产力入手，学习借鉴中国农村解放生产力、锐意改革的勇气与经验，从解放思想开始，从冲破落后管理体制约束着手，最终实现解放生产力的目标。医疗卫生行业是对人才要求最高的行业之一，一个好医生必须经过二三十年的实践才能培养出来。然而我们花费巨额代价培养出来的尖端人才只能被某一个单位所使用、所拥有。中国医疗机构"单位人"的体制与几十年前中国农村实行的"三级所有，队为基础"的落后的生产体制如出一辙，"单位人"的概念严重制约了中国医疗卫生行业先进生产力的发挥。中国的医改应当要敢于突破"单位人"的陈旧观念与落后生产模式的束缚，开展"医生多点执业、自由执业"的革命实践，使"单位人"向"行业人""社会人"转变，使医疗技术的先进生产力实现其应有的效益。

2. 发展生产力

中国的医改应把发展生产力作为核心目的，只要是有助于发展医疗卫生生产力的任何先进理念、理论与实践都应导入医疗卫生行业，绝不能以医疗行业的特殊性为理由拒绝接纳先进的理念、理论和方法。在全国各行各业都在坚定不移地走社会主义市场经济道路的今天，医疗卫生行业绝不能倒回去搞计划经济。

中国的医改要想把握住正确的方向，就必须认真研修社会主义市场经济理论。搞清了什么是市场经济，我们就会明白中国医改当中的乱象并非市场惹的祸，不是我们过于市场化，而是我们没有按市场规律办事。因此，中国的医改必须坚定社会主义市场经济的方向，努力构建与社会主义市场经济相一致的现代化医疗卫生体系。医改政策、制度都应有利于加速医疗行业的跨越式发展，而不能阻碍和制约医疗行业的发展，或以牺牲发展为代价换来所谓的稳定与公平。

3. 优化生产力

医院是群众看病就医的主要场所，是医改的主体之一，也是医改的重点和难点。医院是世界上唯一一个同时具备资本密集性、技术密集性、劳动密集性的组织。优化生产力的历史使命要求我们必须转变思路，努力构建与先进生产力相称的现代化的医院管理体制及运行机制，实现"六个转变"。

一是变"做大做强"的发展策略为"做精做强"。结束以资料消耗、规模扩大为主的经济增长模式，如严格控制加床，适度控制单体医院的规模，走一条靠技术进步、劳动者素质提高、管理创新为主的集约式科学发展道路。向"管理创新"要发展，向"人性化服务"要发展，向"优化生产力"要发展。

二是变"横向扩张"的经营策略为"纵横一体化"。构建区域医疗中心并与县医院、乡镇卫生院、社区卫生中心取得联动。优势在于弥补了基层医疗机构人才不足的短板，同时使大医院专科人才发展更全面；弥补了基层医疗机构资金设备缺陷，同时使大医院的资产增值；基层医疗机构有了依靠，同时大医院成为"有源之水"；实现"大病到医院，小病在社区；重病在医院，康复回社区"的科学分级诊疗。

三是变"小农经济的生产方式"为集体协作化的大生产。目前中国的公立医院仍然存在着"山大王、土围子"等技术垄断、学科独立、设备占有的现象，如某些科主任霸占着手术台不让他人碰；某些科室添置的仪器设备不让其他科室共用。这种小农经济手工作坊式的生产方式与现代医院的生产方式格格不入。中国的公立医院要落实好科学发展观就必须"打倒山大王，推倒土围子"，实行"多兵种协同作战"，达到优化生产力之目的。医院要实行多学科交叉协作，以专家团队、会诊中心、协同手术和学科群的方式达到优化生产力之目的。

四是变"单纯追求高精尖"为"先进技术与常规技术"的有机结合。不仅发展高精尖，还应大量普及适宜技术、常规技术。既要靠高精尖"强院兴院"，又要靠适宜技术、适宜人才"强院兴院"。

五是变"一俊遮百丑"为全面协调的发展。中国的公立医院历史上就有"重技术、轻服务、弱管理"的倾向。没有技术万万不行,只有技术也不一定行。要解决公立医院目前所面临的一流技术、二流服务、三流管理的社会矛盾,就要实现技术现代化、服务现代化、管理现代化,实现技术、服务、管理的全面协调发展。

六是变"单纯地治病"为"治病+防病"一体的无缝隙的健康呵护。随着社会的发展,人们生活水平的提高。以生活方式为主要致病原因的慢性非传染性疾病取代了烈性传染病成为中国人民的头号敌人。在这种情况下,大医院还仍然只做疾病的诊断和治疗是远远不够的,还应当把院中的服务扩展到院后,开展疾病管理服务;把院中的服务提前到院前,开展健康管理服务。

回顾改革开放以来的伟大历程,展望新的发展阶段,中国医改任重而道远。中国的医疗卫生改革必须实现跨越式发展,跨越国内经济体制改革、国企等行业改革所走过的弯路和途径;跨越国际、西方高福利制国家所走过的弯路。"解放生产力、发展生产力、优化生产力"三步并为一步走,构建与中国当今政治、经济、文化相一致的现代化医疗卫生体系,为破解世界性难题得出中国式解法[1]。

四、全民健康管理的"道、法、术"

通过以上论述可以得出,以"全民医保"为核心理念的福利性医疗卫生体制已经不能满足当今社会民众的多元化需求,与当今社会的政治经济文化水平不相匹配,构建现代化的医疗卫生体系就必须走创新发展之路。世界性医疗卫生体制的创新必须以先进的理念作为引导,沿着健康的双重属性、民众健康需求的三个层级、现代医学的三个发展阶段以及如上所述的公共产品与私人产品的三种划分、社会资源的三种分配与医疗卫生服务的三种付费方式、推动医疗卫生行业发展的"三只手"这些基础概念脉络思考,最终找到"全民健康管理"的新理念。在先进理念的指引下开拓医疗卫生行业发展的新道路,勇于创

---

① 周生来. 政府保障公平市场提高效率——社会主义市场经济规律下的医改路径分析[J]. 中国卫生事业管理, 2011 (7): 484–485.

新、锐意进取，在探索、实践的征程上寻找到先进的工具、手段与方法，并通过对成功与失败实践经历的反思与总结，提炼出模式与理论，再去用于指导实践、探索，最终开辟一条引领众人走向成功的康庄大道，构建起全民健康管理"道、法、术"三位一体的现代化医疗卫生体系。

（一）全民健康管理之"道"

"道"的概念是老子第一个提出的（道德经第二十五章），用以说明宇宙的本原、本体、规律、原理、境界、终极真理等。"道"一是指宇宙万物产生和发展的总根源，这也是老子哲学的核心；二是指自然规律；三是指人类社会的一种规则、法则。

全民健康管理之"道"，主要指"理念"，理念用于指明方向。中国及世界的医疗卫生行业不能沿着老路走下去了，必须开辟一条新的发展道路，新路在哪里？新路如何走？只有首先选对了方向，才能引领人们踏出一条新的道路，穿越丛林、跨过海洋、走出沙漠，到达幸福的彼岸。世界上本无路，走的人多了，也便成了路（鲁迅）。无论中国还是其他各国的医疗卫生体系的改革都需要走创新之路，创新需要先进的理念引导，创新要从解放思想、更新观念开始。以全民健康管理这个新理念取代全民医保这个陈旧理念，无疑为中国乃至世界的医改指明了方向。方向对了，道路自然就会走出来了。

先进的理念源于丰富实践的感性沃土及反思总结的理性升华。全民健康管理理念的产生是通过对世界主要国家与地区医疗卫生体系弊端的分析，提炼出世界共同的问题，并经过理性的反思总结找到问题的根源，最终创新性地提出全民健康管理的新理念。

全民健康管理理念的核心观点如下：

①健康作为有限的资源，是需要"管理"的，好的健康是"管"出来的；

②健康具有双重属性，既是人们的权利，又是人们的责任。国家医保制度的设计不应只考虑公民权利的福利性，更应该考虑到公民对自己及他人、社会的健康责任属性；

③民众的健康需求是多元化的，需求的多元化就决定了供给的多元化，因此，医疗卫生服务产品必须区分纯公共产品、准公共产品和私人产品；

④医疗资源的分配必须按照社会资源配置的三次分配原则进行优化配置；

　　⑤现代化的医疗卫生体系不仅要关注治病，更要关注防病，为民众构建起从生到死（从子宫到坟墓）、无缝隙的医疗健康呵护体系；

　　⑥构建现代化的医疗卫生体系不能只凭政府"有形手"的力量，还应发挥另外一只社会"有形手"的力量，更要发挥市场经济"无形手"的作用。

　　全民健康管理的目标分为初级目标与高级目标。初级目标是要实现"不生病、少生病、晚生病、不得大病"的身心健康；高级目标是要实现"人与自然、人与他人、人与社会的和谐，使人精神有寄托、灵魂有归宿"的精神（灵魂）健康。

　　当下，要使全民健康管理成为治国之"道"。一个强大的民族首先应当是一个强健的民族，健康是一个民族强盛的基础。因此，我们要提升对健康的认识：健康不仅是民生与保障工程，也是发展经济的排头兵（21世纪是生命科学的世纪），更是人们最终、最高的追求。健康促发展，健康谋强国。因此，我们应把"健康管理"等同于现在的"创新发展"，提升到基本国策的高度，使中华民族全面走向强盛之路[①]。然而，时下中国的老百姓正受到心血管疾病、糖尿病、高血压、高血脂这样以生活方式为主因的慢性病的折磨，这不仅消耗了大量的医疗费用，而且严重降低了中华民族的生产力和老百姓的幸福指数。改革开放初期百业待兴，政府各级管理部门很难有精力去顾及医疗卫生行业。经过SARS事件的经验教训，"没有健康就没有小康"的道理已经深入人心。党中央提出了全民健康，我们国家各级领导比以往都更加关注医疗卫生，老百姓也都更加关注自己的健康。医疗卫生成了热点问题。我们要紧紧抓住这个机遇，使全民健康管理成为中华民族强盛之道。

（二）全民健康管理之"法"

　　"法"是指理论、制度、模式、组织及体系。其作用在于使人们的实践活动有组织、有规模、有规律、有纪律地进行。

　　理论：源于对既往实践的总结，又用于对再次实践的指导，源于实践，用于实践。

　　制度：约束与指导众人的行为，去实现组织的目标。

---

① 傅华，高俊岭. 健康是一种状态，更是一种资源——对WHO有关健康概念的认识和解读[J]. 中国健康教育，2013（29）：3-4.

模式：行为的标准化，便于推广与复制，统一众人的行动。

组织及体系：依据科学的理论，按照标准的模式、执行法制的制度去组织、规范、约束与激励众人的行动，从而实现组织的目标。

全民健康管理之"法"就是要为构建以"全民健康管理为核心"的现代化医疗健康体系提供理论基础、服务模式、制度设计、组织架构。

（三）全民健康管理之"术"

"术"即技术、手段、方法、工具、人员。先进的工具、手段、技术、方法不仅能提高生产效率，同时又可颠覆人们的思想观念，从而带来体制、机制、模式的全方位的创新。

在全民医保的旧有医疗卫生体系当中，先进的科学技术手段及优质的人才资源主要用于疾病治疗的末端（重症、急症、疑难杂症的诊断与治疗），高新科技与优质人才资源用于生命的终末期只会起到事倍功半的结果（疾病终末期是10个医护人员解决1个病人的问题）。全民健康管理的新体系将先进的科学技术手段及优质人才资源不仅用于治病（二级预防及三级预防），更用于防病（零级预防及一级预防），起到了事半功倍的效果（1个医护人员解决10个百姓的问题，或者成百、上千百姓的健康问题）。特别是移动互联网、可穿戴设备、基因检测等高新技术的出现将会冲破医院的围墙，打破公立医院对尖端人才、设备、技术的垄断，倒逼医疗卫生服务行业的服务模式、运行机制及管理体制的系统创新，有利于解决中国百姓看病难、看病烦、看病苦、看病累的问题，达到解放生产力、发展生产力、优化生产力之目的。全民健康管理应当成为我们构建与社会主义市场经济相称的现代化医疗健康体系的核心理念与方法。健康管理的规则要渗透到医疗卫生服务体系的各个机构和层面，把健康当作最重要，也是最为稀缺的资源进行统一管理与经营，改变现行医疗卫生服务体系"重疾病、轻健康"的服务模式，改变目前只等百姓得了大病后再为其"买单"的医保付费模式，为国人构建起一个医疗健康呵护体系[①]。

---

① 杜远见. 全基民本医疗保险制度设计[J]. 中国卫生事业管理，2015（2）：90-92.

第四节　新冠肺炎疫情对人类社会的启示

一、创造性破坏与灾难性重生

"创造性破坏"是奥地利经济学家约瑟夫·熊彼特最著名的理论，是指技术革新对人类生活带来的巨大冲击。当一个产业在革新之时，都需要大规模地淘汰旧的技术与生产体系，并建立起新的生产体系。电器之于火器、汽车之于马车、个人计算机之于照排系统，都是一次又一次的"创造性破坏"，旧的体系完全不复存在，新的体系随之取代。21世纪以来移动互联网技术的迅速发展，对中国社会造成的创造性破坏是巨大的，一些传统行业纷纷倒闭并被新型的业态所取代（如百货商场、药店等）。"创造性破坏"已经深深地改变了我们的生活，甚至颠覆了我们的生活，在这个数字时代，我们身边的一切都被"数字化"了。只有卫生健康行业尚未被颠覆，也许是由于其本身的根深蒂固，也许是由于它天然地排斥新鲜事物，而尚未被数字化浪潮所颠覆。

突如其来的新冠肺炎病毒在全球肆虐，给人类社会带来了巨大的灾难和损失。联合国秘书长安东尼奥·古特雷斯说："目前的新冠肺炎疫情是全世界自第二次世界大战以来人类社会面临的最大挑战。"新冠肺炎疫情是具有划时代意义的事件，它将21世纪划分成了BNC和ANC两个阶段，即新冠病毒之前的时代（Before n-COVID-19）和新冠病毒之后的时代（After n-COVID-19）。新冠肺炎疫情深刻地影响和改变了人们的观念和生活，也必将重塑世界格局和人类文明的进程。新冠肺炎疫情永远地改变了人类社会，使得人们对工业文明、全球化和文明进程进行深刻的反思。人类与病毒长期共生的"后疫情时代"序幕从此拉开，全球秩序走向充满变数。

2020年新冠肺炎疫情大面积暴发，暴露了应急体系、社会治理等方面存在的问题。危机并不可怕，关键是怎么应对和能否化危为机。危机时刻往往也带来一些改变的机遇。疫情激发和释放了人民对互联网医疗、远程医疗的巨大需求，也将引起和加快医学革命与健康产业颠覆，特别是中医继SARS事件之后又一次在抗疫中的突出贡献，使得中国民众与政府重新审视中医与西医的关系以及中医在民众生活之中的作用与地位。新冠肺炎疫情是人类社会一场巨大的灾难，但是，如果我们善于从灾难中吸取经验、教训，这无疑又将是人类上升到更高层次的一次重生，城市的建设与管理也是如此。

二、新冠肺炎疫情中国战疫的经验和教训及对城市建设与管理的启迪

中国在抗击新冠肺炎疫情的战役中的表现是令世界刮目相看的，成绩是不容置疑的，但所暴露出来的问题也是必须要深刻反思与总结的。只有通过反思与总结而凝练出的种子，才能从失败中孕育成功。通过对新冠肺炎疫情中国战疫的反思，我们归纳、总结出其对城市建设与管理的启迪如下。

（一）城市的领导者"一把手抓健康"

中国的新冠肺炎疫情控制情况说明城市管理者对卫生健康的重视和实施力度的重要性。自改革开放以来，中国城市的领导与管理团队在卫生健康方面的管理相对薄弱，无暇顾及卫生工作或缺少卫生健康观念。党的十八大以来，党中央、国务院将"健康中国"上升为国家战略并提出了"将人民的健康放在优先发展的战略地位"的指导思想，习近平总书记与李克强总理亲自抓健康，各地方政府一把手亲自抓健康成为政治需求和健康国策执行力的重要表现。武汉战疫之所以成为世界学习的楷模，也是源于习近平总书记的亲自领导。"后新冠时代"各个城市的党政一把手（无论县、市、省）都应亲自抓健康。为此，笔者为各级领导干部专门开设了《健康与领导力》课程，从"讲健康与讲政治、讲健康与讲民生、讲健康与讲经济发展"三个层面论述了领导干部为什么要抓全民健康管理以及实现全民健康管理的道、法、术。该课程目前已经成为许多城市党委常委理论学习中心组学习的内容及市、县级党校和行政学院的必修课。

（二）城市的管理者要由"官员化、行政化"转变为"职业化、专业化"

笔者自2001年9月开始在中国推广医院职业化管理模式，倡导结束医院管理的行政化与官员化模式，推广医院管理的职业化与专业化模式。职业化医

院管理模式不仅强调没有医学背景或者没有长期基层医院工作经历的官员不能担任医院院长，同时还强调"好大夫不等于好院长"！临床思维与管理思维是截然不同的两种思维方式。中国医院管理职业化变革的关键就在于如何迅速将"好大夫转变为好院长"（由技术能手迅速转变为管理高手），好大夫不等于好院长，但好院长首先应当是个好大夫。基于对疫情的反思与总结，国家中医药管理局于2020年6月11日颁布了《公立中医医院章程范本》，明确强调中医医院的院长和分管医疗、科研、教学等相关业务的副院长应当从医疗卫生领域选拔，为中医药专业技术人员或者经过中医药专业知识系统培训。以上探索值得城市规划、设计、建筑与运营管理及其他相关行业管理部门借鉴。

（三）城市医疗服务体系建设的重点要由三甲医院转向社区医疗卫生机构

中国的城市不应该再去扩建大型医院，而是应将节省下来的财力与物力大力兴建星罗棋布的社区网格化的卫生健康服务诊所与体系。此项工作不仅是卫生健康部门要解决优质资源进社区的问题，更是城市的领导者与各个行业部门管理者所应解决的问题。像构建连锁便利店那样，构建起中国城市社区网格化的基层医疗卫生健康服务体系，是中国社会进入高质量发展阶段所必须破解的重大议题。

（四）城市公共开敞空间要实现平时生活与生产和战时防疫与急救的双重功能

城市公共开敞空间的功能过去只是考虑生产的需要（如交通运输的要求）及生活的便利（居民日常休闲活动与健身运动），2020年方舱医院的案例提示我们城市公共开敞空间还应更多地考虑战时防疫、急救、避难等突发重大公共事件需求的功能。城市中的公共开敞空间，无论是社区开敞空间，还是公园、景点及大型体育场馆，在其规划、设计、建造与运营中都应增设上述要求的功能。包括人群密集的办公楼、商城、大型娱乐场所、比赛场地、工厂、学校及居民住宅，都应设计、建造中加入紧急逃生与避难的功能。例如，可以学习借鉴日本居民住宅楼及办公楼宇的设计方法，将步行楼梯由内置改为外挂，便于在火灾及地震时人群迅速逃生与疏散，避免内置楼梯由于烟雾及断电而发生的踩踏等次生灾害。再如，可将楼房的阳台全部改为开放型并设置上下楼层及左邻右舍阳台的逃生通道。

（五）城市建筑要实现便利民众生产与生活和培育健康生活方式相结合

正如前文所述，中国人的死因中有88.5%是慢病，慢病又被称为不良生活方式疾病，是由于民众日复一日、月复一月、年复一年的不良生活方式（包括工作方式与生活习惯）所造成的，"健康100分"之中生活方式占了60分。因此，城市建筑，无论办公楼宇及生产厂房，还是居民住宅及宾馆饭店，都应增设有益于民众养成良好工作方式与生活习惯的功能。例如，在城市交通中增加步行及共享单车区域及通道，增加禁止机动车通行的区域与地段，这样不仅促使民众更多地采用健康的通勤方式，同时也可有效减少碳排放及空气污染。再如，人群密集的购物中心、娱乐场所、办公楼宇及机关学校建筑的步行梯、滚梯与直升电梯的设置位置，应将步行梯设置在显著与突出的位置，将直升电梯设置在较隐蔽的位置，以利于鼓励民众在低楼层区域主要选用步行。整合大范围地区的步行系统和开放空间，使之贯穿联通。梳理通向公园和开放空间的步行和自行车路径，提高其可见性、安全性和舒适度。尽量使居民在10分钟步行距离范围内从住处或工作场所能够到达开放空间或者公园。在公园设计中，设置鼓励健康生活方式的场所和设施，如跑步道、游戏场、运动场地等。在社区中心设置充足的休闲体育设施和场地，并免费或以很低的收费标准向所有居民开放。组织各种休闲体育运动，鼓励各个年龄阶段的居民参加身体锻炼。大多数的成年人每天在工作场所至少要度过8小时以上的时间，因而增设工作场所雇员健康项目对于这部分人群至关重要。在工作场所提供健身场所和项目，通过改善楼梯环境、增加标识等措施鼓励人们多使用楼梯，提供弹性的工作时间，使员工可以相对自由地安排健身时间[1]。

---

① 萧明. "积极设计"营造康体城市——支持健康生活方式的城市规划设计新视角[J]. 国际城市规划，2016（10）：80-88.

（六）城市中医服务网格化体系要实现治病与防病、事业与产业双结合的原则

中医的优势不仅体现在治病的"简、便、廉、验"，可有效减轻沉重的医疗负担，还可以在防病当中发挥西医无法起到的作用（无论烈性传染病还是慢病），更可以起到养生与健康维护的独特作用。2003年抗击SARS的"战疫"中，中医在广州就曾有过令人惊艳的表现。2020年新冠肺炎病毒疫战中再次证明了中医的独特作用。

中医是中华民族的祖先传给我们后人的瑰宝，应当在健康中国的建设中发挥独一无二的作用。城市的建设与管理中应充分应用与表现中医的要素，无论在治病与防病的卫生健康体系建设中，还是居民追求幸福美好生活而派生出来的健康需求的日常消费中，在城市的居住社区与功能社区中构建星罗棋布的中医馆、所服务网络。中医馆、所应突出发挥中医非药物疗法的特殊功效（推拿、按摩、针、灸等），一方面使中医服务更加贴近城市居民的日常生活，同时也有利于与医院的中医服务形成差异化。在城市规划、设计、建设与日常运营管理中，充分体现中医的核心要素，建立起与城市居民生产与生活交融的中医服务网络体系，不仅对卫生健康事业的发展起到促进作用，同时也有利于卫生健康产业的发展，更有利于体现中国进入高质量发展时期城市高品质建设的中国特色。

三、两个百年奋斗目标与全民健康时代城市建设的新起点

中国社会已经进入全民健康的新时代。2021年7月1日在庆祝中国共产党成立100周年纪念大会上，习近平总书记向全世界宣告中国已经实现了全面小康的第一个百年奋斗目标，自此，中华民族开启了实现第二个百年奋斗目标和民族复兴的伟大历程。全民健康是民族伟大复兴的前提与终极目标，世界上任何一个强大与强盛的民族首先都应是强健的。全民健康目标的实现需要全民健康管理工程的实施与推进。城市的建设与日常的运行管理是落实全民健康伟大目标的重要载体，是全民健康管理工程的重要组成部分。在城市的规划、设计、建设及日常运行管理中如何落实"健康优先、健康入万策"的

新理念，将医学新科技及中医传统技术与服务融入城市居民日常生活环境之中，达到促进、维护与改善城市居民健康之目的，将是城市建设与管理行业需要面临的新任务与新课题。

数据表明，中国人的死因中慢病已占总死因的88.5%，这就充分说明人们健康的缺失主要不再是天灾，而是人祸。世界卫生组织研究表明，"健康100分"中医疗只占8分，遗传因素占15分，环境因素占17分，而60分取决于生活方式。由此可见，解决民众的健康问题，只抓医疗则是"捡了芝麻，丢了西瓜"。城市建设的规划与设计将大健康放在首要的地位，这是正确的健康观的体现，也是落实习近平总书记"把保障人民健康放在优先发展的战略位置"的具体行动。城市建设与运营管理对于人们的健康影响不单纯是"健康100分"中的环境15分，同时更影响着医疗的8分及人们生活方式的60分。如何满足城市居民追求美好幸福生活而派生出来的新需求及更高层次的需求，这是卫生健康行业与城市建设及管理行业需要协力破解的新课题与新任务。

第五节　全民健康时代的城市建设之道

一、将健康优先战略列为城市建设与管理的首要理念

2016年8月19日，习近平总书记在全国卫生与健康大会上指出：要把人民健康放在优先发展的战略地位，以普及健康生活、优化健康服务、完善健康保障、建设健康环境、发展健康产业为重点，加快推进健康中国建设，努力全方位、全周期保障人民健康，为实现"两个一百年"奋斗目标、实现中华民族伟大复兴的中国梦打下坚实健康基础。随后发布的《"健康中国2030"规划纲要》提出，要把健康城市作为健康中国建设的重要抓手。健康城市建设是新时期爱国卫生运动的重要内容，健康城市建设与管理须将健康优先战略列为首要理念，从影响群众健康的主要因素着手，科学施策，综合治理。

（一）将健康优先战略体现在城市总体规划中

规划是城市建设和管理的根本依据，是保障城市功能格局有序发展的重要基础。打造和谐宜居的健康城市，要切实加强规划管理，充分发挥规划的龙头引领作用。早在19世纪，城市规划就通过改善卫生设施和住房、隔离住宅区与工业污染来抑制城市工业化过程中的疾病暴发。城市规划和管理决策可以影响城市的宜居性，最终影响居民的健康和幸福。世界卫生组织建议将"健康和健康公平置于城市治理和规划的核心"。城市定位要实现从卫生城市向健康城市的转变，就必须把"健康"优先嵌入城市规划之中。

"健康城市"建设和管理需要规划、环境、医疗、教育等多个部门的共同协调。参照第九届全球健康促进大会通过的《健康城市上海共识》，应优先致力于10个健康城市建设行动领域，通过实施蓝天行动、清水行动、创建优秀管理城市行动、基本公共服务提升行动、病媒生物防制行动、无烟城市行动、全民健身行动、慢病防控行动、职业病防治行动、市民健康素养促进行动全面打造健康城市[①]。把全生命周期健康管理理念贯穿城市规划、建设、管理全过程的各个环节，加快建设适应城镇化快速发展、人口密集特点的公共卫生健康体系。

---

① 共建共享，打造充满活力的健康城市[N/OL].（2020-11-11）[2022-05-09]. https://k.sina.com.cn/article_2810373291_a782e4ab02001w0ql.html.

（二）将健康优先战略贯彻到经济社会发展中

健康是最大的生产力，健康产业是庞大的民生产业。健康不仅是一项基本权利，更是经济增长和发展的基石。以人为本、健康优先的城市发展将最终成为未来发展的主旋律。经济增长并不必然带来民众健康水平的提升，而是需要以民为本的领导决心和全局性、前瞻性的健康规划，以实现健康与经济社会良性协调发展。把人民健康置于优先发展的战略地位，扭转了一段时期以来侧重经济增长，而忽视环境污染、生态恶化和为之付出巨大健康代价的倾向。中国已进入通过提高人力资本提升全社会劳动生产率，实现人口红利从数量型向质量型转换，并助力经济和综合国力持续健康发展的新阶段。个体健康指标的改善将汇集为全社会巨大的健康人力资本提升。微观层面，对于企业而言，维护员工的职业安全和健康也是有效的人力资本投资手段，有助于提升企业生产率和核心竞争力[1]。在提供全方位、全周期健康服务的健康中国建设中，健康管理、休闲健身、医养产业、医疗服务产业等健康服务业必将得到长足发展。作为规模相当可观、覆盖范围广、产业链长且在不断扩张的民生产业，健康服务业培育了民生经济新增长点，有助于推进供给侧结构性改革、优化服务业供给结构、创造就业并拉动经济的健康可持续增长[1]。

（三）将健康优先战略落实在民生福祉中

健康优先的城市建设体现了以人民为中心的发展理念和增进民生福祉的发展取向，指明了未来政策和资源的倾斜方向，是城市治理理念与发展目标的升华。美好生活始于健康，没有全民健康，就没有全面小康。健康是广大人民群众的期盼和追求，必须把保障人民健康放在优先发展的战略位置，完善健康促进政策，实施健康中国行动，切实维护人民健康权益。把发展卫生健康事业作为满足人民美好生活需要的重要内容，把健康优先体现在社会生活全过程。坚持基本医疗卫生事业公益属性，深化医药卫生体制改革，强化基层医疗卫生服务能力，建立稳定的公共卫生事业投入机制，加快优质医疗资源扩容和区域均衡布局，进一步提高应对突发公共卫生事件能力。完善全民健身公共服务体系，加快发展健康产业，不断满足广大人民群众日益增长的健康需求。

---

① 华颖. 健康中国建设：战略意义、当前形势与推进关键[J]. 国家行政学院学报，2017（6）：105-111.

二、将健康入万策贯彻于城市建设与管理的全流程

"健康入万策"这一概念最早出自1986年发布的《渥太华健康促进宪章》，并在1991年发布的《阿拉木图宣言》中提出合作理论的框架，而后在2006年在欧盟主席国会议上由芬兰提出并正式被广泛认可。其提出的原因在于芬兰作为一个饱受心脑血管等慢病折磨的国家，深刻意识到健康的干预需要跨部门合作。最初的行动定位在"以社区为基础，引导人们形成更健康、可持续的生活方式"。随着试点地区各种干预的推进，例如健康饮食及加强运动等措施让该地区心血管疾病发生率大幅度降低，芬兰将该理念推广至全国，并在全球范围内产生一定影响，例如泰国的《健康促进法》、挪威的《公共卫生法案》、澳大利亚的"健康棱镜分析"、美国加利福尼亚州的专家负责小组实验等。

从党的十八大报告中的"提高人民健康水平"，到十八届五中全会上"推进健康中国建设"重大决策，再到党的十九大报告对"实施健康中国战略"作出全面部署，党中央和各级政府始终把人民健康放在优先发展的战略地位。而在此战略规划的前提下，结合城市发展特点，全方位、全周期、全领域地推广健康推进措施是关注的重点。2019年7月《健康中国行动（2019—2030年）》等相关文件应运而生，该行动纲要围绕疾病预防和健康促进两大核心，提出将开展15个重大专项行动，促进以治病为中心向以人民健康为中心转变，努力使群众不生病、少生病。通过专项行动对涵盖健康知识普及、控烟、心理健康促进、心脑血管疾病防治、癌症防治等方面的对比研究，我们不难发现，该纲要已经从原来的治病跨入了预防，并在多处细则中体现了"使人民群众不生病、少生病"的原则。而从2021年政府工作报告中也可以看出，这种关乎健康的各类行动的实施主体正逐步从单纯依靠卫生健康部门向全社会整体联动转变，全民参与的氛围越来越浓厚，大家一起干的干劲越来越足。全社会各个行业、各个部门积极参与支持，联手开展各项行动①。

而参照全球各地的数据来看，居民作为城市的一部分，与其生活的城市形成了深度绑定和高黏度的关系，城市的各类要素与居民的健康水平有着密不可

---

① 国家卫生健康委员会. 卫生健康委就健康中国行动进展和成效等答问[EB/OL].（2021-07-17）[2022-05-09]. http://www.gov.cn/xinwen/2021/07/17/content_5625615.htm.

分的关系。"城市病"（Urban Pathology）中因城市引起的环境污染、疾病流行、交通拥挤、居住条件恶劣、基础设施薄弱、城市灾害频发、犯罪问题突出、城市贫困①等都可能对居民健康造成巨大影响。而世界卫生组织认为，健康的城市应该包括多个重要指标，而不仅仅是传统的自然生态环境，应该扩展到环境、社会与人的有机结合和协调发展。这远超过去的"卫生城市"或者是"环保模范城市"的概念。通过城市规划的探索，例如欧美早期的"田园城市""生态城市""零碳城市"等概念取得部分成功后，"数字城市""健康城市"等概念逐渐走入实验和落实阶段。

由于健康和城市的高度绑定，那么因城施策，在城市规划建设和发展中做好规划，在使用过程中做好管理，是促进居民健康的重大举措。以北京为例，北京早在2009年就开始实施健康北京人的全民健身活动，同时配套的各类公园建设、"还绿工程"等都是在其基础上实行的城市级别的基础规划与建设。而在城市管理层面，更网格化推进公共卫生委员会的建设，搭建志愿服务团队，组建家庭医生团队等。又以上海为例，上海结合自己国际化大都市的定位，在国家15项基本规划的基础上增加3项，形成18个重大专项行动、100条举措、177个监测具体考核指标，将居民人均寿命预期提升至83.66岁，成人吸烟率连续6年下降，城镇污水处理率达到96.5%等一系列的具体指标说明居民的健康满意度大幅度上升。

三、将健康事业与产业的协同发展树立为城市建设与管理的核心目标

传统意义上，健康事业指的是政府财政支付买单，属于社会保障体系一部分的医疗健康服务，比如卫生医疗服务、卫生防疫、公共养老服务、环保等，而健康产业是市场行为下的健康第一产业、第二产业、第三产业，是产业的概念，比如生物医药、健康农业、专业医疗服务，参与的主体是市场化主体，也就是企业。原先事业和产业相剥离的局面，造成了保障体系发展的受限以及政府沉重的负担，而产业发展又因为缺少空间和C端消费者，被层层阻挡。而这种

---

① KIRMEYER S L. Urban density and pathology: a review of research[J]. Environment and Behavior, 1978, 2（10）.

阻隔多是由于各方动机和利益不一致导致的。

为了更快地推进健康中国这一大概念的发展，就需要事业和产业相辅相成，进行融合，在公益的大前提下，在价值导向型医疗的基础上，合法赚取经济利益，并将经济利益进一步用于扩张，以服务更广的人群。健康产业支撑健康事业，健康事业更多地往市场化发展，例如通过政府购买服务的方式把更多可以由市场化主体做的公共医疗服务交给企业来做，培育出更多的市场化主体，通过树立和强调社会责任作为企业发展的内在动力，形成事业和产业"两翼融合"的有效机制。

从事业角度出发，以较为广泛意义上的公立医院为例，公立医院多为国家投入并运营的医院，而在其运营的过程中，其后续产业链需要多种围绕医院而生的产业（例如健康制造业和健康服务业）为其服务，其中健康制造业如医药产业、医疗器械产业，健康服务业如第三方服务产业、医疗信息化物联网产业等。从某种意义上说，产业是事业的"米"，有足够好的米才能做出好吃的饭。而在政府保障的基本医疗和基本卫生基础上，符合公益性原则的产业，都可以也应该在某种程度上通过购买服务、购买医疗报站或者重大公共卫生项目使产业与事业相融合。事业的力量在于以小博大，以四两拨千斤，以最小的代价撬动更多的利益共同体进入，进而做大做强整个链条。

从产业角度出发，以医药和器械医疗产业园为例，其多为企业在国家政策支持下自主投入研发形成的产业园区，以便企业研发和生产。其研发过程多为企业自行推动，而其背后需要大量的市场、政策进行保驾护航，以便企业推广并赚取合理利润，进行更高级药品或器械的研发。这种非营利性企业推动公益健康事业发展的案例在全球范围内也不乏大量的成功案例，这种模式不仅可以开发有效的转化通路，让科研药物和疗法迅速向应用转化，也可以发力科技原创，从源头上对全国乃至全球的新药和新型器械研发发挥长远的影响力。产业的力量在于探索、转化和快速推动，在有"益"可图的基础上，以最快速度铺开并形成影响力。

而在城市建设与管理过程中，应预留足够的用地，给出足够对于产业的关注，并在后续运营过程中给出足够的政策支持与扶持，同时在物理空间和发展空间上让出企业的生存空间。从全球角度看，近来美国、英国、日本、德国等国家均将发展医疗产业园区作为其健康发展的重要规划。美国的马萨诸塞州是全球首屈一指的生物技术超级集群，州内规划了超过550家生物技术和制药公司，而其中从事药品开发的公司就超过300家。这种生物产业聚集区汇集了最顶尖的高校、顶级的医学临床基地，实现临床—实验—临床的BBB模式，同时政府、院校、投资公司等多头支援也是催生各类人才聚集并推动产业发展的重要因素。而英国不光有知名的剑桥科技园，也有伦敦科技园等依托重点院校打造的医疗产业园区。日本的神户产业园、临港产业园等更是通过"人才+平台"模式在政府政策鼓励下，在国际合作的大前提下极大推动了各类医学成果的转化，并最终形成大型的产业链条，在促进本国医疗卫生发展后的同时推动了全球健康事业的发展。

四、将医防融合与平战结合的原则贯彻于城市建设与管理的功能之中

人毒之战可能是迄今为止战时最长的战争：核酸物质包裹着蛋白进入人类细胞后，对整个机体发动战争，它们被消灭、被驯服，或引诱体内系统攻击宿主。而重大传染病防治的任务却不仅仅包含对病毒的快速识别和驱除，还包括全社会免疫防线的构建。从霍乱、鼠疫、天花，到艾滋病、肝炎、SARS、H7N9和COVID-19，每一个病毒的传播都给人类社会带来了巨大的灾难与痛苦。中国的疾控与公共卫生从其建立以来功勋卓著、举世瞩目，直面"重"与"急"逐个阻击，切实降低了我国艾滋病、病毒性肝炎等疾病的传播，将患病人群控制在小范围内，并缩小至传染病院和医院内的传染科内部解决。尤其是新冠肺炎疫情肆虐，我国迅速建立起覆盖全国的、敏感高效的检测体系，后续更是将传染性疾病限制在少量的传染病院和综合医院的感染科中，还引入火神山、雷神山等传染病专科医院，各类大型体育场馆临时改建的方舱等应急措施。

同时，在老龄化、慢病等问题催生下，连续诊疗和全生命周期健康管理的诉求下，医防融合应运而生。这既是新模式也是新要求，医主要指临床，防主要指公共卫生。公共卫生与临床的结合给连续诊疗和全生命周期健管提供了机会，也在世界范围内得到了正面的反馈。然而这种仅仅调动医疗力量作为健康构建核心的方式已逐渐无法满足人们对更加健康生活的追求。

随着人们对病毒的理解和认知逐渐加深，基于对于人民群众全生命流程健康的高度负责，结合过去综合医院发生问题的经验教训，医防融合和平战结合被制定成为下一阶段防控的重点。人类活动中有80%与场所有关，因此城市建设和管理就需要将医防融合、平战结合融入其中。

医防融合的理念不仅将医疗保健的概念涵盖在内，更是重在防治。以安徽"界首模式"为例，在"医共体"建设的框架下，改变原有按人头付费模式，将部分资金前移至防病，以家庭医生签约服务为抓手，以高血压、糖尿病等慢病为切入点，以信息化建设为支撑，界首市走出了自己在县、乡、村的医防融合模式。而以深圳"罗湖模式"来看，成立医疗集团，将工作重心和优质资源下沉至社区，做好预防保健和健康管理，让签约人少得病，不得病，参保人越健康，集团收益越高，推动医疗集团从治病挣钱转向防病省钱。以上两种模式代表了乡村和城市医防融合的管理措施，在建设和管理双位一体化适应当地情况的条件下，从实际出发，推动区域内人群的健康管理，将健康维护作为首要目标。二者均取得了一定的成效。

平战结合的理念不仅是要实现常态下的环境健康与安全，更要满足突发情况和特殊情况的健康和安全要求，这对规划、建设和管理都提出了更严峻的挑战。这种挑战既包括整个城市公共健康体系的弹性规划，也包括各类规划建设的顶端弹性设计，站在全周期、全要素、可变性、适应性运维体系的角度，预先考虑到各种风险灾害，对各类风险进行分级，并结合实际情况进行预案规划和响应要求的设置。

不管是医防融合还是平战结合，都是站在全民健康维护的高度，从政府政策制定的角度出发。而当执行过程中，应立足运营和城市或乡村的实际情况，最大限度发挥规划、建设的前驱性特征，搭好顶层架构下的物理空间和信息框架，将模型快速运转是现阶段发展的重点。

五、将中医药的核心要素融入城市建设与管理的特色中

中医药是我国古代科学的瑰宝，也是打开中华文明宝库的钥匙，凝聚着中国人民和中华民族的博大智慧，包含着中华民族几千年的健康养生理念及其实践经验。将中医药核心要素融入健康城市的建设和运营管理，发挥中医药在维

护和促进全民健康中的独特作用，可为健康城市建设提供坚实保障，也是传承创新和发扬光大中医药这一宝贵财富的重要手段和载体。同时也使得古老的中医药为健康中国战略的实施以及全民健康目标的实现再立新功。

（一）将中医药与城市"健康细胞"建设深度融合

健康的人体由健康的细胞组成，而健康的城市也需要由社区、单位、家庭、学校、医院、景区、商城等"健康细胞"来组成，只有这些"细胞"都保持健康活力，城市才会充满生机。在健康社区、健康单位、健康家庭，健康学校、健康机关、健康军营、健康医院、健康企业等城市"健康细胞"建设中增加中医药元素，让民众随时随地感受中医药健康文化和享受中医药健康服务，是健康城市建设和运营管理的重要内容和路径。中医不仅能治病，还能防病，更可以满足民众追求美好生活而派生出来的更高水平的健康需求。要像构建连锁便利店那样，构建起中国城市社区网格化的基层中医药服务体系。在健康单位建设中，要在饮食、工间操、健康体检等环节融入中医药特色，鼓励职工接受中医药"治未病"服务[1]。在健康学校建设中，要将中医药课程纳入教学体系，开展中医药教育，提高校园师生的中医药素养。将中医药融入城市"健康细胞"建设，打造具有中医药特色的健康城市，是未来城市建设与运营管理的新理念和新模式。

（二）将中医药文化与城市健康文化深度融合

中医药文化孕育于中华五千年文明的土壤之中，博大精深，源远流长，蕴含着丰富的内容和哲理。将中医药文化与城市文化建设深度融合，是建设城市文化和打造城市名片的重要内容和方式。加强中医医疗机构文化建设，在中医药传承中传播中医药文化。推动中医药进机关、进农村、进社区、进校园、进企业、进家庭"六进"活动，让群众体验中医药魅力。综合运用广播电视、报刊等传统媒体和"两微一端"等新媒体，大力弘扬中医药文化知识，宣传中医药在经济社会发展中的重要地位和作用[1]。建设中医药博物馆、药用植物园、中

---

① 泸州市健康城市建设指挥部办公室. 泸州市：将中医药五个维度深入融入健康城市建设[EB/OL].（2020-06-15）[2022-05-09]. http://wjw.luzhou.gov.cn/xwdt/gzdt/content_722813?SessionVerify=3630216c-d239-485a-ab05-3f4aaa3bc997.

医药主题公园（或在公园里设立中医药专区）等实体场所，推广、宣传中医药文化，将中医药绿色健康理念、天人合一的整体观念、辨证施治和综合施治的诊疗模式、运用自然的防治手段和全生命周期的健康服务等文化融入民众的日常生活之中，让健康和养生成为生活的主基调和主旋律。

（三）将中医药服务与全民健康管理深度融合

遵从辨证论治个性化原则的中医，在个人健康管理方面具有先天优势，特别是中医理疗、针灸、推拿、药膳等调理手段较西医更有普适性价值。将中医药服务与全民健康管理深度融合，推广融入中医治未病理念的健康工作和生活方式。应用中医药"未病先防、既病防变、瘥后防复"思想，推广、普及中医养生保健知识和易于掌握的理疗、推拿等中医养生保健技术与方法。加强对重点人群的中医药健康管理服务，对高血压、高脂血症、脑卒中高危人群等重点人群提供中医药"治未病"服务。鼓励家庭医生提供中医治未病签约服务，在重点人群和慢性病患者中推广中医治未病干预方案。所有公立中医医院治未病科独立设置，探索与健康体检科协调配合，为健康人群、亚健康人群提供治未病、中医养生服务。将中医药与全民健身深度融合，在机关、事业单位、学校、企业、社区等推广八段锦、太极拳、五禽戏、易筋经等中国传统健身运动[1]。加强社区卫生服务中心、中医馆等中医医疗机构建设，促进中医药传承创新发展与健康城市建设深度融合，提升中医药服务可及性。

（四）将中医药与城市产业发展深度融合

中医药产业方兴未艾，具有十分广阔的发展前景。将中医药产业做大做强，是城市产业发展的重要路径之一。鼓励设立以中医药健康服务和养生养老为主的中医馆所、护理院、疗养院等机构，加强中医药养生保健服务机构建设，大力发展中医药养生保健。大力发展中药材种植，制定实施中药材种植规划，扶持中药加工生产企业发展。创建药用植物园等中医药健康旅游基地（项目），打造一批中医药健康旅游精品线路。鼓励开展药膳、食疗等研究、开发和

---

① 泸州市健康城市建设指挥部办公室. 泸州市：将中医药五个维度深入融入健康城市建设[EB/OL].（2020-06-15）[2022-05-09]. http://wjw.luzhou.gov.cn/xwdt/gzdt/content_722813?SessionVerify=3630216c-d239-485a-ab05-3f4aaa3bc997.

利用。创作中医药文化创意产品，开发中医药保健品、化妆品、保健器械等商品①。大力推动中医药传承创新融合发展，推动中医药产品和技术创新，促进中医与现代科学融合发展，完善中医药全产业链布局，打造中医药企业龙头和产业集群。

---

① 泸州市健康城市建设指挥部办公室. 泸州市：将中医药五个维度深入融入健康城市建设[EB/OL].（2020−06−15）[2022−05−09]. http：//wjw.luzhou.gov.cn/xwdt/gzdt/content_722813?SessionVerify=3630216c−d239−485a−ab05−3f4aaa3bc997.

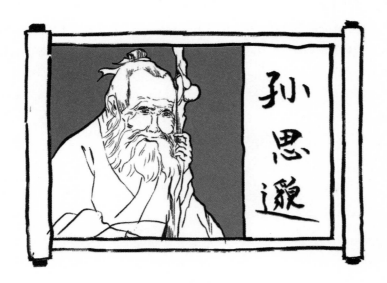

孙思邈

孙思邈（约541~682年），京兆华原（今陕西省铜川市耀州区）人，唐代医药学家、道士，被后人尊称为"药王"。

孙思邈天资聪慧，少年好读，7岁的时候就认识一千多字，可以背诵上千字的文章，有"圣童"之称。不想，孙思邈也是幼年多病，家中经常请医生为他治疗，花费了不少家财，于是，孙思邈便立志从医。由于孙思邈广读博收，颇有觉悟，很快就成为一位名医，开始为乡邻治病。

孙思邈不仅精于内科，而且擅长妇科、儿科、外科、五官科。在中医学上首次主张治疗妇女、儿童的疾病要单独设科，并在著作中首先论述妇、儿医学，著有《妇人方》三卷、《少小婴孺方》二卷。

孙思邈还非常重视预防疾病，认为人若善摄生，当可免于病。他提倡讲求个人卫生，重视运动保健，提出了食疗、药疗、养生、养性、保健相结合的防病、治病主张。

孙思邈很重视研究常见病和多发病。如山区人民由于食物中缺碘，易患甲状腺肿大（俗称粗脖子），他认为这种病是由于山中的水质不洁净引起的，所以就用海藻等海生植物和动物的甲状腺来治疗，具有较好的效果。他对脚气病作了详细的研究，首先提出用谷白皮煮粥（含有丰富的维生素B1），常服可以预防、治疗。在长期的实践中，孙思邈还总结出治疗痢疾、绦虫、夜盲等病症的特效药方。

孙思邈对针灸术也颇有研究，著有《明堂针灸图》，以针灸术作为药物的辅助疗法。他认为"良医之道，必先诊脉处方，次即针灸，内外相扶，病必当愈"。

孙思邈尤其对药材的采集、制作非常有研究。他经常是亲自采集药材，并深入地研究药物性能。他认为适时采药极为重要，早则药势未成，晚则药势已竭。他根据常年的经验积累，确定出233种中药材适当的采集时节。

孙思邈留给后世的医学巨著《千金方》总结了唐代以前的医学成就，乃唐代以前诊治经验之大成，对后世医家影响极大，也是中国历史上第一部临床医学百科全书。

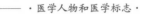

· 医学人物和医学标志 ·

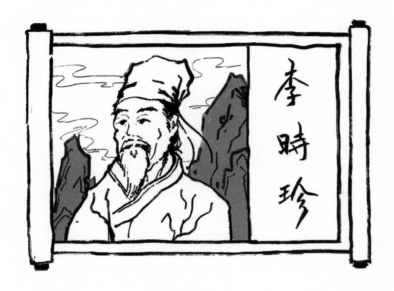

李时珍

　　李时珍（1518~1593年），字东璧，晚年自号濒湖山人，湖北蕲春县蕲州镇东长街之瓦屑坝（今博士街）人，明代著名医药学家，被后世尊为"药圣"。

　　自1565年起，其先后到武当山、庐山等地收集药物标本和处方，历经27年，于1590年完成了192万字的巨著《本草纲目》。此外他对脉学及奇经八脉也有研究，著述有《奇经八脉考》《濒湖脉学》等多部。后为楚王府奉祠正、皇家太医院判，去世后明朝廷敕封为"文林郎"。

第四章　健康城市与医疗模块、医疗中心

第一节　健康城市的起源和趋势

一、引言

"健康城市"建设运动已经在国际上开展了超过40年，而蔓延至今的全球新冠肺炎疫情为我们重新认识健康城市提供了重要契机。在城市转型联盟（Coalition for Urban Transitions）发布的《抓住城市机遇》中提到，城市是疫后复兴和促进长期可持续发展的关键所在。

对我国来说，落实健康中国战略、促进健康城市发展也是向第二个百年奋斗目标进军的重要支点。2021年3月23日，习近平总书记在福建省三明市沙县总医院考察时指出，健康是幸福生活最重要的指标。必须以人民健康为中心，将健康融入所有政策，实现人民共建共享。

北京健康城市的建设也在有序推动，《"十四五"时期健康北京建设规划》已于2021年12月29日正式发布。本书也希望能在厘清健康城市概念本源的基础上，深入认识新的发展趋势和挑战，与城市规划体制改革密切结合，推动城市抓住机遇，拓展发展新空间。

二、健康城市的概念及起源

"健康城市"是以实现"人的健康"为核心目标的城市发展之道，是公共卫生和城市规划两个学科交叉发展的产物。健康城市的提出是对健康的内涵、健康决定要素的认识不断深化和扩展的结果。

1948年，世界卫生组织正式认可了健康的基本概念，即健康是指全面健康，不仅仅是没有疾病或体弱，而是身体上、心理上和社会上的完好状态。与

此同时人们也逐渐意识到，除了医疗设施和卫生条件外，健康受到多种因素的综合影响，包括个人生活习惯、城市环境、经济社会资源等。

20世纪70年代，世界卫生组织的工作重心主要是不发达的农村地区，认为城市居民卫生条件较好，健康水平较高。但是随着城市居民健康问题的不断出现，人们发现，一些健康风险涉及原有公共卫生以外的因素，包括暴力、机动车交通等，迫切需要一个新的审视健康问题的视角，以及聚焦解决城市地区健康问题的有效方法[①]。

在此背景之下，20世纪80年代初期，欧洲和北美洲开始了更多基于城市层面促进健康的探索。1984年在加拿大多伦多召开的"健康多伦多2000"大会上首次提出了健康城市（Healthy City）一词。1986年，在加拿大渥太华召开的第一届国际健康促进大会上，世界卫生组织发布了《渥太华宪章》，明确了"健康城市"的概念，即"持续创建和改善物理与社会环境，以及拓展社区资源，使居民能够互相支持，实现全部生活目标和发挥个人最大潜力的城市"[②]，并提出健康促进的三大基本策略和五大优先行动领域，奠定了全球健康促进行动的理论基础。

此后世界卫生组织开始着手实施第一批健康城市项目。随着对健康问题认识的不断深入，以及各地方实践探索的不断开展，健康城市的内涵、策略也在不断丰富，形成不同的时代特色。

三、对健康城市的几点认识

（一）健康城市涵盖了最为广泛的内容

健康城市的一个核心要点是健康的影响因素。巴顿（Barton）等对影响健康和幸福的影响因素进行了分析和总结，提出了以人为核心的多维度健康影响因素图[③]，共包括生活方式、社区联系、地方经济、日常活动、物理建成环境、自然环境、全球生态系统七个层面（图4-1）。

---

① KENZER M. Healthy cities: a guide to the literature [J]. Environment and Urbanization, 1999, 11（1）.

② World Health Organization. Health Promotion Glossary, 1998. www.who.int.

③ BARTON H, GRANT M. A health map for the local human habitat [J]. Journal of the Royal Society for the Promotion of Public Health, 2006, 126（6）: 252-261.

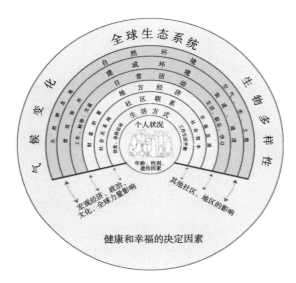

图 4-1　健康和幸福的决定因素分析图

多维度、复杂的健康影响因素使健康城市的要点也十分广泛。1996年的世界卫生日，世界卫生组织发表了《城市健康危机》报告，提出了以下健康城市十项特征①，同时也强调各国可根据国情作相应的调整。

①清洁安全的环境；

②可靠和持久的食品、饮水、能源供应，有效的垃圾清除系统；

③保证市民在营养、饮水、住房、收入、安全和工作方面的基本要求；

④拥有一个强有力的相互帮助的市民群体，其中各种不同的组织能够为了改善城市健康而协调工作；

⑤市民能够参与制定涉及日常生活、健康和福利的各种政策；

⑥提供各种娱乐和休闲活动场所，方便市民之间的沟通和联系；

⑦保护文化遗产，尊重所有居民的文化和生活特征；

⑧赋予市民选择有利于健康行为的权利；

⑨做出不懈努力争取改善健康服务质量，并使更多市民受益；

⑩使人们更健康、长久地生活和少患疾病。

① World Health Organization. World Health Day [EB/OL]. [1996-04-07]. https: //www.who.int/docstore/world-health-day/en/whday1996.html.

近年来，健康城市的内涵进一步拓展，与可持续、老龄化、应对气候变化、城市韧性等相结合，形成新的热点。

（二）健康城市是综合性的政策过程，而非单一的技术内容

健康城市既包括资源配置、规划编制等技术层面的内容，也包括扩大政府以外机构和居民的公众参与、提高地方政府的透明度和责任等城市治理层面的内容。健康城市更多地强调对个人、社区和地方的赋能，使其能够公平地享有健康资源。

《渥太华宪章》提出的健康促进五项优先行动领域包括发展个人技能、强化社区行动、建立健康公共政策等城市治理层面的内容。而2015年世界卫生组织西太平洋办事处发布的《支持地方政府健康城市建设工具包》报告中进一步强调"好的治理决定了好的健康"。

（三）健康城市并不是具有单一标准的概念，而是具有过程性、动态性的特征

健康城市强调的是在地方经济社会发展背景下，对居民健康问题有清醒认识，并努力对其进行改善，来实现特定健康目标的行动过程。

世界卫生组织欧洲健康城市第一阶段（1987~1992年）工作报告完善了健康城市的定义，提出健康城市是作为一个过程而非结果来界定的。任何城市，不论其当前的健康水平如何，只要对健康改善有了承诺，并设置了相应的架构和程序来实现这一承诺都可以是健康城市[①]。当一个阶段的健康发展目标实现后，需要根据新的健康影响要素动态调整健康发展目标。

（四）城市规划是促进健康城市目标达成的重要手段

20世纪90年代，健康城市的实践在全球得到了扩展，在城市层面制定和实施健康促进策略的方法路径逐渐清晰。1997年，世界卫生组织欧洲地区办事处发布了《健康和可持续发展的城市规划》[②]报告，提出了城市健康规划（City

---

① 许从宝，仲德崑，李娜. 探寻健康城市观念的原旨[J]. 规划师，2005，21（6）：76-79.

② WHO Regional Office for Europe. City planning for health and sustainable development [R]. 1997.

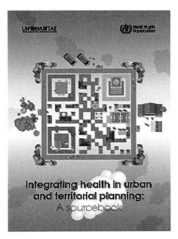

图 4-2 　《将健康纳入城市
与区域规划》报告封面

Health Plan）的内涵、基础、步骤、编制和实施，强调城市健康规划是健康发展和促进可持续的关键工具。1998年，雅典国际健康城市会议第一次正式提出"健康城市规划"（Healthy Urban Planning）思想，为世界各地建设健康城市提供了新的规划范式①。

2020年，联合国人居署和世界卫生组织联合发布了《将健康纳入城市与区域规划》②实用资料手册，再次强调城市和区域规划在促进健康和福祉方面起到了关键的推动作用，规划工具与各类健康影响因素都有密切关联。该手册详细阐述了如何将"健康"切实落实在城市和区域规划中，通过规划为城市和地区赋能，应对传染性疾病、非传染性疾病、意外伤害等健康风险，促进更加健康的环境、生活方式和城市韧性（图4-2）。

四、健康城市规划编制和实施的要点

对于健康城市建设，城市和区域规划有两种政策效力，即提出健康城市建设的内容指引，以及成为各项健康政策广泛推行的"催化剂"③。由于各地方面临不同的健康问题和发展条件，《将健康纳入城市与区域规划》更多聚焦于如何制定和实施规划，而非规划的详细内容，主要包括健康城市规划的原则、步骤，各方的责任等④。

---

① 唐燕，梁思思，郭磊贤. 通向"健康城市"的邻里规划——《塑造邻里：为了地方健康和全球可持续性》引介[J]. 国际城市规划，2014（6）.

② UN-Habitat and World Health Organization. Integrating health in urban and territorial planning：a sourcebook［R］. 2020.

③ 蒋希冀，叶丹，王兰. 全球健康城市运动的演进及城市规划的作用辨析[J]. 国际城市规划，2020，35（6）.

④ 相欣奕，殷湖北，张美华. 如何把人民健康置于规划之核心[J]. 国际城市规划，2021（1）.

（一）健康城市规划的三项原则

①塑造具有充分紧凑性和连通性的地方。营造具有经济和社会活力的本地社区，具有方便可达的便利设施，通过改变所有人的出行方式提供日常身体活动（Physical Activity）的机会。

②营建更具社会包容性的城市环境。让人民参与到场所营造之中，满足不同年龄人群和不同环境之下的多种需求，促进公共空间中人与人的非正式互动。

③设计对资源要求不高但更具韧性的人类住区。使用基于自然的解决方案、创新技术以及生产、消费和处置的良好实践，以促进人民健康，保护环境并提升应对气候变化和自然灾害的韧性。

（二）健康城市规划的四个维度

①为避免健康风险而制定的基本规划和立法的标准。例如实施水和卫生标准，确保对化学品和其他有害物质有效管理。

②对妨碍健康生活方式或有损健康公平的环境加以限制的规划准则。例如限制学校周边贩卖不健康食品，限制以小汽车为导向的孤立开发，在适当的地点提供物美价廉的住房。

③以促进更加健康的生活方式为目标的空间格局。例如鼓励城市提高紧凑度和邻近交通枢纽地区的开发，为全城提供安全的步行、自然、公共空间，以及骑行和公共交通等资源的可达性。

④为获取健康的多重共同效益而进行的城市和国土规划过程。例如与多个合作伙伴合作，通过系统的整体方法来强化共同利益，包括主动出行、慢行城市、年龄友好或儿童友好倡议、城郊和城市食品体系以及区域经济韧性策略。

（三）在不同规划过程中纳入健康议题

世界卫生组织历来强调通过完善规划程序方法来实现健康效益提升。1997年，世界卫生组织欧洲办事处发布的《健康城市发展的20个步骤》[1]中提出了3个阶段、20个步骤的规划制定建议，包括初始阶段的提升健康意识、推广发展战略、动员跨部门的行动等，在组织阶段任命委员会、分析环境状况、制定战略、

---

[1] WHO Regional Office for Europe. Twenty steps for developing a Healthy Cities project [R]. 1997.

进行能力建设等，在实施阶段建立支持小组、获得资金支持、得到行政许可等。

《将健康纳入城市与区域规划》报告中进一步深化了在所有的规划阶段融入健康议题的要求。包括长期、中期、短期规划，以及跨地区的大尺度规划或者社区、道路等小尺度规划，大致可以分为诊断、编制、实施、监测和评估四个阶段。

①诊断：从需求和供给两方面进行健康诊断，分别是居民健康需求评估和地方（用地、场所等）健康状况评估；

②编制：分别从哪些措施可以促进健康的科学证明（循证规划方法）以及对提出的规划建议进行健康影响评价两个方面为规划编制提供依据；

③实施：从提供包容性的和接触性的支撑两个方面促进健康城市规划的实施；

④监测和评估：对规划实施后产生的健康结果进行监测和报告，并进行持续性的监测数据收集。

（四）选择健康城市规划的切入点

必须根据地方特点和健康需求，确定适合的规划"切入点"，《将健康纳入城市与区域规划》报告提出了四种寻找切入点的视角和可能的行动领域（表4-1）。

不同的切入点也就为地方制定健康城市（地区）规划提供了非常多样性的选择。

切入视角及相应行动领域　　　　　　　　　　　　　表4-1

按照空间 要素划分	公共空间：广场、公园和花园、街道 交通廊道：地方街道、上学路线、骑行和主动交通、区域交通网络 蓝绿空间：栖息地网络、河岸、滨海和岸线、树林、动物迁徙廊道 设施：学校、医院、市场、机场、交通枢纽 房地产：房产、商务及产业园区、商业区、城镇中心、校园
按照结果 划分	增加日常身体活动和锻炼；更好的空气质量；提升食品安全和更健康的营养摄入；减少健康不公平；在城市层面应对糖尿病威胁；提高地方医疗健康服务的可达性和可获取性
按照原则 划分	减少道路交通伤害风险：零伤亡愿景、慢速街区、单独自行车道或步道、学校周边交通安全措施 社会和环境公正：气候公正、社区行动、以市民为主导的更新、参与式的影响评估 全生命周期策略：儿童友好、老年友好、痴呆症友好、青少年友好 健康城市：将健康融入所有策略、健康城市市长承诺
按照部门 划分	住房与健康；地方经济发展与健康；交通与健康；水和健康；健康食物生产和供应系统

第二节　医疗模块的概念

一、医疗模块提出的背景

在众多"民生"话题的讨论中，"居民健康"一直是个人、社会、国家共同关注的热点。2016年，中共中央、国务院印发了《"健康中国 2030"规划纲要》，将全民健康作为建设健康中国的根本目的，并将优化健康服务、完善健康保障、发展健康产业、构建健康环境列为今后的重点工作。为实现全面健康的目标，医疗卫生工作不能拘泥于单一视角，而是应当与健康服务、健康设施、甚至健康产业的发展建立联系，共同构成符合居民健康需求、有利于健康发展的整体"医疗环境"。

医疗卫生资源直接关系到人民群众的身体健康，人们在医疗卫生资源的选择上通常并不以距离作为首要影响因素，"择优而医"是居民选择医院的普遍心理。因为优质医疗资源的社会需求大，我国综合医院，特别是大型综合医院，接诊规模十分巨大（图4-3）。由于医院大多仅能够为患者提供医疗服务，不具备其他服务的功能，因此患者就诊期间的相关服务需求将延伸至医院周边的城市空间，对城市造成深远的影响。从医院的规划和建设实施来看，大多"就医院谈医院"，未能将其周边用地和城市空间充分纳入考虑，同时对微观个体就诊

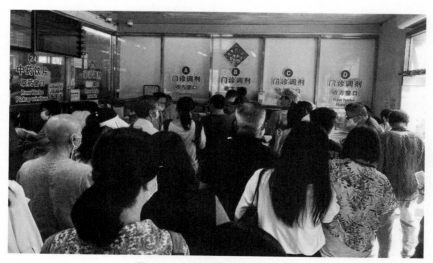

图 4-3　北京三甲医院就医量巨大

时的医疗、生活和社会服务需求也回应不足。从更大的空间范围来看，医院周边空间的组织应加强对医院外溢功能的承接，从功能布局、交通组织、设施配置、产业结构及运营管理等方面加强认知和引导，使医院周边用地与医院产生良性连接与互补，减少医院周边空间在自组织过程中产生的问题。

我们在医疗设施规划工作中，常常习惯以医疗诊治建筑为主体进行分析研究和规划布局。然而，每一种城市核心功能往往都不是独立存在于城市空间之中的，都会与外部功能相互作用，历经城市发展的时间考验，逐步筛选出相对稳定的周边功能关系，形成有一定规律的核心功能泛化区域，我们更愿意将这样的区域称为城市的功能模块。研究功能模块可以帮助我们加强对核心功能在地性的认识，核心设施涟漪化的功能延伸和扩散将提高整体效应。不论是教育、医疗还是其他核心功能，规划布局和落地的过程都不是强行拼贴在城市空间的一个功能中，只有当它更好地与周边形成功能连接的时候，才说明城市空间接纳了核心功能，核心功能也对外部形成了良好的正效应。

回到我们前面探讨的医院及其周边空间，医院作为城市中重要的大中型公共建筑，其影响和作用范围不仅是局部的医疗功能用地。医院的诊治核心功能如同磁极一般吸引着大量功能和产业的聚集。医院如同城市中的一颗节点齿轮，它的运转必然带动周边功能齿轮的运转，只有各类功能、空间、流线彼此配合、契合，才能保障医院周边城市功能的正常运行。试想一下，我们总是能在匆忙的时候顺利找到医院门口的鲜花果篮小店，并在里面快速选上几样探望病人的礼品；也总是能在医院门口的早餐店遇到很多一手握着病历本，一手拿早点快速吃着的人们；当然也能在地铁走到儿童医院的路上，看到常年卖着小玩具安抚了无数小朋友的小地摊儿。这些或是解了我们燃眉之急，又或是给了我们小小安慰的空间、设施、功能，看似偶然，实际上其内部蕴含着医院周边各类功能之间复杂的吸引、协调、交互、排斥的关系。

二、医疗模块的概念

当我们站在患者、医护人员和患者的视角展开设想，会发现除了医院内部的空间和设施之外，还需要延伸出医疗、居住、出行、休闲、精神安抚等在内的各类功能，这影响着包括商店、居住区、公园、街道、停车场等在内的各类空间。当人的行为活动注入这些空间，将进一步强化不同空间和功能之间的复杂性。这种以医院为核心，由城市功能和人的活动所组成的复合体即为本节想要提出和探讨的医疗模块概念。我们试图去研究并且提炼，一个医院周边应包含哪些功能、设施与场所，而它们之间又应如何组合和取舍来保障医疗活动和相关城市活动的正常运行。

医疗模块概念的建立可以从三个层面解决一定的问题，启发一定的思考。第一，在供给侧结构性改革的背景下，城市规划作为国家宏观调控的一种手段，应摆脱过去就空间论空间、指标化配置空间的局限，从人在空间内的活动方式及需求出发，用医疗模块的概念剖析由于公共资源配置不均、公共空间布局失当、公共环境维护不足、公共管理服务缺失带来的一系列社会问题，可以寻求解决问题的方向。第二，考虑医院周边的患者、居民开展空间活动类型、活动频率、活动的空间尺度，发现医院周边普遍存在的社会矛盾，对用地进行物质性、社会性的划分，为揭示医疗模块内的用地特性提供一些思考。第三，用医疗模块概念在规划层面总结需求视角下医院周边用地的优化导向，以期为实现城市空间的人本理念、增加人性化设计作出探索。

另外，医疗模块的尺度应该有大有小，这与核心设施的定位和尺度有关。小到一个地块或街区，大到一个组团或城市，医疗模块可能存在着不同的表现形式。为了更好地总结出医疗模块的功能要素及构成，我们将从两个尺度开展分析。一方面，按照新城市主义理论的内容要求，步行10~15分钟应该可以享受基本的公共服务，我们将步行适宜距离内可达的医院周边用地认为是小型医疗模块的空间范围。通过对城市中医疗设施建筑周边功能的观察，我们发现医疗设施周边确实存在规律性的功能布局，因而也可总结出医疗模块的基本组成。另一方面，按照医疗城或医疗中心的尺度，探讨以医疗功能为核心的城市构成方式，并从国内外相关案例中获取经验。

第三节　医疗模块的理论基础

　　理论基础是研究思路的来源。医疗模块的理论基础涉及健康公平理论、医学地理学和健康地理学、环境—行为关系学、空间聚集理论等。我们可以从理论的学习中找到研究医疗模块的思路。

一、健康公平理论[①]

　　健康权是公民的基本权利，也是人权的重要内容，国家和社会进步的直接表现即公民健康状况的改善。因此，公平的医疗保障制度对于维护社会稳定、促进经济发展、调节社会收入差异等具有重要作用。对于公正的认识，起源于人们对不公正的直接感知。正如最早对公正进行思考的赫拉克利特所言，"如果没有那些（非公正）的事情，人们就不知道公正的名字。"近二十年来，人们对国家之间与国家内部的健康差异给予越来越多的关注，随着认识的深入，大家发现这种差异不仅体现在健康水平的差异上，同时也体现在获得健康的机会与途径上。因而，健康公平可以按结果与过程划分为两个方面，即健康状况的公平、获得健康的机会与途径公平。从价值中立的角度来看，健康状况的差异是一种健康不平等的客观表现。健康公平可以从功利主义、平等主义等不同的视角展开分析。总体来看，健康公平强调的是一个地区整体健康状况的提高，要求每个人达到同等的健康状态，以实现最大化的健康公平。另外，健康公平也可以解释为一种优先要求，即应当将收益分配给病情最重的人。健康公平要针对社会、经济、文化等制度造成的健康不平等进行分析，形成社会合作公平体系。

　　健康公平涉及社会制度、文化特征、经济水平等多个方面，将健康公平的理论纳入医疗模块的研究，有利于将社会公正与健康公平结合起来，将研究扩展到社会政策的层面而非局限于卫生政策。比如针对低收入外地患者就诊所产生的一系列居住问题予以解决，就是在医疗卫生领域之外对健康公平的体现。

---

① 王欢. 全民医保目标下医疗保障制度底线公平研究[D].武汉：华中科技大学，2009.

二、医学地理学和健康地理学理论[①]

医学地理学主要研究人群疾病和健康状况的地理分布特征以及与地理环境的关系，是地理学的一个分支学科，对于医疗卫生设施的地域配置具有指导性意义。

传统的医学地理注重空间的分析，将地点看作研究的唯一对象，运用统计手段研究人们的健康同其居住的环境之间的关系以及医疗服务设施的分布与可达性的关系。随后，医学地理学不断演变发展，形成了健康地理学。1993年，罗宾卡恩斯（Robin Kearns）受到来自社会文化转型思潮的影响，发表了一篇名为《场所与健康：走向改革的医学地理学》（《Place and Health：Towards a Reformed Medical Geography》）的文章，标志着传统医学地理学发生了革命性变革。文章认为，医学地理学在自身内涵发展的过程中，其研究领域除了疾病的空间分布、身体健康等地理学特点以及与此相关的医院与医疗空间分布以外，还应借鉴社会理论以及文化地理学观点，研究社会环境下康体设施与服务体系的构建，由此提出了健康地理学的概念，将区域作为研究的焦点，研究范围有所扩大，并开始关注人的生理、心理健康与社会环境的关系，进而优化设施的配置和空间构建方案。

从健康地理学的角度讲，医院及其周边的物质空间构成了以医疗服务为目的的区域，为了与人们的社会活动需求以及精神需求相适应，在以医疗设施为核心的医疗模块中增加精神抚慰、儿童照料和心理疏导等功能，即对区域中人的生理和心理健康的关注，以提高医疗活动中患者的健康水平，以实现物质和社会活动的同步发展。

三、环境—行为关系论[②]

环境—行为关系理论是环境心理学的重要理论之一，重点讨论物质环境、人文心理、行为举止三者之间的关系。环境—行为理论中包括唤醒理论、环境

---

① 夏梦.西安大型综合医院周边用地特性研究——以西京医院为例[D].西安：西安建筑科技大学，2018.

② 胡晗.基于环境—行为关系理论的养老驿站设计研究——以北京市东城区 C 型驿站为例[J].中国住宅设施，2019（12）.

应激理论、环境负荷理论、适应水平理论、行为约束理论和行为场所理论等。人作为环境的主体，会受到环境中各种因素的刺激，这些因素会对人的心理产生相应影响。心理上的变化会反映为主体的外在行为，并反作用于外部环境。外部的环境刺激是引发主体心理及行为活动的根本因素，环境—行为关系理论的研究重点便是外部环境对主体心理的影响。环境心理学是一门多领域研究的基础学科，与社会学、地理学、城市规划等学科领域都存在紧密联系。尤其在进行城市资源配置的过程中，脱离环境心理学展开的工作势必与现实需求相脱节，引发现实生活中的社会、空间矛盾。人在不同的环境中会产生多样化的行为活动，通过总结规律及特征，可以较为直观地发现不同行为活动对环境的要求。

当前，环境行为关系论已成为城市规划工作的基础理论之一，针对公共资源配置、公共服务设施优化布局等问题，尤其需要深入研究人群的活动规律及其背后的心理需求，作为规划工作开展的基础。从环境—行为关系理论的角度讲，患者就医、医生工作、居民生活等行为的质量高低都受到医疗模块中功能及环境的影响，只有从建筑、环境、设备、功能以及心理学和社会学多维度展开讨论，才能推动医疗模块形成良好的健康环境，以满足人们生理、心理和社会需求。

四、集聚效应与空间集聚理论[1] [2]

城市作为一种重要的空间载体，与空间集聚发展密切相关。集聚效应（Combined Effect）是指各种产业和经济活动在空间上集中产生的经济效果以及吸引经济活动向一定地区靠近的向心力，是导致城市形成和不断扩大的基本因素。集聚效应适用于多个领域，其中最典型的即产业的集聚。类似的效应也出现在其他领域，包括经济、文化、人才、交通乃至政治等。具体而言，城市的形成是人口集聚、资本集聚和企业集聚等一系列要素的汇总，这一过程同时伴随着生产或消费的技术规模经济。因此对于城市的研究，学者们总是会考虑到

---

① 张可云，何大梽.空间类分与空间选择：集聚理论的新前沿[J].经济学家，2020（4）.

② 向世聪.产业集聚理论研究综述[J].湖南社会科学，2006（1）.

"城市规模的决定因素""城市间规模的差异""城市的生产力""城市的构成"以及"城市在专业化和多样化之间的选择"等研究主题。以医疗模块来说，以医院为核心形成空间与功能的集聚也体现了空间集聚理论的相关内容。集聚的过程是由外向内，再于内部不断细化的过程。一方面，医疗模块会促进医疗功能的集聚，形成规模效应，形成集聚经济；另一方面，医疗模块会带来相关功能的集聚，完善模块内的功能体系，进一步提高集聚效应。

第四节　医疗模块功能构成

通过对城市中医疗设施建筑周边功能的观察，我们逐渐发现医疗设施周边确实存在规律性的功能布局，因而也可总结出医疗模块的组成要素和基本特征。

一、医疗功能

（一）药店

医院已经可以提供医药服务了，那药店是否还应该分布在医院周围呢？答案是肯定的，这不仅关系到医疗服务的便利性，更关系到我国医疗卫生体制改革的重要方向。

2017年，为深化医药卫生体制改革，提高药品质量疗效，规范药品流通和使用行为，更好地满足人民群众看病就医需求，推进健康中国建设，《国务院办公厅关于进一步改革完善药品生产流通使用政策的若干意见》发布。意见中提出进一步破除以药补医机制，具体包括坚持医疗、医保、医药联动，统筹推进取消药品加成、调整医疗服务价格、鼓励到零售药店购药等改革措施，落实政府投入责任，加快建立公立医院补偿新机制；推进医药分开，医疗机构应按药品通用名开具处方，并主动向患者提供处方，门诊患者可以自主选择在医疗机构或零售药店购药，医疗机构不得限制门诊患者凭处方到零售药店购药；具备条件的可探索将门诊药房从医疗机构剥离；探索医疗机构处方信息、医保结算信息与药品零售消费信息互联互通、实时共享。这极大地促进医药分开，为药房剥离提供了政策支持。

同样是在2017年，我国城市公立医院全面取消了药品加成，医院门诊药房从利润部门成为成本部门，已有多地的医院作出了门诊药房剥离的尝试。随着新一轮医药卫生体制改革的不断深化，可以预见，零售药店将在我国发挥越来越大的作用。放眼世界各个国家的药店体系，也可以从中看出一些趋势和创新做法。

1. 美国药店[①]

美国早在18世纪就提出了医药分业概念。发展至今，美国医院一般只设住院药房而不设门诊药房，门诊病人必须到药店购药。医院主要靠收取诊疗费维

[①]　http://www.mafengwo.cn/gonglve/ziyouxing/231340.html.

持其基本运转，医院的药剂部，下设住院药房、病室药房，药品齐全，归医院领导，收入归医院所有，药房的收入仅占医院总收入的5%左右。目前医药零售行业正在从服务收费模式向价值创造模式转变，社区药房也从处方药物调配者向基层医疗社区店模式转型，效益增长更多地体现在药房服务和前端产品销售方面。很多病人一般情况下都在社区诊所或请保健医生诊断治疗，其处方也是在公共药房（社会药房）取药。当社区的全科医生认为有必要时，才把病人转到医院门诊或住院诊治。

美国对于药店内的药剂师也有非常高的要求。药店的药剂师通过与患者的沟通了解其病情，再根据有效处方拿药，拿药之前，药剂师会核实处方内容的真伪，判断药量的剂量是否合适等。如果存有疑问，药剂师有权致电医生调整用药。患者在购买药品时，同时会获得药剂师的处方单，上面会写清楚用药方式，同时还会留下药房地址和药剂师的联系电话，便于患者的售后服务。

目前，美国排名前三的药店为沃尔格林（Walgreens）、CVS药店、来德爱（Rite Aid）药店，均为连锁药店（图4-4~图4-6）。这些药店不仅销售药品，同时还零售食品、百货等。

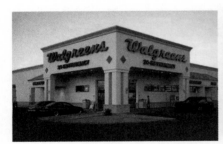

图4-4 沃尔格林（Walgreens）药店
来源：http://www.mafengwo.cn/gonglve/ziyouxing/231340.html.

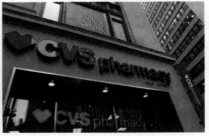

图4-5 CVS药店
来源：http://www.mafengwo.cn/gonglve/ziyouxing/231340.html.

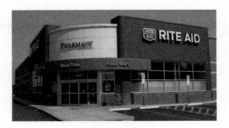

图4-6 来德爱（Rite Aid）药店
来源：http://www.mafengwo.cn/gonglve/ziyouxing/231340.html.

2.德国药店[1]

与美国有所不同，德国药店不以连锁形式为主，而多为独立经营的药店。这与德国对于开设药店的要求有关。德国《药店法》中规定，在德国境内每家药店最多可开设三家分店，而且分店必须在同一服务区域内设立，管理要由主药店负责。严禁连锁经营可以避免经营者过多地在扩大经营规模上花心思。这样一来，店家大多会通过提高药学服务的专业性等方式增加药店的竞争力，同时也出现了药店开辟海外直购服务的趋势。药店除了不被允许连锁经营，还不被允许与医院或诊所联合，这主要是为了防止形成医药联盟或者药品经营垄断，危害消费者的权益。德国对药店的开设及日常营业都有严格的审核与监督机制，例如，普通药店必须有实验室、配药室以及夜间值班室。从药店专业性来看，开药店的老板必须是药剂师，并且一个药剂师最多只能开三家药店。在德国，药剂师资格必须在大学毕业10年、参加考试合格后取得。另外，药店在销售药品的基础上，也销售食品、保健品和护肤品。很多德国药妆产品已经在世界成为"网红"，受到世界各地消费者的青睐。

德国药店采用统一的"A"字标志，1951年起，这个标志被德国药剂师协会采纳并广泛使用。德国所有药店门口都会有这个标志——鲜红的字母A和象征着医神埃斯库罗斯的蛇缠药杯图案（图4-7、图4-8）。

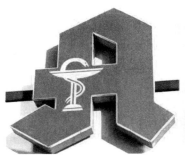

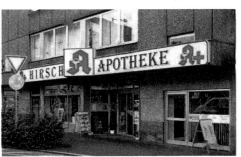

图 4-7　德国药店标志　　　　图 4-8　德国街道上的药店

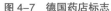

来源：https://www.sohu.com/a/404511989_99905950.

---

[1]　https://www.sohu.com/a/404511989_99905950.

3.日本药店[①]

日本自20世纪70年代起开始进行医药改革，推进医药分家的主要措施是降药价和提高医疗服务费用。经过20多年的持续推进，日本的医药分家取得显著成效。处方迅速从医疗机构流向调剂药房，从而带动了药房的快速发展。数据显示，日本药房的处方单量从1998年的4亿张增加到2017年超过8亿张，配药金额也从1998年的1.8兆日元上升至2017年的7.9兆日元。2017年日本医药分业率达到72.4%，而1998年时仅为18.4%。

日本医药零售机构分为调剂药房和药妆店。调剂药房一般分布于医院和诊所周边，承接医疗机构门诊处方；药妆店类似于生活便利店，销售非处方药、化妆品、食品等，如药妆店达到调剂药房的开设标准，也可销售处方药。药妆店店铺的陈列和摆设和普通的药店不同，在店铺最显眼的位置会摆上化妆品和日化用品，而那些处方药品和医用机械类产品会摆放在周围的角落里或者更深处。药妆店定位的目标顾客主要是年轻群体，但即使是这样也并不影响它药品的销售，一般去药妆店消费的顾客都会买很多快消品和药品，这就是日本药店的成功之处（图4-9）。日本药妆店由于市场竞争非常激烈，具有品牌和规模优势的药妆店通过迅速占领市场取得了较高的市场占有率。而日本调剂药房与药妆店的市场格局很不一样，调剂药房基本分布于医疗机构旁边，具有位置稀缺性，且调剂药房与医疗机构之间关系更密切，市场化竞争程度不高，连锁率不高，市场集中度也不算高。

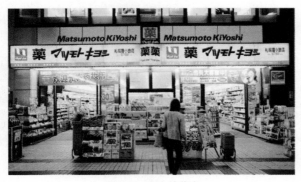

图 4-9　日本某药店
来源：https://www.ribenbang.com/2415249/

---

① https://www.qianzhan.com/analyst/detail/220/180828-7a5dd997.html.

4. 韩国药店①

韩国同样采用医药分离制度有效形成医药监督机制。医院只负责为患者诊治，药店则根据医生处方售药，医院与药店之间没有直接利益关系，双方还可相互监督。据韩国健康保险审查评价院统计，截至2017年第一季度，韩国共有2.15万家药店（图4-10），韩国人年均访问药店的天数为16.9天。在药店，购买保健药品、镇痛剂、感冒药、营养剂等一般医药品时，无需处方可直接购买；但抗生剂、高血压药、神经镇痛药等处方药必须在医院就诊并拿到医生的处方后，才可去药店购买药品。普通药店一般配有1~2名药剂师，而在大型医院附近的药店内药剂师多达十几人，以便更好地服务患者。为确保用药安全，药店一般会给患者开三天左右的药量。药剂师配好药后，通过专门的机器按照早、午、晚的服药顺序将药分别包装在透明小袋里，再将其统一放入印有处方的纸袋中。根据不同年龄层的需求，药品还会被制成丸状、粉状和液体状。很多儿童药品的包装还会被设计成卡通造型，充分体现了人文关怀。药店工作人员有时会给顾客免费赠送小瓶维C饮料，冬天的时候还会赠送热乎乎的红参饮品，人情味十足。

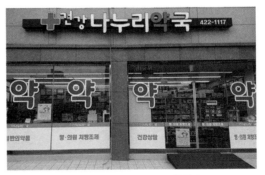

图 4-10　韩国标识醒目的药店
来源：http://korea.people.com.cn/n1/2017/0616/c407864-29344451.html.

5. 我国药店

纵观美国、德国、日本和韩国等国家，零售药店是上述国家药品销售的主要渠道。从我国的药店经营情况和趋势来看，随着医疗卫生体制的改革，综合医院周边的零售药店由于地理位置的优势，日后必然会承担更多的药品供给和

---

① http://korea.people.com.cn/n1/2017/0616/c407864-29344451.html.

药学服务工作。因此，在医疗模块中，药店不仅承担着重要的医疗溢出职能，同时也对推动医药分开具有重要意义。

从我国现有药店情况来看，由于医院大多设有门诊药房，药店呈现出与居民区的关联分布特征，一些品牌药店成为居民购药的首选，例如金象大药房、同仁堂等。这些药店大多可销售处方药和非处方药，有些药店也配有坐诊医生，针对患者的病情进行常规处方处置。新冠肺炎疫情的暴发后，网络药店也成为很多居民的首选，比如京东、阿里药房等设有药品售卖，处方药也可通过上传处方单或请线上医生给予处方建议。

通过查找相关学者对于北京部分医院周边药店的研究，可以总结得出以下结论[1]。第一，药店的分布与综合医院的分布呈现关联性，医院周边的药店数量远高于其他地区；第二，随着药店与医院间距离的增加，营业额呈现下降趋势；第三，药店的处方量相较周边医院存在较大差距，药店销售以非处方药为主；第四，药剂师整体学历水平、专业水平相较周边医院存在较大差距，高学历药剂人才严重缺乏。随着"医药分开"政策的逐步推进和更多医院处方的外流，零售药店在保障公众合理用药方面的作用将愈发重要，而三甲医院周边零售药店的分布、药品供给和药学服务水平尚无法满足患者的需求，药店应成为医疗模块中的重要环节。因此，应进一步增加医院周边的药店数量、扩大药店的营业面积、增加药店销售产品等手段来满足更多的患者需求。同时，药店需加快执业药师队伍建设，进一步提高药学服务水平，以开展多元化的药学服务。

另外，相较其他国家，我国药店销售产品的类型较为单一，药妆类、生活用品及其他商业服务功能涉及较少，这也在一定程度上影响了药店的销售额和经营热情。在医疗模块中，若能进一步扩充药店所承载的功能，或许能产生更为意想不到的收获。举例来说，北京很多医院的皮肤科、骨科等都有自己研制的化妆品、护肤品和膏方类产品，这些产品的保健功能大于治疗功能，且由于出自大医院，都有着很好的市场信任度。但由于宣传渠道和经营方式的限制，与市场同类产品相比并不具有竞争优势，虽然产品品质过硬，但在市场的占有率却不大，通常靠口口相传和百姓口碑开展销售。加之销售的渠道比较单一，很多年轻人不愿意走进医院去购买这些产品。如果我们能将医院周边的药店中

① 张杨，温爱萍，潘晨，任悦，殷若雅，沈素. 北京市5家"三甲"医院周边零售药店的分布、药品供给和执业药师配备情况调研[J].中国药房，2019，30（7）.

引入这样的商品，在不需要挂号的情况下可直接进行购买，并配有专业医师的
使用指导，一定能吸引更多、更广的消费群体（图4-11、图4-12）。

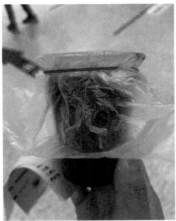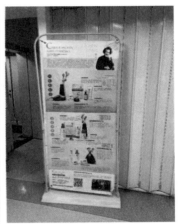

图 4-11　北京中医医院简易包装的　　　图 4-12　北京中医医院走廊内的
　　　　　 自制药膏　　　　　　　　　　　　　　　 产品宣传海报

（二）医疗器械店

随着我国居民生活水平的提高和医疗保健意识的增强，医疗器械产品需求
持续增长。医疗器械店也是和医疗设施结合较为紧密的功能之一，特别是在一
些专科医院周边，我们常常能看到相应的医疗器械商店的布局。比如在眼科医
院周边，我们就很容易发现各类眼镜店。以北京同仁医院为例，其周边0.5公里
范围内布局有10家不同品牌的眼镜店（图4-13）。而在北京积水潭医院周边有数
家店出售出租轮椅、拐杖等医疗器械（图4-14）。

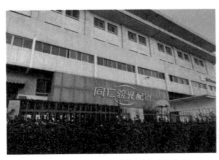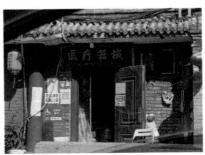

图 4-13　同仁医院品牌的眼镜店　　　图 4-14　积水潭医院周边的医疗器械商铺

　　医疗器械是指直接或者间接用于人体的仪器、设备、器具、体外诊断试剂及校准物、材料以及其他类似或者相关的物品，包括医疗设备和医用耗材。常用医疗器械包括家庭保健器材、家庭用保健按摩产品、家庭医疗康复设备、家庭护理设备、医院常用医疗器械。除此之外，随着科技的发展，一些院校的科技成果也迅速转化为成果，一些新型厂家生产的专利产品也出现在市场，包括一些家用和医院常用的设备，例如医用外伤处置车等。

　　从产品需求来看，血糖仪、血压计等产品的家用需求在持续增高。2016年初中国糖尿病患病病人数已经达到1.09亿人，国际糖尿病联盟（IDF）预计，到2040年，中国糖尿病患者数量将达到1.51亿人；除此之外，中国高血压患者人数也在不断增长，据原国家卫计委估算，我国高血压患者人数目前已超过2.7亿人，即约每3名成人中就有1人患高血压。如此高的患病率自然带动了家用医疗器械的市场发展，不难想象，今后全国家用医疗器械的需求将有多么庞大。

　　站在患者角度来说，目前公立医院目前并没有完全放开对医疗器械的销售，在很多三甲医院医生也是不能够向消费者推荐产品品牌、名称和型号的。与之矛盾的是，去医院就诊的患者往往对家用医疗器械，特别是小型家用医疗器械有着大量的需求，希望在接受治疗的同时，"顺便"购置相应的产品，而不用再自行研究购买方式和地点，给自己带来很多的麻烦。我们以外伤和骨科的患者举例，在就医后应该及时佩戴一些医疗器械辅助治疗，若医疗器械的销售就在药店附近，就可以为患者减轻继续奔波之苦，在身体和心理上为患者减轻痛苦。针对医院周边的重点市场，医疗器械销售可以找准市场定位，摸清市场需求，并且提供更加定制化的服务，以此来优化销售模式，提升营销效果。

（三）康复护理设施

　　在病患得到及时救治后，往往还需要进行一段时间的身体康复护理和心理康复护理，才能完全恢复正常。新中国成立之初，我国尚无"康复医学"的概念。此后数十年，全国医护研究人员围绕心血管系统、呼吸系统疾病等开展研究，康复护理研究的大幕就此拉开。20世纪80年代以后，现代康复医学引入，我国康复护理呈现出规范化和多元化的趋势。近二十年，随着我国老龄化速度加快以及国家经济的发展，社会对康复医学的需求不断提高。以老年人为例，老年人身体功能衰退，慢性病患病人数较多，对其日常生活、认知、社交、心理等方面产生巨大的影响，也给家庭带来了负担。

康复是一种重要的健康策略，目的在于改善和消除因疾病引起的生理和心理功能障碍。我国康复类型可以分为医院康复、家庭康复和社区康复三种。由于需求大、发展晚，康复护理还面临着专业人员不足、技术设施不完善、康复护理场所不够等问题。由于康复护理人员需要一定的专业水平，在我国救治与康复护理方面基本是在医院里完成（图4-15），这也无疑会拉长住院时间，影响病床使用效率。平均住院天数（Average Length of Stay，ALOS）是评价医院医疗效益和效率的综合指标，ALOS的长短与病种手术构成、医疗设备、医生水平以及护理水平等因素有关。根据《2020中国卫生健康统计年鉴》显示，2019年中国平均住院天数为9.1天，与经济合作与发展组织成员国的平均水平相比还有两天多的差距。

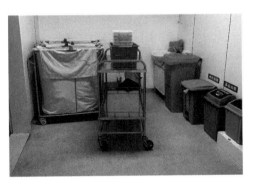

图 4-15　某医院干净整洁的护理设施置物间

为了更好地提高康复护理的水平，很多国家都在努力推进独立康复护理中心的规划建设。这里我们以美国的雪莉莱恩康复中心（Shirley Ryan Ability Lab）[①]为例展开说明。雪莉莱恩康复中心是一家位于美国伊利诺伊州芝加哥的国家级物理医学和康复研究医院，在当地乃至全美范围内都久负盛名，曾连续29年在《美国新闻与世界报道》的康复科专科榜中排名第一。该实验室的前身是成立于1954年的芝加哥康复研究所，1967年芝加哥康复研究所与西北大学建立学术联系，并开启物理医学和康复专业住院医师培养计划，一方面培养康复科人才，

---

① https://baijiahao.baidu.com/s?id=17100223279999412718&wfr=spider&for=pc.

一方面与西北大学开展合作研究。1974年，该研究所正式成为美国第一家独立的大型康复医院。医院将治疗的重点从残疾转向恢复能力，从康复过程转向康复结果。该医院因其对严重复杂疾病患者的诊疗而闻名，如脊髓损伤、中风、创伤性脑损伤、截肢、慢性疼痛等，并针对儿童、老年人及成人患者提供专业化的服务，包括辅助技术、假肢、矫形器和职业康复，还擅长解决关节炎、运动损伤、淋巴水肿、妇女健康和其他临床问题。医院以科学合理的诊断和细致入微的护理享誉世界，服务专业、医疗科学、管理严格，医生和护工都有着极好的职业水准和职业道德。医院注重多学科团队治疗，成员包括康复医师、康复治疗师、康复护士、职业治疗师、言语语言病理学家、呼吸专家、心理学家、社会工作者、康复工程与矫形师、职业心理咨询师、治疗康乐或其他专业人士，每位治疗师都能根据患者的伤情实施个性化的康复治疗。大多数患者平均要在各种康复设施中花费24天。根据外媒报道，康复中心的每间客房均配有淋浴床、可由患者控制的窗帘以及供亲属使用的沙发床，并且配备了先进的数字技术设备，包括可定制的娱乐系统，还提供房间风格选择（图4-16）。

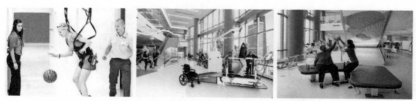

图4-16　雪莉莱恩康复中心中正在康复治疗的患者
来源：https://view.inews.qq.com/a/20210904A0024000.

由以上的案例可以看出，独立设置的康复护理中心可以有效地增加康复护理专业程度，提供更大的空间和更人性化的服务。从北京实际情况来看，目前居家养老健康服务资源不足，近年来北京市不断探索连续医疗服务模式，但康复、护理、安宁疗护等机构数量不足，基层医疗卫生机构人员也存在数量不足的问题。北京多个部门和机构也在推动部分公立医疗机构向康复、护理、安宁疗护机构转型或增加相应服务资源。考虑到北京各大医院接诊规模大、用地集约度高等情况，通过医院周边医疗模块内增加医疗服务来承接溢出功能，对保障医院正常运转、提高康复护理质量等具有重要意义。如果能在医院周边或居住区周边布局独立的临床护理和康复护理设施，形成疗护分离的功能格局，无疑可以充分发挥各自优势，提高医疗设施的服务能力。同时，由于医疗救治功能与临床护理、康复护理功能的社会需求不同，医疗救治作为民生基本服务，公益性导向更加鲜明，而临床护理、康复护理服务的市场导向更加鲜明，在保证护理专业化的基础上可以提供多元化的服务模式，具有更多的自主选择权。将康复护理独立于医院之外，可以促进康复护理的精细分工，增加康复护理的内容和深度。疗护功能适当分开，也有助于保障更多人享有基本医疗救治服务，同时使民众在临床护理和康复护理服务方面拥有更多的选择。

此外，从康复护理的内容来看，除了要重视生理护理，也应注重心理护理。部分治愈后的病人存在着肢体、语言等功能障碍，使病人难以接受患病的事实，存在着不同程度的焦虑、恐惧、悲观和失望等负面情绪。严重的情绪不安等情感障碍会影响病人的治疗和预后，因此心理的康复护理也同样重要。

二、备用场地

2020年新冠肺炎疫情暴发期间，在很多城市中出现了医院、病床、医护人员告急的情况。医院面对数量庞大的患者，往往处于超负荷运转，这体现出医院建设中前瞻性考虑的重要性。这其中，优化医院用地、快速创建有效的防疫空间是我们着重思考的方向。

医疗建筑作为抗"疫"第一阵地，经受着极其严格的考验。医院如何实现在满足日常使用需求的同时，提升医疗建筑的防灾应变能力呢？疫情的暴发不可能在有准备的情况下发生，无论是医院建设、医疗设施补充、物资储备都面对突如其来的需求进行快速应对。在疫情期间，诸多医院做出了积极的实践，随着疫情的发展和防疫经验的积累，不断探索优化建筑内部功能设计，加强对院区内部及周边的零散、预留空间的利用。这让我们认识到在医院内部及周边预留一定的空地可以有效地应对重大突发新发传染病，适应疫情时期的空间与设施的灵活转换。

院区规划适度降低密度，留有足够的院区空间是应对不确定性的首选。这样的院区内部空间可以在常态下为医院提供更优的环境品质，作为医院内的绿地、广场、开敞空间，供患者休息，或是布置一些包括流动的商业车、快递车在内的可在疫情期间迅速拆除和移除的设施，有助于疗愈效果和满足医院各类附属功能；在突发情况下则能够为医院提供快速反应空间，较大规模的场地可实现类似火神山医院模块的搭建，较小规模的场地可兼容移动方舱CT、方舱监测、应急指挥、分诊筛查和应急物资周转，更小规模的场地则可用于临时组织入院前的登记工作或用于特殊时期患者排队等。另外，预留场地也可以有效做到院区规划中各单元的适度分离，打造分散簇群。这样的应急预留在医院规划中被很多人称为"医疗白地"，需提前预埋紧急扩建临时病房的水电管线，以方便在最短时间内满足疫情所需的救治医疗条件，可以最大限度地满足平疫转换和公共卫生紧急事件、群死群伤突发事件的急诊急救与危重症治疗。"医疗白地"可通过弹性组合响应不同应急等级，兼顾了韧性适应与弹性生长。

以北京安贞医院为例，安贞医院在新冠肺炎疫情时期利用医院门前的预留空间组织患者排队入院，有效地缓解了人行道人群的拥挤问题。另外，疫情期间安贞医院利用紧邻的停车场用地改造为核酸检测场地，最初为核酸检测移动方舱，后随着防疫常态化改造为核酸检测临时建筑（图4-17、图4-18）。

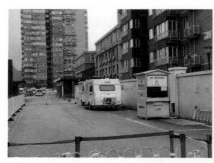
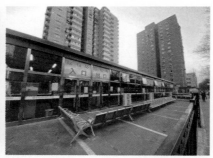

图 4-17　安贞医院门口的临时核酸检测方舱　　图 4-18　安贞医院门口的核酸检测建筑

当然，除了在医院内部，还应在医院周边预留一定的缓冲空间、备用空间，以实现特殊时期的隔绝隔离和扩充功能的需求。

三、交通组织

医院周边停车困难、交通拥堵是国内大型医院普遍存在的现象，由此引发了就医时间过长、院区环境混乱和消防风险较大等问题，也间接激化了医患矛盾，影响了医疗活动顺利进行，扰乱了城市正常秩序。从医疗模块要素来看，交通问题主要涉及静态交通空间，即停车空间以及行人、非机动车、机动车流线的组织和设计。医疗模块内的交通行为面临以下难点[①]。一是停车位严重不足。以北京中心城区为例，大部分医院建造年代较早，配套停车设施供给不足，随着家庭小汽车拥有数量和比例的上升，就医停车需求逐年增长，造成了停车位供需失衡的问题。二是交通管理问题。部分医院周边缺乏交通引导系统，就诊车辆很难快速、合理地找到就近的停车位。加之医院周边临时停车落客情况较多，严重挤占机动车道和非机动车道，也影响了社会车辆以及行人的通行。三是公共交通设施问题。公共交通是患者前往医院就诊的重要出行选择方式。从公交出行方式来看，由于城市道路空间有限，公交车站多未修建公交港湾，公交车频繁进出站会占用机动车道，或造成与非机动车的流线交叉。第四，交通行为不规范。行人与非机动车不遵守道路交通安全法律法规是当前交通管理的难点问题。前来就诊的行人往往怕耽搁时间容易出现不走人行道、过马路不走斑马线、跨栏过马路等现象；非机动车存在有空就钻、有路就抢、随意穿行、逆行、不靠边行、闯红灯等现象。因此导致医院周边交通秩序混乱，车辆行驶缓慢、拥堵现象加剧。另外，近些年兴起的共享单车也加剧了医院周边交通的复杂性（图4-19~图4-25）。

　　我们可以从首都儿科研究所附属儿童医院的交通组织优化方案中获取经验[②]。北京目前有三所较大的儿童专科医院，住在城市东部的患儿大多会选择在

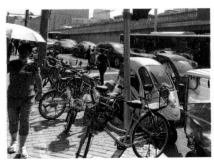 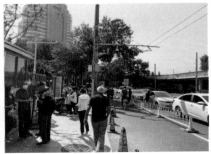

图4-19　医院门外人行道停放的共享单车　　图4-20　医院门外人行道上聚集的患者及家属

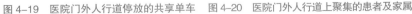

① 薛峥，王玉，赵珂.中心城区大型医院周边交通组织优化探讨[J].市政技术，2019（9）.

② https://baijiahao.baidu.com/s?id=1653692435021984526&wfr=spider&for=pc.

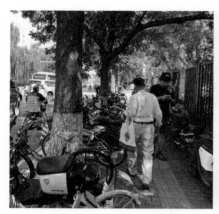
图 4-21　医院门外拥挤的人行道

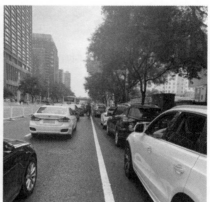
图 4-22　医院门外排队停车的小汽车
占用非机动车道

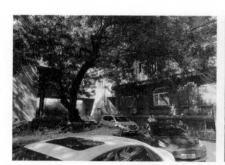
图 4-23　医院停车空间紧张

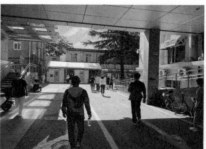
图 4-24　医院内部交通人车混行

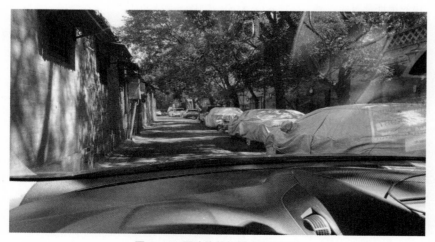
图 4-25　医院外紧邻胡同交通状况

首都儿研所附属儿童医院就医，这里被大家简称为"儿研所"。儿研所位于朝阳区雅宝路，始建于1986年，周边紧邻日坛公园和使馆区，交通压力较大。这里早、中、晚三个看诊时间段都聚集了大量的人流和车辆，加上停车位不足、行车秩序混乱、慢行系统不畅和停车管理无序等问题，拥堵现象严重，给患儿、家属和周边居民带来了不便。从停车位需求量缺口来看，儿研所每天就诊量为6000~10000病案，就诊流动车辆为1600~2200辆，需要车位为700~1000个。从交通承载力能力来看，日坛路与雅宝路相连接，但日坛路为双车道、雅宝路为单车道，两条道路的交会口正好位于儿研所门前，由于交通承载压力不同，易造成拥堵（图4-26）。在找到问题根源后，朝外街道联合区交通委、朝阳交通支队、儿研所、朝阳停车公司等部门，从优化行车秩序、优化慢行系统和规范停车管理三方面入手，对周边停车资源进行整合，规范停车秩序，畅通道路交通。具体措施包括取消原位于日坛西侧路的28个停车位，取消东侧门口约42个停车位，调整车道布置，增设医院专用车道及临时落客车道，并完善标识、标线，增加违停抓拍设备，增强区域交通控制功能，建立完善交通信息采集功能。此外，在儿研所东侧和日坛公园西侧，增加设置70个停车位，同时调整医院南侧的绿荫停车场进出口，改为东进西出，减少出入车辆之间冲突点和出入车辆与直行车辆冲突点，缓解路段拥堵。同时，重新施划周边道路交通标线，使医院南侧绿荫停车场车辆尽快驶离停车场。

　　虽然解决交通问题在医疗模块中难度较大，但我们也可以从优化医疗模块的选址及布局、完善模块路网组织、加强公共交通引导和制定模块交通政策四个方面尝试破题。第一，优化医疗模块选址及布局。在进行大型医院规划

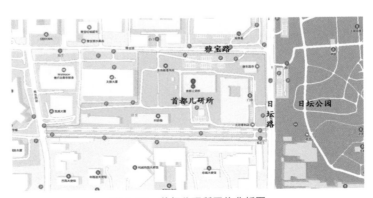

图4-26　首都儿研所区位分析图

时，应按照以公共交通为导向的开发（Transit-Oriented Development，TOD）模式，加强城市公共交通与土地利用的协调发展，促进土地的集约利用。建立项目交通承载力评估机制，强调完善周边道路交通设施，突出医院等重大民生工程道路交通设计的重要性。第二，完善模块路网组织。医院内部布局和交通管理方面，出入口道闸尽量远离市政道路设置，避免因进院车辆排队而影响城市交通畅通；引入停车场管理和诱导系统，引导车辆停放，减少绕行；采用预交费的停车收费模式，减少车辆在出入口道闸处的停驻时间。同时，结合医院建筑功能布局及周边道路交通条件，对进出医院的车辆实行分类组织，减少因出入口单一引起的交通拥堵。有条件的新建医院，可采用人、车分离的立体交通组织管理方式，避免人车混行，提高通行效率。第三，加强公共交通引导。加快医院周边片区公交专用道建设，提高公交运行速度和准点率；优化沿线公交线路，扩大公交服务范围和可达性；合理布局公交站点，提升公交覆盖率；完善公交停靠方案，提升站点停靠能力和服务水平。加快轨道交通建设，优化城市公共交通结构结合城市轨道网络规划，优化轨道线路走向，合理布局轨道站点，加强轨道与公交站、医院的接驳衔接，加快轨道交通建设进度，减少就医患者换乘时间和距离，有效缓解城市公交拥堵和乘车难现状。加快医院周边公交场站、出租车停靠点、常规公交内部换乘的规划和建设，为居民提供更优质、舒适、便捷的公共交通环境，更好地满足就医人员的交通需求。为倡导"公交+慢行"的绿色出行模式，结合片区城市道路改造，进一步完善道路沿线人行道、自行车道系统和人行过街设施设置。第四，制定模块交通政策。在医院周边道路交通事故多发点段及交通拥堵点段增设、完善信号灯、标志、标线、隔离护栏等交通设施，分离冲突点，规范通行秩序。在医院周边道路实施交通信号协调控制系统和交通引导系统，引导车辆在医院周边道路行驶，减少医院进出通道交通拥挤的现象。

四、商业功能

医务工作人员和前往医院就医的患者及家属、亲友在就诊前后会产生大量的消费行为，基本商业类型包含花店、水果店、母婴店、医疗器材店、早餐店、餐馆、美容诊所、宠物服务、口腔牙科、按摩足浴、银行ATM机、快递寄送等，不仅经营利润高，且医院旁商铺营业时间更长、更灵活，能够真正实现24小时经营连轴转；而从更高要求来看，还包括人们对于健康类消费的追求，如健康饮食、健康体检等服务（图4-27~图4-30）。但由于现阶段医院周边缺乏统一的业态规划和引导，造成在市场经济主导下小商小贩聚集，不仅难以保障医院周边商业服务的品质，同时也对城市空间造成了极大破坏。我们很容易在医院周边看到流动的商贩、结构遭到破坏改造的沿街建筑、违法亭棚等，这无疑给城市管理带来了很大的压力。医院周边蕴含着巨大的商业潜力，若能在市场调节的基础上加强规划引导，必然能迸发更大的经济价值和社会价值。

针对医院周边商业的发展情况，我们可以借鉴下日本和新加坡两位邻居的做法，或许能从中获取一些好的经验。

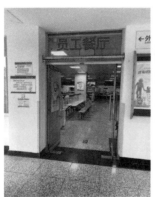 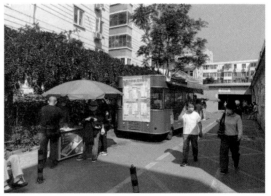

图4-27　某医院内部的员工餐厅　　图4-28　某医院内用于药品寄送的临时点

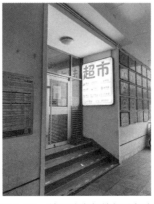 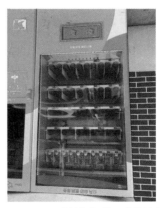

图4-29　某医院内部的便民超市　图4-30　疫情期间某医院外的自动
　　　　　　　　　　　　　　　　　　　　　　　　贩卖机口罩被抢购一空

　　日本的便利店文化十分兴盛，分布之广、数量之多令人赞叹①。医院周边的便利店俨然就是一座微型商场，你既能在这里填饱肚子，又能买到日常生活必需品，甚至还能在此阅读杂志作为娱乐。具体来看，这里可以成为打印、购票、取现、买杂志、洗手间、Wi-Fi使用、邮寄、衣物送洗、咖啡售卖、生活缴费、药品售卖、食物售卖和就餐等多种功能的集合地（图4-31）。便利店的空间并不大，但这极其有限的空间却被利用到了极致。日本便利店的商品陈列和店铺设计有着很多巧思，例如便利店内形成一个回转的流动路线，在便利店的消费高峰期，顾客会自然地按照这一条回转流动路线往前走，而不至于因为找商品而来回走动，引起拥堵。同时这样的流动路线的设计也会让原本狭窄的便利店看起来相对宽阔。2014年，日本NHK电视台播出纪录片《纪实72小时：大医院里的小便利店》，带领观众看到了医院周边便利店里发生的大事小情。片中的便利店里，有一大早出现在便利店的刚值完夜班的妇产科医生，她买了一瓶营养液，打算稍作休整回医院继续工作，这里成为她短暂休息的好地方；有因为住院太久而来到便利店买衣服释放压力的老奶奶一家，他们在这里挑选服装，短暂地远离就医的焦灼和痛苦；有陪护高龄老人的低龄老人，在照顾间隙短暂地吃上一份关东煮，然后回医院继续照顾母亲；也有深夜两点才来吃晚饭的急诊科实习医生，初入工作的他正体会着人生的酸甜苦辣。看完这个节目，你会感受到便利店这个小小商业空间给人们带来的抚慰，满足人们生理上的需要，更给予他们心理上的片刻安定与休息。

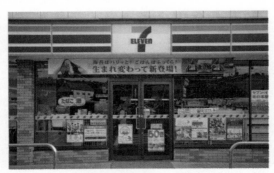

图 4-31　日本大街小巷随处可见的 7-11 便利店
来源：https://www.sohu.com/a/239396593_100054272.

①　https://www.sohu.com/a/158657044_787326.

　　新加坡由于多雨的气候特点，建设了大量带有顶棚的连廊和骑楼连接地铁站、居民区和办公楼等建筑①。这种地面与空中的连廊系统已经成为新加坡的特色之一。于2015年开始运营的黄廷芳医院，由于临近裕廊东地铁站，也采取了空中连廊的形式与周边商业区连通，在与社区融合方面取得了显著的效果（图4-32）。随着黄廷芳医院与周围几个商业建筑逐渐形成规模，为了改善商业区的步行体验，新加坡市建局在裕廊东地铁站北侧建设了标高位于二层的J步行道（J-Walk）。目前有总长度1.2公里的空中步道连接地铁站、购物中心、综合医院及仓储式商场等建筑。其中三个商场与地铁站距离较近，因此这部分的步行道在整个步行系统中是最宽的，达到6米。离地铁站越远的建筑，人流量越少，因此连接上述几个商场与黄廷芳医院的空中步道为5米宽。而穿过医院步行到大型折扣商场的人数更少，因此这段空中步道只有3米宽。步行道系统既方便了乘坐地铁远道而来的患者直接进入医院，也方便周围几个商场的健康人群来到医院二层公共空间选购产品和享用美食。其标识系统指示清晰，可以把人群合理地指引到各个建筑物内。

　　总结来看，商业功能是医疗模块中不可或缺的重要内容。而从尺度来看，大型医院周边可以适当连接交通枢纽、商业空间等，开展一体化规划设计；而在医院周边，小型商业的布置也必不可少，可以利用集约、高效、高品质的小型商业实现。医院周边业态应梳理调整，以优化医院周边业态结构，弥补涉医业态短板，提升区域商业品质。在功能定位上以满足临时性、应急性需求为主，支持便利性、快捷性、品牌化的商业业态。同时，也可以医院为载体，引

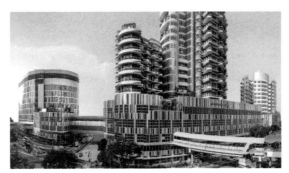

图 4-32　新加坡黄廷芳医院建筑与连廊
来源：https://www.sohu.com/a/494829361_120919052.

---

① 候彦婷，王心玥.新加坡的社区友好型医院——创造一种社区与医院共享的公共空间[J].城市建筑，2018（5）.

入社会化运作模式，重点填补目前急需的涉医餐饮和住宿消费需求。或许未来在医院周围生活和上班的人们会喜欢到医院的餐厅进餐，医院里的患者也可以方便地到周边商店消费和散步，我们会迎来有序而有温度的医院周边商业。

五、休闲功能

北京的医疗资源优质且集中，医院吸引着数以万计的患者来此就医。试想上午就医的患者需要等到下午才能拿到检查结果，他可以去哪里短暂休息下？或者家属在排队取药，身体不舒服的患者一个人可以去哪里等候家人？再或就诊号码靠后的患者去哪里能短暂停留又不用担心过号？这些问题在医院的设计中其实已经有所考虑，例如医院的大厅、走廊空间等，但实际上巨大的就医需求和紧张的公共空间还是存在着不匹配的问题，公共空间在数量和质量上都有所欠缺。以北京为例，很多大型三甲医院坐落在老城区，医院入口处及旁边的胡同、路边等场所经常能看到聚集的患者。这些患者一方面因为院内过于拥挤而选择在室外等候，另一方面担心错过医院的就诊信息而不愿离开医院的附近。他们或许带着行李，或许带着孩子，让本就不舒服的自己看起来更加狼狈。如何让患者舒适、放松地等候就诊？或许以下这些医院给我们提供了很好的参考。

北京同仁医院口袋公园位于崇文门路口东北角、同仁医院东侧，改造面积为1308平方米，原为拆违腾退绿地及临时停车场，原场地内人员混杂，北侧闲置空间较大，东侧紧邻居民院墙及出入口，西侧只有长条状绿带，空间使用极不平衡①。目前这里已经被打造成为环境整洁、空间布局合理、使用便捷的城市林下街心花园。公园以高大乔木为主景树，花灌木及地被花卉为辅，搭配彩叶树作为点缀。场地设计平衡行人与居民的使用空间，结合花池挡墙设计木座椅，方便人员使用。公园新增绿地种植池，抬高植物群落，使场地竖向丰富、起伏有度，增加了景观的趣味性。原人行道旁的带状小绿地纳入统一设计。景观细节上，用新中式的灰砖为底做种植池，白色压顶衬托出古朴娴静的环境气氛，灰砖铺地，使场地风格更加安静雅致。园内马褂木、海棠、紫荆及丰富的地被花卉等植物精致搭配使整个公园更添雅致。这里植物满院，空间舒适，是

---

① https://www.sohu.com/a/331647776_120209831.

闹市中不可多得的精品小绿地。口袋公园的建成极大丰富了周边的城市景观，见缝插绿的设计让"口袋公园"来到大众身边，融入到城市生活当中，让杂乱无章的边角地旧貌换了新颜，成为闹市中的点点绿洲，让周边居民出门后有绿、有景、有花、有树荫，提供良好的观赏、休憩和停留空间，为东城区完美打造了惠民、利民的景观工程（图4-33）。

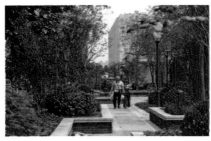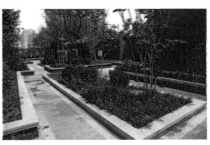

图 4-33　同仁医院周边口袋公园实景照片
来源：https://www.sohu.com/a/331647776_120209831.

中国中医科学院广安门医院（即中国中医科学院第二临床医药研究所），是集医疗、教学、科研和预防保健为一体的三级甲等中医医院。走进医院新建的门诊大楼，这里有明亮的大厅和院史展出区。大厅里面可以组织中医名医宣传活动，院史展出区则可以让患者利用等候取药的时间了解医院基本情况。走出医院大厅，进入医院建筑围合的庭院，这里设计有小桥、假山和水系，绿荫如盖的大树下随处可见供病患休息的长椅。走出医院，休闲空间的连续性戛然而止，这里紧邻城市环路和干路的交叉口地区，人流车流较大，聚集了很多排队扫码的人群，狭窄的人行道和大量的车流让这里很难找到驻足停留的空间。一些等待取中药的患者会沿着广渠路继续向东走五分钟，来到广宁公园驻足休息，这里聚集了不少附近的居民，可以放松地听上一段大爷们唱的戏（图4-34~图4-37）。

医疗模块中要充分考虑到诊疗人群的健康活动需求，构建完善的绿道系统，通过绿道串联医疗区、配套服务区和休闲游憩区，将绿道与医院环境、社区绿道、健康公园、滨水空间和道路绿化等相结合，塑造全景式健康氛围。医院周边的患者及家属的行为和心理具有一定的特殊性。从人员组合来看，通常就诊的患者会有家属随行陪同，因此就诊活动以2~3人居多；从等候时间来看，大部分患者的停留时间较长，医院周边公共空间的人流量从早晨开诊到下午开

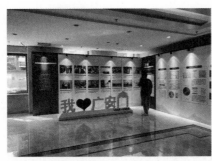

图 4-34　广安门中医院利用大厅
组织院内小型展览

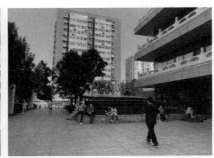

图 4-35　广安门中医院内随处
可见的休息场地

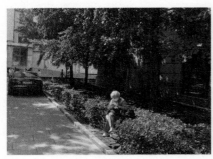

图 4-36　广安门中医院内休息等到的患者

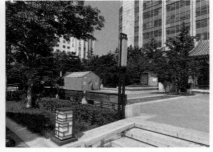

图 4-37　广安门中医院不远处的广宁公园

诊时间都维持在较高水平，直到下午人员才会所有减少；从活动类型来看，受到身体病痛的影响，大部分患者身体比较虚弱，心情略为沉重，主要以静坐休息和聊天为主要活动。针对中医院，考虑到取药的等待时长和就诊患者普遍年龄偏高的问题，应特别注意设置休息和等候区域。

　　综合以上考虑，医院周边的休闲空间要充分考虑到诊疗人群的就医急迫心情，可以利用公园为载体，设置智慧叫号等待设备，并规划就医优先通道，有序引导人群就医；公园内可以有意地提升等候空间，缩短座椅间距，增加坐等空间，为病患和家属提供安静舒适的停留场所；植物选择上可以引入保健养神类植物，减少含过敏原的植物，营造病人友好的医疗服务社区。医院周边也可以通过绿道连接重点场所节点，规划无障碍路径，形成医院周边的绿道系统，为患者和周边居民提供休闲步行空间。

　　当然，我们也不难发现，很多医院周边的公园在晚上会成为病患及家属临时住宿的场所，这会增加安全隐患，同时不利于病患和家属的休息。虽然这是无奈之举，但确实是求医人群的现实选择。城市规划应适当考虑相关需求，通过在周边地区加大各类短期居住空间的供给，适当缓解这样的问题。同时让医院周边的休闲空间利用更加合理，让城市的每个参与者都能体会到空间红利。

六、居住功能

医疗救治往往会牵动所有家庭成员，特别是外地就医病人的陪护家属，通常会选择在医院周边就近住宿，方便照顾病人；同时由于医疗周期的需要，为避免来回奔波，也会有病人选择在医院周边住宿。因此，医院周边通常会衍生出较多的居住需求。特别是在肿瘤医院、专科医院周边，有大量的酒店、居住区为患者和家属提供者正规或非正规居住空间。比如北京儿童医院周边的居住区内有大量的出租房屋用于就医家庭居住；甚至在离医院不远的南礼士路小公园里，在适宜的天气里也有一些求医的患者家庭搭起帐篷在此临时夜宿。

1979年，胶囊旅馆起源于日本加班文化。1985年，随着日本国际科技博览会的举行，胶囊旅馆被广泛知晓[①]。2011年初，中国首家胶囊旅馆现身在上海火车站北广场，截至目前在中国大陆已经有八家机场开设了胶囊旅馆。2018年10月，河南科技大学第一附属医院外科ICU病房推出一种新型陪护床位——医院胶囊旅馆，为病人家属提供免费使用。这在一定程度上解决了医院提供的陪护服务存在不足的问题，解决了部分家属无处可住的尴尬情况。目前医院胶囊旅馆并没有相应的政策性支持，由于医院胶囊旅馆数量有限，也只能解决小部分患者家属的需求，还无法满足大量病患以及家属需求。

针对经济条件较差的病患家属短期居住等问题，更需要在医疗模块中考虑雪中送炭的保障性功能设置。可以充分发挥社会资本的作用，在政府的支持下吸引企业和社会团体的帮助，在医院周边开设志愿者之家、慈善机构为贫困求助家庭提供免费住宿床位。另外，可利用社交媒体进行宣传，引起社会爱心人士的关注和投资，搭建病患与社会救治的良性平台。

我们可以从"麦当劳叔叔之家"的行动中体会到社会对于患者及家属居住问题的关注和切实的解决办法。"麦当劳叔叔之家"成立于1974年，是一个为患

---

① 张冬梅，周德山.浅析医院胶囊旅馆[J].北方经贸，2019（5）.

病住院儿童和他们的家人提供临时住所的非营利性组织。随后在"麦当劳"企业的帮助下，麦当劳叔叔之家慈善基金（简称麦基金）成立。麦当劳叔叔所穿的红白条纹袜是麦当劳叔叔之家慈善基金的重要标志。麦当劳叔叔之家慈善基金作为一个国际性非营利组织，在全球35个国家和地区拥有超过337间"麦当劳叔叔之家"，服务超过500万个家庭。2015年，中国也成立了第一个"麦当劳叔叔之家"。

2021年9月9日，在北京儿童医院附近，一家新的"麦当劳叔叔之家"的店面吸引了过往行人的注意。这是由中国宋庆龄基金会麦当劳叔叔之家慈善基金资助，与国家儿童医学中心（北京儿童医院）共同合作的爱心公益项目，建筑面积超过860平方米，共有10间家庭客房，将为患儿家庭提供住宿空间和各项生活服务。北京"麦当劳叔叔之家"距离北京儿童医院仅一街之隔。在"麦当劳叔叔之家"，每间家庭客房里都配有独立的卫生间、子母床和阅读书桌，另设有厨房、洗衣房、游乐区、用餐区等配套的综合功能区（图4-38、图4-39）。

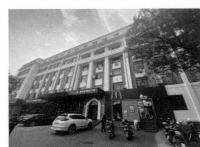
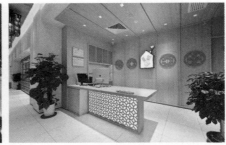

图 4-38　北京儿童医院外的　　　　图 4-39　北京儿童医院外的"麦当
　　　　　"麦当劳叔叔之家"　　　　　　　　　劳叔叔之家"内部

来源：https://m.thepaper.cn/baijiahao_14439031.

七、临时转换设施

除了前面提到的常备用地和设施外，医疗模块中还应考虑一些可临时转换、扩能的设施。这里我们选取隔离酒店作为例子进行说明[①]。

疫情期间，参考医务人员集中医学观察管理经验，应在确定成为收治医院时超前思考，第一时间作出收治一线医务人员集中隔离居住管理的部署。特殊

---

① 王亚东，黄顺，张昕，杨滢，于燕波，安林静，王婉雪，沙花燕.新冠病毒肺炎收治一线医务人员集中隔离居住的管理[J].解放军医学院学报，2020，41（3）.

时期，应对一线医务人员实行集中隔离、单间居住、吃住行统一管理。具体隔离人员包括诊疗、护理、检验、感控、保洁、维修工、被服收送、专职司机等岗位人员，采取集中隔离居住管理，避免一线医务人员与其家属和普通科室医务人员交叉感染。房间为一人一间，同一科室安排在同一楼层，各楼层人员尽可能做到不接触，避免交叉感染，既保证医务人员能够充分休息，又便于同科室医务人员进行临床疑难危重病例讨论，还方便病区有抢救任务时能作出最快响应。

因此，医疗模块中应充分考虑到医院周边酒店设施转换为隔离酒店的可能性。在医院选址和规划期间就应统筹考虑周边商业用地的布置和酒店项目的立项。这类酒店必须要有一定的客房数量以满足集中隔离的需求；地理位置最好能靠近交通枢纽；硬件基础设施和软件服务要具有一定水平，且定价合理；最好是客房加餐饮功能；最好有两套或以上的空调以及排水系统；需要具有长期同政府合作的经验。这类酒店平时应做好普通患者及家属的接待工作，疫时应能迅速转换为为医护人员服务的隔离酒店。

八、其他功能

除了以上提到的诸多物理空间需求，医疗模块中还应适当增加包括精神抚慰、心理疏导、儿童照顾等在内的其他功能需求。这里我们选取以成人心理疏导和儿童照料两个方面展开讨论。

医护人员的工作面临着生理和心理的压力（图4-40）。在某些特殊时期，医护人员的工作强度较平时会有提高，在长期高度紧张的工作过程中，也会产生焦虑、抑郁、恐慌等心理亚健康问题。因此，需根据实际情况并结合不同群体的特点，进行分类干预，为患者以及医务工作人员提供心理疏导服务，同时要积极预防、减缓和控制疫情引发的社会心理影响。

除了医护人员，还有一些特殊人群需要我们特别关注，比如老人、儿童、残疾人和治疗恢复期的患者。以幼儿为例，很多幼儿就诊时由于时间较长，容易出现哭闹或者进食需求，这就造成很多哺乳期的妈妈找不到合适的地方哺乳，引发很多尴尬的情况。以儿研所为例，前几年去就诊的患儿和妈妈们只能一起挤在一个狭小的屋子里喂奶，互相之间没有隔挡，私密性较差，聚集度也

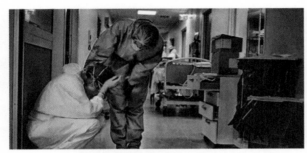

图 4-40　疫情期间医护人员承受着巨大的压力
来源：https://www.sohu.com/a/382151732_120046564.

较高，很容易出现交叉感染。为了解决类似的问题，儿研所近些年开辟了爱心母婴小屋。这些爱心母婴小屋完美体现了"麻雀虽小，五脏俱全"，3平方米的空间不仅有婴儿护理台、哺乳椅、踏脚凳、储物柜，还有智能音响、置物架、小电视、新风系统等，妈妈们需要的各种设备一应俱全。妈妈们可以放心在这里为宝宝哺乳、换尿布，私密性非常强。同时每一间移动母婴室还配备了"母婴用品爱心补给站"，妈妈们不用再为出门忘带或缺少母婴用品而烦恼，最大限度地提供便利与贴心设计，解决公共区域哺乳难题（图4-41）。

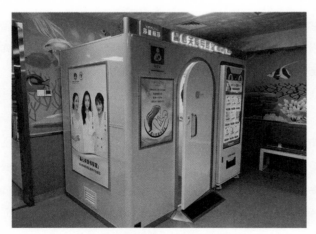

图 4-41　儿研所新增设的爱心母婴室

除了以上提到的这些方面，针对医院性质的不同，还需要补充很多的定制化功能，以满足医疗模块中的人性化需求，让医疗模块的运转更加顺畅。

第五节　医疗模块类型与构建

从前面的分析可以看出，医疗模块中包含丰富的功能和内涵。医疗模块的规划趋势呈现出单一维度向复合维度转变、独立系统向空间耦合转变、宏观主导向需求引导转变，其系统构建遵循着一定的原则和规律。下面就从中小型医疗模块和大尺度的医疗中心两个角度展开讨论，研判医疗模块的类型与构建方式。

一、中小型医疗模块的构建

医院周边都可形成中小型的医疗模块。从模块的构建阶段来看，可以从两个角度实现。一是在医疗设施的选址和规划期间，就应摒弃只以医疗设施为主体的选址概念，统筹考虑医疗模块的选址需求，将周边的用地功能和交通组织问题更全面地纳入考虑。在选址和规划阶段应该特别注意较大规模的用地的预留，比如预留备用地、增加绿地、考虑静态停车、合理规划路网结构等，为医疗设施的发展留出弹性。一旦设施周边的用地在规划阶段没有能够被合理考虑，那么随着规划实施，后期想要在城市更新的阶段解决问题就会比较困难。二是对于已经建成的地区，应该采用见缝插针、循序渐进的方式补齐医疗模块功能。可以更多地采用组织、管理的手段开展工作，增加设施的转换和适应能力，同时充分发挥社区治理的力量，针对模块的实际问题加以解决。

从模块的功能组合来看，应该依据医疗功能的特殊性和周边空间用地特性进行个性化定制。每个医疗设施所承担的诊疗职责不同，配套设施需求也不尽相同。这造成患者结构和特点也有差别，就诊习惯和规律不一样。同时也要考虑医疗设施所处的空间区位不同，周围环境差异，用地特性自然也不一样。多元化需求要求我们在研究规律的基础上开展更多的实践和思考。比如在儿童医院周边，应该增加一些公园、绿地和活动场地，以满足少年儿童的活动需求；在中医医院周边，应该有意识地增加药品寄送的功能，同时还可以增加中医推拿功能；在以骨科为专长的医院周边，应该布置更多的商业空间用于各类药品和医疗器械的售卖；在传染病医院周边，预留合适的隔离场地和绿地，并在一定的安全距离内布置一些可转换为隔离设施的酒店；在肿瘤医院周边，应该布置各类居住设施，满足长期诊疗的患者及其家属的居住问题。

模块的空间构成应协调社会价值和公益价值。在社会需求动态变化的时代，不同利益群体之间的矛盾和摩擦屡见不鲜。城市规划需要协调各方利益，在空间布局以及设计上尽量考虑不同群体的使用诉求，以人性化的场所设计为主导，实现多元利益协调。各类设施和空间只是诊疗活动的载体，而"人"才是诊疗活动的核心。举例来说，对医院患者而言，在医院周边住宿、就餐等生活需求是必要的，对在地居民而言，维护其生存环境的要求是正当的，在必要的社会需求与正当权利维护过程中，产生冲突与矛盾表面是不同利益群体之间的博弈，实则是大型综合医院周边用地规划在多种需求方面的空间不平衡。对于空间活动需求的认识有助于增进城市规划工作者对城市居民利用城市空间和不同城市群体需求多样性的认知。对于公共服务设施布局、公共服务设施与城市用地的关系应更加科学统筹，建立城市用地规划与多元使用群体之间的对应的关系，实现空间规划与社会需求的协调。另外，医疗模块还应统筹考虑经济价值。应充分发挥市场"无形的手"的力量，增加模块中各类商业要素的参与度和活力。

二、医疗中心的构建

除了以上讨论的是镶嵌在城市内部的中小型医疗模块，还存在着尺度更大的医疗模块。若我们将讨论的范围扩展为整个城市，甚至是城市圈，那么医疗模块的概念就可以扩大为医疗中心或医疗城。医疗中心产生于全球对健康服务需求的持续增长。根据第七次全国人口普查数据，截至2020年年底，我国总人口为14.2亿，其中，60岁及以上人口2.6亿，占比18.31%；65岁及以上人口为1.9亿，占比13.38%。从北京的老龄化数据来看，北京市常住人口2189.3万，其中，60岁以上人口429.9万，占19.64%，65岁以上人口291.2万，占13.30%（图4-42）。所以，各种含主题式养老、养生、康复、健康等功能的综合式服务医疗中心及医疗城开发正逐渐受到重视。相较于医疗模块，医疗中心的规模更大，内容更丰富，针对性也更强，为"健康业务＋医疗服务"产业，包括医疗服务、养老服务、健康管理与促进、健康产品研发、医疗人才教育，以及健康文化和旅游等多元化健康服务。

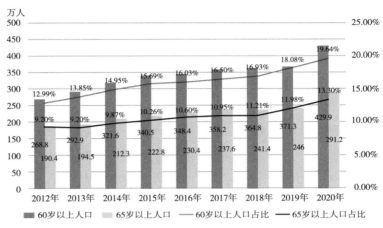

图 4-42　2012~2020 年北京市常住老年人口及占比

来源:《北京市养老服务专项规划（2021年—2035年）》

（一）医疗中心的类型

目前常见的医疗中心或医疗城主要包括4种业态形式[①]。

1.养老康复主题式医疗服务

养老康复主题式医疗服务项目以老年人为目标客户群体，是为满足老年人日常生活的一般需求与特殊需求而设计的适老性开发项目，集护理、医疗、康复、物业管理等多种业态为一体，常采用无障碍适老建筑设计。主要服务项目包括针对老年人的康复护理和基本医疗，配合健康及饮食管理等。

2.养生旅游主题式医疗服务

养生旅游主题式医疗服务项目选址多集中于生态环境良好、气候舒适宜人、具有丰富旅游资源或宗教养生文化的地区，其旅游养生、康体健身和休闲娱乐配套设施较为完善，且居住形式具有季节性特征。主要服务项目包括疗养旅游、养生休闲、娱乐健身和观光度假等。

3.健康服务主题式医疗服务

健康服务主题式医疗服务在传统开发项目的基础上引入社区健康管理，采用信息化技术实现生命周期健康跟踪，辅以社区医疗、运动健身、居家养老等

---

① 林之刚. 国际医疗城设计趋势及案例研究[J].城市建筑，2017（9）.

服务，是满足全龄医疗需求的综合性社区健康开发项目。主要服务项目包括健康管理、慢性病与疾病早筛及诊疗等。

4. 医疗健康主题式医疗服务

医疗健康主题式医疗服务是从城市战略发展目标和战略规划层面出发的综合健康业态（包括康复、医疗、养老、研究），多为配备完善设施的大型旗舰医疗项目及附属合作医疗单位。开发单位开发此种项目可实现产业间的联动协同和规模效应，扩大服务范围，增强品牌影响力，拓宽和延长开发项目的价值链。主要服务项目包括涵盖综合医疗、养生康复、健康管理、科教研发、商务会展和配套酒店或商业等的平台化服务。

（二）国内外医疗中心的实践案例

1. 美国德州医疗中心[①]

休斯敦如今是美国得克萨斯州的第一大城，全美国第四大城市，墨西哥湾沿岸最大的经济中心，其三大支柱产业为能源、航天、医疗，而久负盛名的得克萨斯医疗中心（简称"德州医疗中心"）正是坐落于此。这座医疗中心是全球最大的医疗健康产业聚集地，占地约10平方公里。这里在几十年前是一片郊区森林，经过百年的发展已成为一个极为现代化的医学基地，也是全休斯敦最现代化的地方之一，高楼密布，与不远处的休斯敦中央商务区遥相呼应。这里聚集了50多家具有国际水准的医疗卫生机构，包括儿童医院、肿瘤医院、心脏医院、器官移植、临终关怀、心理健康和预防保健等机构。著名的安德森癌症研究中心以及得克萨斯儿童医院成为德州医疗中心的"金字招牌"，每年吸引着全世界的患者前来就诊，带动区域经济年产值达140亿美元。这座医疗中心不仅是全世界患者赴美就医的首选之地，更是所有医生、教授、医学院的学生和科研人员首选的进修、学习"朝拜"之地，是全世界医务工作者心中的"麦加圣城"（图4-43、图4-44）。

如今，德州医学中心内约有100多栋建筑，常驻40多家顶尖的医院、医学院、研究所等机构，雇佣超过11万名员工，是美国医疗、生命科学人才最集中的地方，GDP达200亿美元。

---

① https://www.sohu.com/a/278593442_800074.

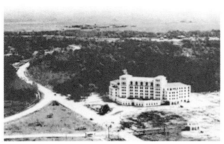 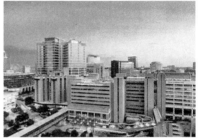

图4-43　1925年第一家医院建成　　　图4-44　如今的休斯敦医疗中心

来源: https://www.sohu.com/a/278593442_800074.

2. 美国奥兰多诺娜湖医疗城[①]

美国奥兰多市不仅以阳光沙滩、主题公园、热情好客的人民而闻名全球，现在奥兰多还拥有顶级的医疗机构，很多人到奥兰多是以医疗旅游为目的，世界各地的老年人到此租赁和购置地产养老，享受退休时光。这里曾被世界医疗旅游协会（MTA）评为"年度新兴医疗旅游目的地"。奥兰多市政府在奥兰多诺娜新城社区内建立"诺娜湖医疗城"（Lake Nona Medical City），其区域影响力与1971年迪士尼世界度假区带给奥兰多的影响力一样。诺娜湖社区占地7000英亩，其中40%的面积被保留用于规划的开放绿地和湖泊。这里集中了世界一流的居住、休闲、教育、医疗、生命科学、零售、饮食、娱乐和酒店设施，是全球医疗创新的全新目的地（图4-45）。

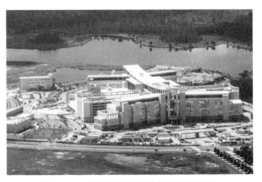

图4-45　诺娜湖医疗城内的医疗建筑

来源: https://www.sohu.com/a/331342937_99915915.

① https://www.sohu.com/a/254483578_816777.

诺娜湖医疗城是一个占地650英亩（263公顷）的健康与生命科学园，位于奥兰多国际机场附近，是奥兰多的生物医学研究与教育中心，总投资额超过30亿美元，许多全球顶尖的医疗机构、大学及生物医学技术均汇聚于此，是佛罗里达大学生命科学校学院所在区所在地，这里还包括佛罗里达大学护理学院、佛罗里达大学牙医学院、尼莫儿童医院、伯纳姆研究所东海岸研究中心、桑福德伯翰医学研究所、佛罗里达大学学术研究中心、瓦伦西亚学院诺娜校区、奥兰多退伍军人医疗中心等。

3. 成都国际医学城

成都国际医学城规划总面积约65平方公里，由医疗服务区、康复养生区、商务配套园区三大板块组成[①]（图4-46）。其不仅为市民、老年人、社会群体等提供现代、周到的健康休闲服务，还为西部中高收入人群和长期居住的外籍人士提供了高水平的医疗服务。医疗服务区拟引进1~2家大型综合性医疗机构、8~10家特色专科医疗机构，形成以"综合医院为龙头，专科医院为补充"的医疗服务群。康复养生区充分利用四川特有中医药文化资源，打造国内首个以中医文化为主题和载体的公园复合式体验区，融合寻医养生、生态观光、休闲旅游、国际交流等功能于一体，以传统院落式商业群为主要呈现特色。商务配套园区主要建设商务配套设施，为整个产业集群提供优质配套服务，在镇区核心区建设商业、文化娱乐以及中央公园等综合设施，形成城镇的活力中心区域。

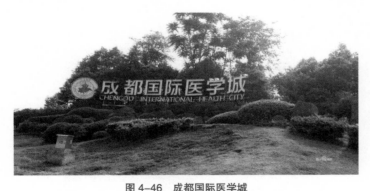

图4-46 成都国际医学城
来源：https://www.sohu.com/a/400944068_100088839.

---

① https：//baike.baidu.com/item/%E6%88%90%E9%83%BD%E5%8C%BB%E5%AD%A6%E5%9F%8E/59953105?fromtitle=%E6%88%90%E9%83%BD%E5%9B%BD%E9%99%85%E5%8C%BB%E5%AD%A6%E5%9F%8E&fromid=6073376&fr=aladdin.

成都国际医学城完善的城市公共配套是确保城市生活品质的基本要素。规划中的幼儿园、中学、大学将提供完善的教育配套体系，培植人文沃土。除此之外，规划中将交通、市政、医疗等多种城市生活配套布局其中，让未来生活更方便、更舒心。

4. 济南国际医学科学中心①

济南国际医学科学中心位于济南市槐荫区西部，总规划面积约45平方公里。济南国际医学科学中心是山东省政府主导、济南市政府具体实施的重大健康产业项目，瞄准国际高端医疗健康技术产业前沿，旨在建立集医疗、教学、科研和预防保健、健康旅游、康复医养为一体，布局合理、专业互补、资源共享的国际化综合医疗健康产业，将济南市打造成全国医学领域首屈一指的产学研高地。

济南国际医学科学中心"立足山东，辐射全国，面向国际"，深度结合精准医疗，瞄准国际医学前沿，产业链协同发展，打造医疗大健康产业生态圈，建成集医疗、教学、科研和预防保健、健康旅游、康复医养为一体的现代化、国际化、在全国有较高知名度和吸引力的综合医学服务中心，以精准医学和普惠中医为特色，集预防、养生、保健、治疗、康复为一体的国际中西医融合创新先行区。

济南国际医学科学中心包括诸多重点项目。其中，山东第一医科大学（山东省医学科学院）是山东省重点建设的应用研究型大学，也是山东省最大的医学科学研究机构，其济南主校区位于济南国际医学科学中心核心区。国家健康医疗大数据北方中心位于济南国际医学科学中心核心区，是集健康医疗大数据采集、存储、开发利用、安全保障、开放共享、管理、"互联网+"服务及运营为一体的国家级大数据中心。另外，医学中心还设有"中医药传承创新基地"。

（三）医疗中心构建展望

从前文案例分析可以看出，国外一些国家的医疗中心和医疗城发展时间较早，相关经验较为成熟。而与世界发达国家相比，我国的区域医疗中心建设仍处于起步阶段。国内各城市的医疗中心建设可以借鉴国外医疗资源配置模式进行空间布局设计，同时也要从我国国情出发，利用医疗中心提高医疗水平，增

① https://baike.baidu.com/item/%E6%B5%8E%E5%8D%97%E5%9B%BD%E9%99%85%E5%8C%BB%E5%AD%A6%E7%A7%91%E5%AD%A6%E4%B8%AD%E5%BF%83/20803561?fr=aladdin.

强科研实力。

医疗中心的建设以医疗为主题，核心是以人为本，改变原"人–产–城"的模式，创新"人–城–产"的模式。针对"人"，应满足人对生活功能、城市环境和产业发展的需求，明晰人才结构，对专家、科研人员、管理人员、诊疗人群、医护人员和运行保障人员等多类人群的工作生活特征予以梳理，针对不同人群精准配套设施。由于医疗中心的尺度较中小型医疗模块更大，可规划和统筹的空间也较大，因此对于生活配套、商业休闲和健康主题方面的内容可以进一步加强，比如增加配套陪护酒店、商业街、教育设施、技术培训和业务交流设施等。针对"产"，应加强大健康产业链的整体塑造和各个环节的衔接。大健康产业围绕人的衣食住行、生老病死，对生命实施全程、全面、全要素呵护，既追求个体生理、身体健康，也追求心理、精神以及社会、环境、家庭、人群等各方面健康。产业链中包含包括医疗服务、医药保健产品、营养保健食品、医疗保健器械、休闲保健服务、健康咨询管理等多个与人类健康紧密相关的生产和服务领域。与传统的健康产业相比，大健康产业出售的不单是一种或一类产品，而是为人们提供健康生活解决方案。医疗中心应按照大健康产业的思路发展，统筹人、技术、资金、物流和信息的互联关系，全面实现产城融合，进而打造区域经济增长极。针对"城"，要全面承载"人"和"产"的发展需求，同时营造健康的城市空间。医疗服务方面，可依据整体定位配置医院、血液中心、急救中心、集中隔离设施、医疗保险结算中心、数据信息处理中心、医技中心、医疗法庭和医疗交流中心等设施；生活配套方面，可视医疗中心的尺度和人群结构的情况设置陪护酒店、人才公寓、青年医护公寓、国际社区、商业街、商业综合体、体育场、健康主体公园等各类设施；医疗科研方面，可依据科研需求配置医学技术培训学校、医学博物馆、医学图书馆等设施。

除了中宏观层面的规划和构想，医疗中心还应注重微观健康环境的营造。我们可以从成都国际医学城的规划中举两个典型的例子。一是规划考虑到诊疗人群就医的急迫心情，规划了就医优先通道，并在公园中设置了叫号等待区。二是考虑诊疗人群的身体状况，引入杀菌除尘和养生保健植物，避免种植有花粉和飘絮等过敏源的植物，营造友好的医疗服务社区。由此可见，医疗中心的规划设计在由独立走向综合、中小尺度走向城市尺度的过程中，还需要很多精细化的健康设计。

第六节　医疗模块总结

在当今的规划工作中，"模块"概念已经深入人心。其中，我们最为熟悉的就是轨道一体化开发和轨道微中心的概念。所谓"模块"，就是我们以某类功能为核心，探讨一定范围内的人群、功能和空间的组织方式。我们以上所讨论的是以医疗建筑为核心的模块，这样的概念也可以扩展至教育模块、文化模块、体育模块等。城市是承载人类活动的重要物质载体，针对其复杂性和矛盾性所产生的问题，规划人一直处于思考和探索的过程中。医疗模块或许可以为我们提供一种全新的思路，我们将城市看作若干相互交叉和相互影响的模块综合体，在清晰每一类模块的基础上进一步组合，减少模块之间的互相干扰，增加模块之间的相互依托关系，进而形成一个更合理的城市空间。这样来看，我们的工作才刚刚开始。

对于医疗模块本身的讨论是我们对全民健康和城市健康的探索。狭义的健康仅局限于以疾病治疗为核心的健康，而我们则希望将健康的概念进一步扩大，塑造城市功能综合的健康环境，布局有机的健康生态圈，不断提高城市居民的生理健康、心理健康、社会健康和道德健康水平。我国的健康城市理念起步较晚，我们应充分依托社会制度的优越性，在发展理念、制度保障、空间规划、产业发展、技术创新和实施策略等方面共同发力，在中国寻找一条更为多元融合、有机统一、协调发展的全民健康之路。

———— · 医学人物和医学标志 · ————

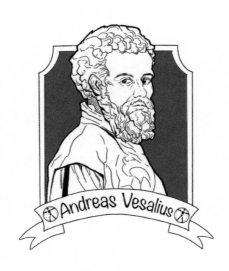

安德烈 · 维萨里

　　安德烈 · 维萨里（Andreas Vesalius，1514~1564年），比利时解剖学家，近代人体解剖学的创始人。

　　安德烈 · 维萨里出生于官廷御医之家，从小受到医学知识的熏陶。他年轻时就读于法国巴黎大学，接受医学教育。但安德烈 · 维萨里通过自己的学习和实践，发现医学教育中在人体解剖方面有很多错误之处，于是他便挺身而出直言其谬。安德烈 · 维萨里的言行与当时巴黎大学的观念与戒律相冲突，他被学校开除学籍。但安德烈 · 维萨里并没有放弃他的追求，他转到帕多瓦大学求学并任教，并于1537年在那里获得博士学位。在这段时间，安德烈 · 维萨里进行了大量的人类尸体解剖，对人体构造有了更全面、深入的了解，也纠正了很多自古罗马时代起以盖伦为代表的旧权威们臆测的解剖学理论。

　　安德烈 · 维萨里在1543年出版了700页的《人体结构》。书中以大量丰富的解剖实践资料为基础，用精准的图片和文字对人体的结构进行了精确的描述。

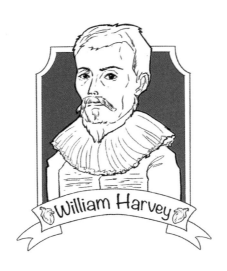

威廉·哈维

威廉·哈维（William Harvey，1578~1657年），英国生理学家、医生。

1628年，威廉·哈维在经过了12年的潜心研究和观察后，出版了《心血运动论》一书。这本书虽然仅有70页，却客观、真实地描述了人体血液循环的情况。《心血运动论》提出，血液是从动脉到静脉循环不息地流动的，血液循环的推动力是心脏。

威廉·哈维也是近代胚胎学的奠基人之一。1651年，他出版《论动物的生殖》一书。此书记述了自高等哺乳动物至低等昆虫的生长发育情况，记述了这些动物的器官构造和它们的胚胎发育过程。威廉·哈维因此提出"一切生命皆来自于卵"的理论，认为高等动物的生殖是由卵发生的。

· 医学人物和医学标志 ·

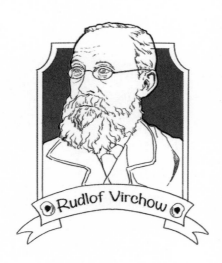

鲁道夫 · 菲尔绍

鲁道夫 · 菲尔绍（Rudolf Ludwig Karl Virchow, 1821~1902年），德国医学家、人类学家、公共卫生学家、病理学家、古生物学家和政治家，开创了细胞病理学。

菲尔绍以多项科学发现而闻名。他是第一个发现白血病的人。他最为人所熟知的理论则是他于1858年发表的"每一个细胞都来自另一个细胞"（Omnis Cellula e Cellula）的理论。这一理论构想成为细胞病理学的理论基础。菲尔绍的另一著名发现是肺动脉血栓栓塞的形成机制，也因此，他提出了"栓塞"这一术语。菲尔绍建立了细胞病理学、比较病理学（对比人与动物的疾病）以及人类学。

第五章　疫情与人类社会发展

第一节　世界历史上的重大疫情回顾

谈到健康就绕不开疫情，世界历史上发生过多次重大疫情。每一次重大疫情无不伴随着荣辱兴衰，甚至世界格局的更替。从城市发展史看，大规模的疫情曾引起城市规划和城市建设领域的诸多重大变革。本书将对历史上曾经发生过的重大疫情进行一定的梳理，尝试探讨其对当时的城市建设造成的影响。

一、古典时代的重大疫情

公元前430~前427年，雅典发生"雅典鼠疫"，这是一场毁灭性的传染病，当地近1/2人口死亡，整个雅典几乎被摧毁[①]。目睹惨状的历史学家修昔底德记录："灾难是如此浩劫，以至于人们不知道接下来会发生什么，大家对任何宗教和法律都变得漠不关心[②]。"

公元164~180年，古罗马发生"安东尼瘟疫"。当时罗马帝国的对外扩张无疑非常成功，但返回的士兵不仅带回了战利品，也带回了恐怖的病毒。安东尼瘟疫疑源于天花或麻疹，迪奥卡宣称，疫情高峰期，罗马城日死2000人[③]。公元191年瘟疫再度爆发，许多村庄彻底消失，城市居民也遭受重大损失。

第三次瘟疫被认为发生在公元249~262年，称为"塞浦路斯瘟疫"或"西普里安瘟疫"，毁灭程度不亚于前两次[④]。持续瘟疫对罗马帝国造成巨大破坏，城市陷入混乱，人口持续衰减，军事实力削弱。

---

① 瑞琳. 人类历史上的大瘟疫[J]. 支部建设，2020（4）：55.
② 修昔底德. 伯罗奔尼撒战争史：详注修订本[M]. 徐松岩，译. 上海：上海人民出版社，2017.
③ 权新宇. 地中海古代世界瘟疫的教学价值与育人价值探析[J]. 宁夏师范学院学报，2021（S）：48.
④ 权新宇. 地中海古代世界瘟疫的教学价值与育人价值探析[J]. 宁夏师范学院学报，2021（5）：47.

　　由于古典时期文字记载有限，其对城市建设的影响已不可考，同时由于科学技术水平的限制，人们更多地将瘟疫归咎于人的罪行和上帝的惩罚，因此其对城市建设的影响可能微乎其微。

二、中世纪时期的重大疫情

　　公元541~542年，东罗马帝国发生"查士丁尼瘟疫"，是地中海世界爆发的第一次大规模鼠疫，且在6~7世纪反复发作，爱德华·吉本在《罗马帝国衰亡史》中指出大瘟疫伴随着同时发生的战争和饥荒一起摧残了东罗马帝国。针对查士丁尼瘟疫的影响的研究多集中在人口数量、经济、军事实力、宗教和社会生活等各方面，对城市建设方面的影响鲜有记录。但查阅当时的背景与地区概况，也许自公元513年以后，拜占庭帝国境内多次发生的洪水、地震和灾荒，以及逃难的人群、混乱的局势和低劣的环境卫生条件为大瘟疫的流行提供了温床[1]，同时晚期古典时代特殊的气候环境、落后的医疗水平，以及大城市内相对糟糕的卫生状况，尤其是老鼠横行[2]，也是大瘟疫流行的重要诱因。

　　公元1347~1353年，欧洲爆发"黑死病"，夺走了2500万欧洲人的生命，已经成为欧洲乃至世界谈之色变和蔓延数个世纪的阴霾，人们普遍认为是由鼠疫造成的。在历史学家眼中，1347年蒙古军攻打黑海港口城市卡法被认为是这场大瘟疫的起源，其随商人传至欧洲腹地，经由意大利迅速蔓延至西欧、北欧、波罗的海地区及俄罗斯[3]。黑死病的蔓延和传播与当时欧洲的居住环境及人们的生活习惯密切相关，城市的居住社区不仅人口密集、环境肮脏，人们也没有良好的卫生习惯，甚至开始拒绝洗澡，更不懂对瘟疫感染者的隔离，人们的逃亡也加剧了黑死病更广泛的传播。黑死病造成了人口的锐减和社会的动荡，受科学技术水平和认知水平所限，人们尚未认识到居住环境与疾病传播之间的关系。因此，黑死病及之前的数次重大疫情并未对城市建设造成根本性的影响，更多的是加速了欧洲经济转型、政治变革和思想进步。这场黑死病严重打击了欧洲传统的社会结构，削弱封建与教会势力，间接促成了后来的文艺复兴与宗教改革。

---

① 崔艳红. 查士丁尼大瘟疫述论[J]. 史学集刊，2003（3）：50.

② 董令德. 查士丁尼大瘟疫探析[D]. 上海：上海社会科学院，2018：12.

③ 张乐. 黑死病：欧洲中世纪之殇[J]. 中国经济评论，2020（7）：82.

三、近、现代时期的重大疫情

　　近、现代时期发生的重大疫情包括1629~1631年的米兰大瘟疫、1665~1666年的伦敦大瘟疫、16世纪的美洲瘟疫、1720~1722年的法国马赛大瘟疫、1854年的伦敦霍乱、1910年的中国东北地区鼠疫、1918年的西班牙大流感。这个时期，人们逐渐认识到城市环境的改善对抑制疾病传播的重要作用，催生了城市的垃圾清理、下水道改造、保护饮用水源等一系列城市规划和建设领域的重大变革，本节以19世纪中叶英国卫生改革与伦敦市政建设（1838~1875年）[1]为例进行阐述。

　　英国是最早进行工业化的国家，也因此最早经历了工业化带来的各种城市问题。除伤寒、黄热病等"热病"夺去大量生命外，由亚洲传入的霍乱在1831~1866年多次在英国暴发，因其传播更加迅猛且跨越了社会阶层的藩篱，导致英国社会的极大恐慌。在缺少特效药和疫苗的情形下，英国医学家于1838年开始针对包括霍乱在内的"热病"传播规律的调研，提出脏乱的城市环境产生的"瘴气"（Miasma）是导致霍乱暴发并加剧其传播的主要因素[2]。持"环境决定论"者包括发起"护疗改革"（Nursing Reform）的南丁格尔护士（Florence Nightingale），要求医院病房的设计充分考虑通风和光照，使"瘴气"无法聚集[3]。

　　而影响更加宏远的是英国政治家查德威克（Edwin Chadwick，1800~1890年）等人发动的"卫生改革运动"（Sanitary Reform Movement），号召将卫生从个人习惯扩大至公共领域，在行政上建立由中央政府直接管理的公共卫生系统监控疫病的传播与治疗，并提出以彻底改造大城市下水道系统为核心的具体工程方案，继而推行与之相关的河道整治、路网改造等市政建设。英国在1848年通过了世界上第一部《公共卫生法》，是卫生改革运动早期的重要成果。此后伦敦修

---

① 以下相关内容全文引自：刘亦师. 19世纪中叶英国卫生改革与伦敦市政建设（1838—1875）：兼论西方现代城市规划之起源（上）[J]. 北京规划建设，2021（4）：176-181；刘亦师. 19世纪中叶英国卫生改革与伦敦市政建设（1838—1875）：兼论西方现代城市规划之起源（下）[J]. 北京规划建设，2021（5）：179-184.

② ROSEN G. A history of public health[M]. Baltimore：John Hopkins University Press，1958.

③ KOPF E W. Florence Nightingale as statistician [J]. Publications of the American Statistical Association，1916，15（116）：388-404.

建了科学的现代下水道系统和举世闻名的泰晤士河堤岸工程，其于19世纪60年代末竣工后，霍乱、伤寒等"热病"遂在英国绝迹。英国的公共卫生思想因此迅即被引入法、德、美等国，并随欧洲的殖民主义扩张被带到世界各地，城市绿地、供水及下水道系统从此成为必不可少的重要设施，也是西方"现代性"话语体系的主要构成内容和表现形式。

　　国内外规划史界一般认为，英国人霍华德提出田园城市思想及其由之掀起的田园城市运动是西方现代城市规划诞生的标志。与文艺复兴之后的各种理想城市构想和19世纪的城市建设不同，田园城市思想全盘思考社会组织、经济、农业和市政等各种问题，以求综合、系统地解决19世纪末城市问题的方案。从历史角度看，田园城市思想有关对健康、供水及排污等方面的论述，是对19世纪中叶卫生改革运动的进一步发扬。同时，由查德威克等人发起的社会调查和市政建设中，已具有现代城市规划的某些关键特征，如以细致的社会调查作为发现问题和决策的基础，而重力污水管网的铺设则需在全市范围内统筹解决走向、坡度等技术问题等。尤为重要的是，政府逐渐介入这些早期的市政建设活动并发挥越来越重要的作用，这为20世纪后城市规划的正式形成和快速发展在思想、文化和政府组织等方面奠定了基础。

　　我国规划学界对田园城市及其之后规划学科的发展论述很多，但对19世纪中叶英国的卫生改革运动及与之相关的早期城市规划思想和具体建设讨论不多①。下面考察从1838年英国的卫生调查引发的围绕卫生问题及卫生政策展开的思想争论，综述从1848年通过第一部《公共卫生法》及至1875年修订该法案的法制建设过程，着重研究查德威克的卫生改革思想导致的英国政治意识形态和社会审美趣味的变迁，并讨论伦敦下水道改造和泰晤士河堤岸工程的历史意义。这段时期是英国社会思想观念和政治意识形态急剧变化的时期，也造就了公共卫生、城市规划、景观建筑学等新兴专业的雏形。

（一）工业革命至19世纪中叶的英国政治、社会与城市概况

　　英国是最早进行工业革命的国家，蒸汽动力的发明使大工厂可以离开传统的航运河道周边而迁往大城市，便于扩大再生产。18世纪末英国人口近1千万，

---

① 孙施文. 现代城市规划理论[M]. 北京：中国建筑工业出版社，2007：81.

其中约30%居住在城市，而至1841年时英国城市化率已超过50%①，同时英国的人口规模从1800年至1851年增加了一倍②。以伦敦为例，其常住人口在1800年为96万人，到1841年已达180万人，至19世纪末激增超过400万人③。欧洲国家和美国的大城市大多也经历了相似的城市化过程，如巴黎从1800年的55万人增长到19世纪末的近300万人，芝加哥在1800年尚为小渔村，一百年后跃居为北美仅次于纽约的大城市。

　　人口急剧膨胀导致城市居住条件和城市环境逐步恶化。伦敦在中世纪曾以良好的供水和雨水排泄系统著称④，人畜等的排泄物被限定在若干固定地点而不允许直接排向街道或河流，定时由人力清捡运到城外。工业革命后，由于人口激增导致污物总量增加，前述规定被废止，垃圾和污物除堆积在院落、街道外，也被直接排向河流。受当时技术条件所限，这些河流多为城市的水源，由此导致疟疾、伤寒等流行病肆虐，之后流行的霍乱其病因也在于缺乏安全可靠的供水系统。

　　由于城市中居住密度极大，污物积聚难以及时清理而孳生蚊蝇，产生臭气，中产阶级和更高阶层居民逐渐搬到郊区。18世纪末以来伦敦就以烟雾弥漫（Big Smoke）著称⑤，英国城市史家还曾称伦敦为"污水之城威尼斯"（Venice of Drains），因每当大雨各街道到处流淌污物，可以想见其环境之恶劣⑥。除伦敦外，英国其他大型工业城市如利物浦、曼彻斯特、伯明翰等也同样面临严峻的卫生和环境问题，如利物浦被称为"英国最不健康的城市"⑦。

① LOPEZ R. Urban planning, architecture, and the quest for Better health in the United States[M]. New York: Palgrave Macmillan, 2012: 11-12.

② 18世纪末至19世纪30年代，由于大量开垦农地、结婚年龄普遍降低以及医疗方面的进步，英国人口在此时期有较大增幅。英国最早的人口普查始自1801年，但直至1837年开始执行人口登记政策后英国的人口数据才较可信。参考Derek frazer. The evolution of the British welfare state[M]. London: MacMillan Press Ltd, 1984: 56.

③ LOPEZ R. Urban planning, architecture, and the quest for better health in the United States[M]. New York: Palgrave Macmillan, 2012: 13.

④ HALLIDAY S. The Great Stink of London: Sir Joseph Bazalgatte and the cleasing of the Victorian metropolis [M]. London: Sutton Publishing, 1999.

⑤ 梅雪芹.19世纪英国城市的环境问题初探[J].辽宁师范大学学报，2000（3）：105-108.

⑥ BROICH J. Water and the modern British city: the case of London, 1835-1903[D]. Stanford University, 2005.

⑦ MORLEY I. City chaos, contagion, chadwick and social justice [J]. Yale Journal of Biology and Medicine, 2007, 80: 61-72.

当时英国政府遵循亚当·斯密的自由主义思想，坚持由市场主导经济活动，政府尤其中央政府尽量不干预地方的经济活动。因此，英国各城市的供水、雨水排污和垃圾清洁均由私营企业负责，导致支付能力较强的富庶阶层住区环境较好，而工人阶级住区的居住环境则持续恶化。当时最致命的两种疾病——肺结核和伤寒多在工人阶级住区蔓延，城市中工人阶级的健康状况每况愈下。（图5-1）

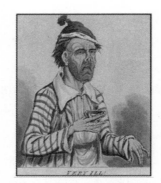

图5-1　反映工业革命后日益颓丧的工人阶级的画像《严重患病》

来源：MORLEY I. City chaos, contagion, chadwick and social justice[J]. Yale Journal of Biology and Medicine, 2007, 80: 61-72.

当时，在医学统计学方面领先的法国医学界将引发疫病的原因归咎于贫困。因此，贫穷和疫病之间的关系也引起英国政府和上流社会的关注，认为其会影响社会稳定和保证繁荣的基石。实际上，救济贫困人口一直是英国政府的重要职能。17世纪以来，英国政府规定接受救济的人口不得离开其出生地，且救济方式为直接发放救济金。工业革命以后人口流动加强，之前的救济政策已不合时宜。同时，英国用于救济贫困人口的费用自19世纪以后逐年增加，但动乱仍此起彼伏[1]。在此，英国议会于1832年组建"济贫法委员会"（Poor Law Commission）调查全国的贫困问题并提出解决方案。

在济贫法委员会中发挥了关键作用的是查德威克（图5-2），他曾是功利主义哲学家边沁（Jeremy Bentham）的私人秘书，深受边沁的政治经济思想影响。边沁反对亚当·斯密那种放任市场调节的自由主义，而敏感地认识到在从农业社会向工业社会的转型过程中个人利益与公共利益间日益显著的罅隙，政府需要在关键领域干预经济生活。边沁的哲学思想建立在"效率"和"利益（幸福）最大化"的基础上，特别关注政策的经济后果。他为容留救济人口强制劳动的"感化院"（House of Correction）提出过著名的"全景容留所"（Panopticon）模型（图5-3），融合了管理中心、住宿单元和劳动工场等功能，实现了以最少人力实现管理效率最大化的目的[2]。

---

① FRAZER D. The evolution of the British welfare state[M]. London: MacMillan Press Ltd, 1984.

② MILLER J A, MILLER R. Jeremy Bentham's panoptic device[J]. October, 1987, 41: 3-29.

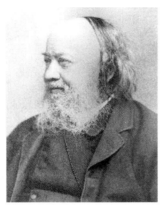

图 5-2　查德威克像

来源: RICHARDSON B W. The health of nations: a review of the works of Edwin Chadwick [M]. London: Longmans, 1887.

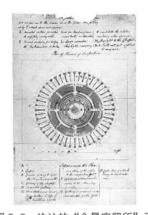

图 5-3　边沁的"全景容留所"平面形式手稿图

来源: FURLONG G. Treasures from UCL [M]. London: UCL Press, 2015.

查德威克遵循边沁提倡的"效率"和"利益最大化"两大原则，在派出大量调查员收集英国各地救济现状并分析其问题后，提出将等待救济人口进行划分，除因残疾、年少失怙等无法正常工作必须领取救济者外，对身强力壮而不愿工作者一律采取"劣等处置"（Less Eligibility）原则，即将其强迫安置在济贫院（Workhouse）中；救济金的发放不再面向个人，而是通过济贫院以劳动折价等方式统一发放。济贫院的空间设计原型就是边沁的"全景容留所"（图5-4），申请救济者在其中被当作囚徒，且领取的物资水平低于济贫院外的自由劳动所得，"迫使这些好逸恶劳者通过正常劳动获得更好的生活"，同时"保证社会大多数人的利益最大化"[1]。

通过两年（1832~1834年）的工作，济贫法委员会向国会提交了调查报告和解决方案，获得一致支持，并于当年迅即通过了《新济贫法》（*Poor Law Amendment Act*），很快实现了缩减救济金支出的目标[2]。

查德威克从济贫法委员会的工作中发展出一套工作方法，如首先以政府名义派遣他的助理到各地开展社会调查，其次争取在中央政府内建立相应机构，由中央向各地派遣专业人员督导政策的实施，最后促生出相应的专业领域。查

---

① FRAZER D. The evolution of the British welfare state[M]. London: MacMillan Press Ltd, 1984.

② 同上.

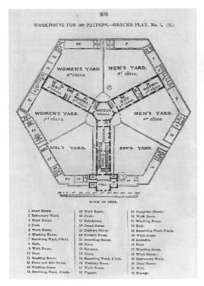

**图 5-4　容纳 300 人的济贫院
标准平面图**

来源：Annual report of the Poor
Law Commissioners for England
and Wales. London：Charles
Knight, 1836.

德威克在推进《济贫法》中的重要贡献及其敏行善辩和坚忍不拔的作风，使当
时英国社会改革的焦点迅速聚于其身，也预示着他将扮演更重要的角色。

（二）自由主义与功利主义：查德威克主导的早期卫生改革运动及其技术方案

1834年的《新济贫法》旨在通过改变救济方式和建立济贫院等设施减少救
济方面的开支，由济贫法委员会向各地派遣专员负责实行。查德威克在济贫法
委员会中担任秘书长，他在救济工作中发现每年伤寒等"热病"会导致大批壮
劳力罹难，因此新产生失去收入来源的超过4.3万多寡妇和11.2万名孤儿[1]，他们
不得不依赖政府救济。查德威克曾屡次向议会提议彻底调查传染病病因、明确
防治措施，以减少救济支出。实际上，当时的医学界已逐渐掌握伤寒、肺结核
等疾病的传染规律，即这些"由贫穷导致的疾病"主要在贫民区传播，因此上
流阶级并无特别的动力采取防治政策[2]。

当时造成更大社会恐慌的是由国际贸易从亚洲带入的霍乱。霍乱于1831年

---

① MORLEY I. City chaos, contagion, chadwick and social justice [J]. Yale Journal of Biology and
　Medicine, 2007, 80：61-72.

② DAVIES S. Edwin Chadwick and the genesis of the English welfare state [J]. Critical Review：A
　Journal of Politics and Society, 1990, 4（4）：523-536.

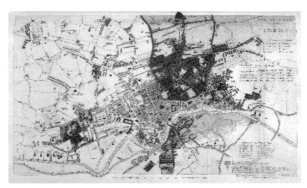

图 5-5 英格兰利兹市霍乱染病调查空间图示（1832 年）

来源：SELLERS D. Hidden beneath our feet: story of sewage in Leeds [R]. Leeds : Leeds City Council, 1997.

首次侵袭英国，造成2.2万人死亡，此后在1849年和1854年再度爆发，分别造成5.3万人和2万人死亡[1]。相对伤寒等病，霍乱致死率虽不高，但因这种烈性传染病同时在富人区和贫民区暴发，这种新传染病"颇具新闻效应且在各阶层中造成了极大的恐慌"[2]，因此英国议会于1832年紧急批准了《霍乱法案》（*Cholera Act*），授权地方政府提供实施隔离、消毒等措施的资金。同时利兹等市进行霍乱传染的调查确凿说明其蔓延到城市各区，但仍以贫民区最为严重[3]（图5-5）。由于涉及切身利益，英国各界尤其上流阶级一致要求查明霍乱病因并彻底根治。这为查德威克于1838年在英国全国范围内开展疫病调查和相应的改革提供了极佳的时机和普遍的社会基础。

查德威克采取了和《新济贫法》一样的工作方式，委任他信任的卫生专家作为调查员派往各地，不但调查霍乱也调查其他"热病"的病因与传播情况。根据汇总而来的大量数据和一手资料，查德威克在1842年出版了著名的《工人阶级卫生状况报告》（*Report on the Sanitary Condition of the Labouring Population*）（图5-6），指出环境问题与疫病间的因果关联，因此必须彻底改造城市居住环境，解决如缺少完整有效的供水和排污系统、住宅空间狭小闭塞且缺少供水和排污设施等问题。他提出"瘴气理论"（Miasmatic Theory），即城市中下水道淤塞以及地表污水、人畜排泄物和垃圾等堆积产生的臭气四下扩散是导致霍乱、

① MORRIS R. Cholera 1832 [M]. New York: Homes and Meier, 1975: 19.

② FRAZER D. The evolution of the British welfare state[M]. London: MacMillan Press Ltd, 1984: 57.

③ SELLERS D. Hidden beneath our feet: story of sewage in Leeds [R]. Leeds: Leeds City Council, 1997.

伤寒等疫病传播的主要原因①。他提出的解决方案为除引导工人阶级改进个人卫生习惯外，须由政府组建专门机构，扩大其职权，负责保证充足的供水并建立完善的排水和排污管网，使污秽不能聚积②。

为了促使政府决策层下决心，查德威克从经济方面阐明卫生改革的效益。他列举了英国各市因疫病导致病死率过高而人口平均寿命过低，影响了工业生产必需的稳定劳动力供给，"每年因瘴气和不良通风导致的死亡人数较之本国历年战争的伤亡总数还要高"③。同时，他发扬了边沁有关疾病预防是最经济的卫生政策的功利主义哲学思想，提出将用于救济寡妇和儿童的经费用于改造城

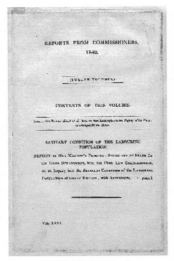

图5-6　查德威克撰写的《工人阶级卫生状况报告》封面，1842年
来源：Reports from Commissions, Vol 12, 1842.

市环境、消除瘴气和防治霍乱等疫病，以使死亡率从"千分之三十多降至千分之五"④，从而有助于使英国在当时的国际竞争中赢得优势地位。同时，查德威克认为英国公共卫生存在的最主要的问题是住宅外部的基础设施的不足和缺陷，尤其是对排水设施的忽视，而这些问题通过立法和行政手段是可以直接干预和改善的。另外改造下水道后将污物排到远郊，还可提供农业生产必需的肥料，能产生额外的经济价值⑤。

面对缺少政府调控、各种私商利益交叠重合而难以制定统一市政建设计划的状况，查德威克的重要目标是在中央政府层面建立基于科学原则开展高效工作的新机构及其各地分支，实现由中央政府集中领导和实施的卫生改革，这也

---

① ROSEN G. A history of public health[M]. Baltimore：John Hopkins University Press，1958.

② 冯娅. 论查德威克的公共卫生改革思想[D].南京：南京大学，2013.

③ CHADWICK E，FLINN M W. Report on the sanitary condition of the labouring population of Great Britain [M]. Edinburgh：Edinburgh University Press；1965：422–424.

④ BYNUM W F. Ideology and health care in Britain：Chadwick to Beveridge [J]. History and Philosophy of the Life Sciences，1988，10：75–87.

⑤ PETERSON J A. The impact of sanitary reform upon American urban planning，1840–1890 [J]. Journal of Social History，1979，13（1）：83–103.

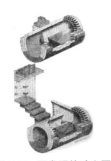

图 5-7　罗发明的砖砌蛋
形下水道（1842 年）

来源：The Civil Engineering
and Architect's Journal. Vol.
1842：320.

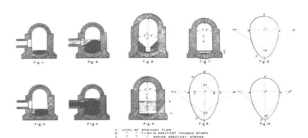

图 5-8　传统砖砌拱形截面与蛋形截面下水道的比较
19 世纪 50 年代

来源：https://www.gracesguide.co.uk/Joseph_Bazalgette.

是功利主义学派的关键诉求。但这一政治主张因坚持自由主义的政治集团的反对而难以立即实现，因此查德威克提出先从工程技术入手改造伦敦的下水道，由此拉开了卫生改革的序幕。

　　当时伦敦等城市的下水道均由红砖砌成拱券状，高可通人，因建造时没有考虑坡度和供水量，下水道内流通不畅，底部积满污物，每十年左右由工人清理一次淤积。这种铺砌方式造价和维护成本高昂且效率很低。1842年英国市政工程师约翰·罗（John Roe）发明了蛋形截面的下水道，大大减少其底部的淤积量，同时倾斜的侧壁也提高了水流冲刷的效率（图5-7）。查德威克马上采用了这种新方法，在其主持下由大批工程师进行了多种实验，确定蛋形截面下水道系统不但造价可减至传统下水道的三十分之一[①]，通过供水和坡度设计，更可快速地将污物冲走，带到远郊排出形成积肥（图5-8）。查德威克亲自提出将红砖下水道改进为釉质陶土管，进一步增强冲刷效率，同时根据支管冲水能有效增加主管流动效能的实验结果，设计出由主管和支管组成的"动-静脉系统"（Arterial-venous Approach）[②]（图5-9），并将当时已在大量使用的室内抽水马桶设施连接到排污支管，以此替代遍布伦敦各处的旱厕，减少瘴气来源[③]。

---

① SUNDERLAND D. `Amonument to defective administration'? The London Commissions of Sewers in the early nineteenth century [J]. Urban History, 1999, 26（3）: 349-372.

② HAMLIN C. Edwin Chadwick and the engineers, 1842-1854: systems and antisystems in the pipe-and-brick sewers war [J]. Technology and Culture, 1992, 33（4）: 680-709.

③ BERTRAND-KRAJEWSKI J L. Flushing urban sewers until the beginning of the 20th century [C]. 11th International Conference on Urban Drainage, Edinburgh, Scotland, UK, 2008.

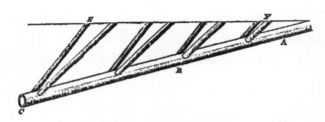

图 5-9　"动 - 静脉系统"小管径管道示意图

来源：HAMLIN C. Edwin Chadwick and the engineers, 1842-1854: systems and antisystems in the pipe-and-brick sewers war [J]. Technology and Culture, 1992, 33（4）: 692.

　　在这些工作的基础上，1848年英国议会终于通过了世界上第一部《公共卫生法案》。法案规定仍由地方政府负责修建下水道和供水系统，但在中央成立卫生总会（General Board of Health），成为全权负责城市卫生和霍乱事务的唯一机构，同时凡死亡率超过千分之二十三（英国平均死亡率）的城市必须设立分支机构，由卫生总会派遣特派卫生检察官随时向卫生总会汇报当地疫病情况并督促地方政府改进卫生状况。此外，法案要求新建房屋必须有厕所以及安装抽水马桶和存放垃圾的地方，且房屋的下水道与城市排污管网相连。《公共卫生法案》通过之后，伦敦以外的地区陆续制定了各自的地方性法规，用以干预供水、排污等市政物品供给，逐渐使英国民众接受了福利国家和政府参与市政运营的做法。

　　查德威克在《公共卫生法案》的立法过程中起到了至关重要的作用，从此环境问题和国民健康成为政府的重要职能之一。在调查卫生状况和改造下水道的实践中，查德威克与卫生专家和市政工程师密切合作，一方面，通过派遣任卫生专家在卫生总会和地方担任职务，使之承担疫病预防和监控的新职责，促使公共卫生专业的形成；另一方面，通过支持工程上的新发明，鼓励市政工程师从城市的角度考虑下水道的铺设，并且改造城市街道以获得更优的通风条件，这些举措在某些方面已初步具有城市规划的雏形。

　　查德威克理所当然地当选为卫生总会首任三位委员之一，并在此后几年间致力于获取改建伦敦下水道的经费。但他行事作风强势且求功太急，为伸张己志不惜贬低同僚，如将伦敦下水道问题归咎于皇家工程师学会按总价高低收取佣金而丧失改革的锐气等[1]。他力主打破既有利益边界、实行中央集权，也使他

---

① HAMLIN C. Edwin Chadwick and the engineers, 1842-1854: systems and antisystems in the pipe-and-brick sewers war [J]. Technology and Culture, 1992, 33（4）: 680-709.

深受猜忌，被迫于1854年从卫生总会辞职退休，从此再未担任公职，直至去世前一年受封为爵士①。

但查德威克开创的公共卫生事业并未中辍。他大力宣扬的卫生观念和改革运动逐渐深入人心。随着之后在改善城市卫生状况尤其是下水道改造、垃圾清理等方面取得巨大成效，霍乱等疫病最终被遏止，使英国社会恢复了信心，随之开始了更快速的新一轮经济增长。同时，虽然查德威克在英国国内受到广泛质疑和批评，但他在公共卫生和市政工程方面的巨大贡献使英国超过法国成为这两个领域的头号强国，查德威克也因此声名远扬。法国的拿破仑三世在改造巴黎时曾邀请查德威克到巴黎传授经验②，美国景观建筑学的创始人奥姆斯特德（Fredrick Olmsted）也曾到伦敦考察，向查德威克请教城市排水设计③④。

查德威克发起的卫生改革涉及观念、政治、经济、技术等诸多方面，既要说服政府同意改革措施也要使民众放弃既有生活模式，接受卫生和福利国家等观念，唯有随时间推移才能逐渐如水银泻地般形成全面、深刻的社会改革浪潮。因此，这一运动在早期虽进展颇不顺利，但卫生条件的改善和疫病预防效果显著提高证明查德威克提倡公共卫生事业的远见卓识，也使卫生、疫病预防和与之相关的市政建设成为民族国家竞争的重要表征，同时逐步建立了城市建设和管理的新标准，并随着英国殖民主义的扩张向世界各地传播开去。

（三）卫生改革的深入：维多利亚时代的英国公共卫生法制建设与社会变迁

1. 卫生观念使英国社会心态产生的改变

查德威克倡导的卫生改革运动受到过维多利亚时代诸多小说家和画家艺术创作的推动，同时也对艺术家们的创作发生了显著影响。如狄更斯的小说大多描绘伦敦的灰暗、污秽的城市环境，使英国民众了解环境问题的严重性。维多

① HAMLIN C. Public health and social justice in the age of Chadwick: Britain, 1800-1854[M]. Cambridge, England: Cambridge University Press; 1998.

② LOPEZ R. Urban planning, architecture, and the quest for better health in the United States[M]. New York: Palgrave Macmillan, 2012.

③ LARSEN L H. Nineteenth-century street sanitation: a study of filth and frustration[J]. The Wisconsin Magazine of History, 1969, 52（3）: 239-247.

④ PETERSON J A. The impact of sanitary reform upon American urban planning, 1840-1890[J]. Journal of Social History, 1979, 13（1）: 83-103.

利亚时代的绘画风格从文艺复兴和巴洛克时代画家所推崇的暗黑色背景，转而采用较为明亮的色彩，并在油画中大量使用白色。其中最为典型的是前拉斐尔画派的艺术主张，即不再使用低沉、灰暗的色调，使画面洁净明亮且物体边界清晰。

拉斯金（John Ruskin）是与查德威克同时代的著名艺术评论家，他的艺术评价标准深刻影响了英国和世界艺术发展的轨迹。查德威克曾自豪地宣称，他成功改变了拉斯金的艺术欣赏品味。"如果威尼斯本身弥漫臭气、污秽不堪，威尼斯的艺术又有什么值得推崇？[①]"拉斯金此后申明，"设计合理的下水道较之历史上最优美的画作更加高尚和优美。[②]"拉斯金强烈支持前拉斐尔画派的创作，尤其推崇特纳（William Turner）的画作（图5-10），使英国民众的审美趣味转向明亮洁净、轮廓清晰的作品，与卫生改革致力于改革黑暗、闭塞的空间和清除可能的致病因素等进程遥相呼应。同时，他还资助了英国贫民住宅社会改革家霍尔（Octavia Hall）女士的改革实践[③]，推动了卫生改革运动的深入。

综上所述，不但科学知识、技术水平、法制建设、经济条件都朝着有利于卫生改革的方向发展，英国社会的意识形态和审美趣味也发生了变化。这表明查德威克在19世纪40年代发起的卫生改革已全面深入到英国社会的各个领域，不但改变了政府的组织结构，也深刻影响到普通民众的日常生活。

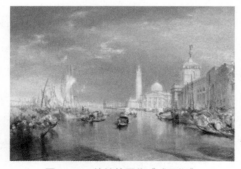

图 5-10　特纳的画作《威尼斯》
来源：BOCKEMÜHL M. Turner [M]. Hong Kong: Taschen, 1991.

---

① CLEERE E. The sanitary arts. Columbus: The Ohio State University Press, 2014: 1-3.

② WOHL A. Endangered lives: public health in Victorian Britain [M]. London: J. M. Dent, 1983. 转引自 Cleere E. The sanitary arts [M]. Columbus: The Ohio State University Press, 2014: 9.

③ BAIGENT E. Octavia Hill, social activism and the remaking of British society [M]. London: University of London Press, 2016.

2. 医学研究的发展与新理论的产生

查德威克在1842年提出的"瘴气理论"虽然是当时英国医学界关于瘟疫起源和传播机制的主流观点，但当时还存在其他观点，如法国医学界在19世纪30年代就提出"接触理论"（Contagion），即与病人的密切接触是疫病传染的主要途径。事实上，随着对霍乱等瘟疫的科学认识的不断深入，19世纪60年代以后科学家们开始倾向于后者。19世纪70年代法国生物学家巴斯德发现了病菌，从而开创了"病菌传染理论"，为现代生物学和病理学的研究奠定了基础。病菌理论正式取代风靡一时的瘴气理论。

在英国，较早发现霍乱传染与饮用水有关的是伦敦的执业医生斯诺。1854年霍乱第三次在伦敦大规模暴发，斯诺受任作为霍乱调查专家对伦敦东部一个教区开展调查。通过逐屋询访排查，他发现多数染病的家庭和患者均从同一条街道的水井中取水。他向卫生部门建议禁用该水井，此后果然该区患病人数未再增加[1]（图5-11）。斯诺的这一发现说明饮用水作为媒介是导致霍乱的病源，与瘴气理论的解释截然不同。但这一发现并未立即动摇瘴气理论的地位。1866年霍乱再度来袭时，伦敦一家供水公司未按法规要求过滤其水源，导致使用该公司供水的居民死亡人数超过3400人[2]，才使英国社会清楚认识到霍乱传播的媒介是饮用水而非"瘴气"。之后在19世纪70年代巴斯德发现病菌并创立微生物学，才科学地解释了霍乱和伤寒等疫病的传播机制。

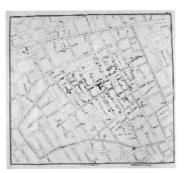

图 5-11　斯诺在 1854 年进行霍乱传播调查的空间图示
来源：https://www.sciencephoto.com/contributor/bli.

---

① LOPEZ R. Urban planning, architecture, and the quest for better health in the United States[M]. New York：Palgrave Macmillan，2012：31-32.

② ROSEN G. A history of public health[M]. Baltimore：John Hopkins University Press，1958.

虽然查德威克及他在卫生改革早期的支持者相信错误的"瘴气理论",没能科学地解释霍乱等疫病的病源和传播机制,但他们提出的解决方案——增加通风、清除垃圾、建立完善的下水道系统和快速、远距离地排除污物,却在实际上起到了防治疫病的功效。人们害怕污秽聚积产生的臭气,因而想尽办法将其迅速排走,只能暂且将多数污物被就近排向河道中。"无论如何,水看起来干净无害,但臭气的危害有目共睹"①,这是1848年《公共卫生法案》通过后英国城市普遍采取的办法,如伦敦"将原先散布在城市里的旱厕集中到泰晤士河,使之变成一个大化粪池",因而造成了伦敦在1858年发生的"大恶臭"(Great Stink)。

"病菌传染理论"在前,"病菌理论"在后,"病菌理论"是"传染理论"的具体化。人们意识到饮用水安全的重要意义和在防治疫病中的作用,因此才开始设法缓解对河流的直排污染(但尚未重新选取安全可靠的水源地)并设法改进供水设施。后文论述的伦敦泰晤士河堤岸工程就是在这一背景下开始兴建的。从下水道革命到供水系统的改进,卫生改革的发展路径是一边努力完善关于疾病和公共卫生知识的科学认识,一边针对发现的问题逐一提出补救和解决方案,但截至19世纪70年代仍缺乏完整、系统的全盘计划。

3. 公共卫生法制建设与专业领域的形成

在查德威克的要求下,伦敦市政府于1848年任命医学家约翰·西蒙担任卫生官,负责伦敦的公共卫生事务。1854年查德威克被迫从卫生总会辞职后,约翰·西蒙转任卫生总会医疗官,其职权范围扩大至英国全国,继续推进查德威克开创的卫生改革和公共卫生事业。

相比查德威克独断专行、锋芒毕露的性格,西蒙更善于协调不同立场的利益集团和群体,积累了公共卫生管理方面的丰富经验,且其政治立场较温和中立,因此为各方政治力量所接受。1858年卫生总会解散后,他转任由其分立出的厕所委员会卫生处(英国卫生部的前身)首任医疗官,直至1876年卸任。在他领导下查德威克无法推进的一系列重要立法工作得以实现,最终使公共卫生成为一个独立而重要的专业②。

---

① HALLIDAY S. The Great Stink of London: Sir Joseph Bazalgatte and the cleasing of the Victorian metropolis [M]. London: Sutton Publishing, 1999.

② BYNUM W F. Ideology and health care in Britain: Chadwick to Beveridge [J]. History and Philosophy of the Life Sciences, 1988, 10: 75-87.

　　西蒙的立法工作主要包括垃圾清理、下水道建设及管理、疫病预防等方面，从而达到完善公共卫生立法体系的目的。查德威克极力主张中央集权，即由中央政府负责垂直管理各地的公共卫生事务，但遭到各方面的反对。1848年的《公共卫生法案》中除新建房屋部分外，没有强制性条文。有鉴于此，西蒙同意由地方政府管理各自的公共卫生和相应税收，中央负责提供技术指导，以此实现中央和地方合作。因此，他在议会的立法活动未遭到强烈反对，其中1866年的《卫生法案》(*Sanitary Act*) 将1848年《公共卫生法案》中由地方卫生委员会监督的公共卫生事务变为地方政府的职能之一，成为强制性内容，并且规定除新建房屋外，既有建筑也"必须"安装抽水马桶并与市政管网相接，成为"英国公共卫生史上里程碑式的事件"[①]。

　　在此基础上，英国议会在1872年通过修订的《公共卫生法案》，规定在中央政府层面建立管理全国性公共卫生事务的管理机构 (Sanitary Authorities)，并须在各级政府均任命有公共卫生专业学位和行医执照的医生为卫生官负责卫生政策的执行[②]，由此推动了公共卫生专业的发展。这些内容早已包含在1842年查德威克《工人阶级卫生状况报告》的建议中，但经过30多年的实践和发展才被写入法律条文正式通过。1875年，英国议会将19世纪50~70年代通过的与公共卫生相关的法案统合起来，形成1875年版《公共卫生法案》，一直沿用到19世纪30年代[③]。

　　1875年英国议会还通过了《工人阶级住宅法案》(*Artisans' and Labourers' Dwellings Act*)，授权地方政府拆除不符合卫生标准的房屋和住宅区，新建满足通风、日照等要求的"法定住宅"(By-Law Housing)。根据《工人阶级住宅法案》和《公共卫生法案》，老城区成片的旧住宅更新才成为可能，并在此基础上重新整治城市街道形式，随即指导泰晤士河堤岸工程和伯明翰的城市更新[④]，发政府兴建公共住宅之嚆矢。英国的上述这些法制建设当时均领先于世界其他国家。

　　在西蒙的努力下，《公共卫生法案》的条文从建议性转为强制性，反映出

① FRAZER D. The evolution of the British welfare state[M]. London: MacMillan Press Ltd, 1984: 74.

② MORLEY I. City chaos, contagion, Chadwick and social justice [J]. Yale Journal of Biology and Medicine, 2007, 80: 61-72.

③ FRAZER D. The evolution of the British welfare state[M]. London: MacMillan Press Ltd, 1984: 77.

④ BALLARD P. 'Rus in Urbe': Joseph Chamberlain's gardens at Highbury, Moor Green Birmingham, 1879-1914 [J]. Garden History, 1986, 14 (1): 61-76.

卫生改革运动的深入。同时，这些法案涉及的内容由狭而宽，逐渐涵盖了下水道、供水、疫病预防，以及街道、公园和住宅等城市空间布局，可见西方现代城市规划的雏形已经完备，一门新的学科呼之欲出。由此也不难看出作为现代城市规划成立标志的田园城市思想何以最先出现在英国。

（四）卫生改革影响下的早期城市规划活动：巴扎格特主持的伦敦市政建设

1. 新机构的设立与1858年伦敦"大恶臭"

从查德威克提出"瘴气理论"并倡导卫生改革开始，英国民众已认识到必须对城市物质环境加以改造。但因各种政治、商业势力相互掣肘，直至查德威克于1854年从卫生总会辞职，伦敦的小水道改造和市政建设仍无实质进展。

1854年霍乱再次侵袭伦敦，迫使英国议会于次年通过《都市管理法案》（*Metropolis Management Act*），将一直分立且责权大量重叠的市政建设和管理部门统合为一个新机构——伦敦都市工程委员会（Metropolitan Board of Works），聘用在下水道工程方面富有经验的巴扎格特（Joseph Bazalgette）为总工程师（图5-12），试图在伦敦市域内整治下水道系统。巴扎格特祖上是避难到英国的法国清教徒，受过良好的工程训练。他从当时的经济技术水平出发，不同意查德威克关于改造下水道的激进方案（放弃砖砌下水道而大量使用不设检修口的自冲刷式陶管），并提出仍应以砖砌为主，同时容纳污水和雨水并预留工人进入的检修口[①]。但他采纳了查德威克主持的工程试验的成果，将下水道截面设计成蛋形（图5-13）。

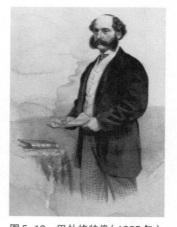

图5-12　巴扎格特像（1865年）
来源：HALLIDAY S. The Great Stink of London: Sir Joseph Bazalgatte and the cleasing of the Victorian Metropolis [M]. London: Sutton Publishing, 1999.

由于巴扎格特考虑到伦敦未来的发展，在下水道截面设计中预留了一倍以上的冗余量，使整个方案的造价过高，一直未能得到议会的批准。因此只在局部进行改造，未能解决大量

---

① HAMLIN C. Edwin Chadwick and the engineers, 1842-1854: systems and antisystems in the pipe-and-brick sewers war [J]. Technology and Culture, 1992, 33（4）: 680-709.

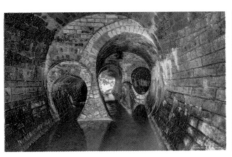 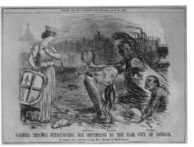

图 5-13　巴扎格特设计的蛋形截面下水道　　　　图 5-14　关于 1858 年夏季伦敦"大恶
　　　　　截留系统　　　　　　　　　　　　　　　　　　　　臭"的漫画
来源：http://www.adeadendstreet.co.uk/2014/09/　　来源：Punch, Or the London Charivari,
london-bridge-sewer.html.　　　　　　　　　　　　　　1858-7-3.

污水和固体垃圾未经处理就被排入泰晤士河的问题。随着19世纪50年代伦敦人口的急剧增长，1858年夏天暴发了著名的"大恶臭"（图5-14）。其影响之大，使泰晤士河边的威斯敏斯特宫（英国议会）无法办公，伦敦市民也担心会因此暴发另一轮瘟疫。在此情形下，英国议会被迫采取紧急措施筹集3百万英镑资金，并勒令伦敦都市工程委员会马上开始整治下水道系统，且国会和相关政府部门不得再以审核为名干扰设计和施工，试图尽快解决泰晤士河臭气的弥散。得此良机，巴扎格特马上迅速展开行动，将之前数年已设计完备的下水道改造计划付诸实现。

2.1858~1875年伦敦下水道系统建设

泰晤士河由西向东蜿蜒穿过伦敦的核心城区，是伦敦市的重要水源，但也被大量污水和垃圾所污染[1]。泰晤士河是一条潮汐河流，在伦敦城区范围内尤为明显，使得排入河流的污物向东顺流而下数公里后在下一次涨潮时被再次冲回到市区。因此，如何选择排污位置以顺利将市区内全部污水迅速排出成为首要的问题。同时，伦敦都市工程委员会在修建下水道工程时，同时还在修建伦敦的地下铁路，需要统一考虑这些地下工程之间的避让关系。

巴扎格特全面调查了伦敦现有的下水道，采用了查德威克原先提出的主管-次管系统，将各条主管大致沿泰晤士河布置，并将排污口安排在远离市区、不受潮汐干扰的东部远郊，同时彻底改造之前将污水排向泰晤士河及其他地下河的方

---

① 19世纪50年代，每年排放进入泰晤士河的固体垃圾和污水达60万吨。参考BROICH J. Water and the modern British city: the case of London, 1835-1903[D]. Stanford University, 2005: 84.

法，将支管系统直接与各处房屋连接，截留各处污水和雨水使其汇入主管中。巴扎格特根据伦敦各区地貌和人口密度的不同，将管网处理为三种形式：深埋（Low Level，埋深约12米）、中埋（Middle Level，埋深9~12米）和浅埋（High Level，埋深6.7~9米），其中以后两者为主且施工难度较大。全部主管长度逾132千米，支管系统总长则达1760千米（图5-15）。主管的最小坡度为"每英里下降2英尺"[1]，并在城内污水管网集中处设若干泵房，提高向远郊排污的效率。在路线布置上，中埋和深埋管凡与河流和拟建的地下铁路等交会处采用地下坑道形式，避免相互干扰（图5-16）。可见，巴扎格特的排水管网方案是在全面考虑伦敦市的道路、河流、地貌、人口及其他地下工程的基础上制定的。

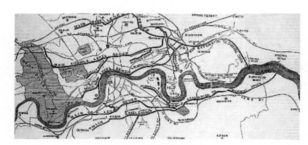

图 5-15　伦敦下水道管网总图（1866 年）

来源：HALLIDAY S. The Great Stink of London：Sir Joseph Bazalgatte and the cleasing of the Victorian metropolis [M]. London：Sutton Publishing, 1999.

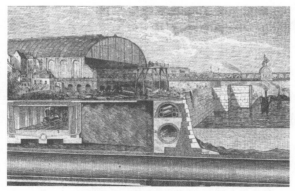

图 5-16　巴扎格特下水道工程中的地下空间布局

来源：The Illustrated London News.1867-6-22.

---

[1] HALLIDAY S. The Great Stink of London：Sir Joseph Bazalgatte and the cleasing of the Victorian metropolis [M]. London：Sutton Publishing, 1999：239.

在建设中，巴扎格特采用质量合格的特制红砖砌筑蛋形截面的下水道，因其用量很大而修建了临时铁路，便于向工地运输红砖，在泵房等建筑上广泛使用了刚发明的波特兰水泥及混凝土。排污口在当时直排到泰晤士河中，后增设污水处理厂，已彻底解决市区内对泰晤士河饮用水的污染问题。由于下水道截面预留量很大，这一工程直到今天仍在发挥作用。这一下水道系统大部分在19世纪60年代中期建成，1866年霍乱最后一次侵袭伦敦时，感染病例均出现在下水管网尚未建成的区域①。而当其全部工程竣工后，霍乱、伤寒等"热病"从此未在伦敦出现。

3. 巴扎格特主持的泰晤士河堤岸工程及相关建设

英国议会和伦敦最繁华的商业区都位于泰晤士河滨，但由于向河里直排污水和潮汐作用，"整个滨河区形同由垃圾和淤泥形成的滩涂"②（图5-17）。英国议会在1862年通过《泰晤士河堤岸法案》（*Thames Embankment Act*），委托伦敦都市工程委员会在改造下水道工程时，同时整治泰晤士河沿岸的街道和景观，并要求在这一区域修建伦敦最早的地铁（图5-18）。

这成为下水道工程中难度最大、耗资最多也最引人瞩目的部分。由于滨河地带已修建众多永久性建筑，滨河道交通过于拥挤，巴扎格特采取填河造

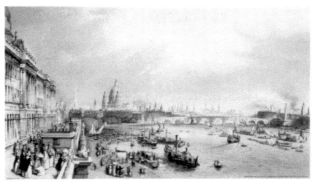

图5-17　泰晤士河河湾北岸改造前景象（1841年），远景为圣保罗大教堂
来源：OLIVER S. The Thames embankment and the disciplining of nature in modernity[J]. The Geographical Journal, 2000, 166（3）.

---

① COOK G C. Construction of London's Victorian sewers：the vital role of Joseph Bazalgette[J]. History of Medicine, 2001, 77：802-804.

② HALLIDAY S. The Great Stink of London：Sir Joseph Bazalgette and the cleasing of the Victorian metropolis[M]. London：Sutton Publishing, 1999.

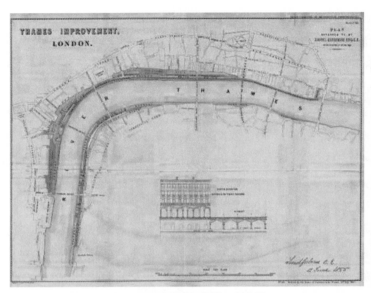

图 5-18　泰晤士河堤岸工程总图

来源：https://www.gracesguide.co.uk/Joseph_Bazalgette.

注：南岸为阿尔伯特堤岸（建成于1869年），北岸为维多利亚堤岸（建成于1870年），切尔西堤岸
（建成于1874年）位于本图外西南方向

陆的方式，在泰晤士河南、北两岸新填出52英亩用地，用于拓宽道路和增设花园、广场、码头等设施，甚至新建了医院等大型公共建筑，由此彻底改造了伦敦的滨河景观和城市环境，形成了可与巴黎改造媲美的景致，也使其成为"象征帝国形象和英国文明的重要工程"[1]，至今仍是深受伦敦民众喜爱的休憩场所（图5-19）。同时，整个滨河地带被升高了10米左右，更加符合卫生改革运动中"地势越高受瘟疫影响越小"的观念。并且，由于河道变窄，水流在转弯处流速加大，也使污水更容易排向下游且不易受潮汐影响冲回市内。

　　巴扎格特主要采用围堰方式施工，即在河道外围打下拦水木桩和沉箱，抽取积水，再进行开挖和埋设管道等工作，最后回填土方并用花岗石等加固堤岸，形成新的城市景观。在施工中，巴扎格特主要使用波特兰水泥作为粘结材料，是这种新建筑材料第一次被大规模应用于市政工程的实践。整个工程开挖了3千万立方英尺土方（图5-20）。

---

① PORTER D. The Thames embankment：environment，technology，and society in Victorian London[M]. Akron：University of Akron Press，1998.

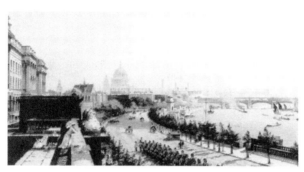

图 5-19 泰晤士河河湾北岸改造后，1874 年
来源：Oliver S. The Thames Embankment and the Disciplining of Nature in Modernity[J]. The Geographical Journal，2000，166(3).

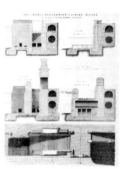

图 5-20 泰晤士河堤岸工程各处截面图，显示堤岸护坡的构造与地下空间关系
来源：https://www.gracesguide.co.uk/Joseph_Bazalgette.

在埋设管道时，巴扎格特预留了足够空间，除当时已铺设的下水道、供水管、燃气管外，后来还增设了电力管，使议会附近的维多利亚堤岸（Victorian Embankment）成为英国最早使用电灯照明（1878年）的区域，是英国当时城市现代化的标志。除堤岸本身的施工和管道埋设外，与之相关的还包括为便利交通而进行的道路拓宽和拉直，并增设多处跨越泰晤士河的桥梁。此外，伦敦的第一条地铁于1863年通车，其线路也利用了堤岸工程的地下空间。

巴扎格特深受卫生改革运动的影响，非常注意城市的通风和绿化，在堤岸区域清除多处贫民住宅，将居民迁往别处，并增设了多处城市公园，成为原本拥挤不堪的市中心区的点状"绿肺"。此外他还对城市广场及其周边区域进行设计，进一步美化了城市景观。

相比下水道工程的隐蔽性，泰晤士河堤岸改造显著改善了河道水质和景观环境，体现了英国当时世界领先的工程水平和国家实力，"使伦敦滨河区受潮汐影响的污秽、淤泥完全听命于工程师的设计和改造"[1]。工程1874年完全竣工后，巴扎格特于次年受封爵士，继续在伦敦和其他英国城市的市政建设中发挥重要作用[2]。

---

① BROICH J. Water and the modern British city：the case of London，1835−1903[D]. Stanford University，2005：84.

② COOK G C. Construction of London's Victorian sewers：the vital role of Joseph Bazalgette[J]. History of Medicine，2001，77：802−804.

（五）余论：卫生改革影响下的市政建设及其与现代城市规划实践的差异

英国在1838年开始的大规模的"热病"调查拉开了声势浩大的卫生改革的序幕。功利主义政治家查德威克发表于1842年的《工人阶级卫生状况报告》是西方政治史上划时代的作品，证明了城市环境恶化与滋生疫病间的关系，并且极力主张提出中央政府应建立相应机构负责疫病的预防和监控。1848年英国通过了世界上第一部《公共卫生法案》，而此时欧洲大陆正深陷革命浪潮之中，《共产党宣言》也在这一年发表。虽然这部法案并不包含强制性条文，远不能达到查德威克要求的中央集权以强势推行疫病预防各方面措施的目标，但在他之后经过近40年的不懈努力，终于在1875年通过了修订后的新法案。法制建设的曲折和社会审美心态的变迁反映了一种新思想观念被接受的艰难过程，但至此英国已超过法国成为公共卫生领域最先进的国家，其市政建设和管理模式也被美国、德国等国家学习和效仿。

查德威克提出的"瘴气理论"后来虽被证明并不正确，但他提出的以下水道改造为核心的卫生改革计划却最终清除瘟疫，营造出较为良好的城市环境。他的学生理查德森（Benjamin W. Richardson）在综述查德威克卫生思想的基础上提出一个名为"卫生城"（Hygeia）的理想城市模型[1]，这也成为霍华德田园城市思想的重要来源之一[2]。霍华德关于田园城市构想的名著中有一章专门论述了下水道和供水问题，显然是19世纪中叶展开的卫生改革运动思想的延续。

查德威克在社会调查、组织管理、工程技术、社会心理转型等诸多方面都有开创性贡献，其影响迅速波及欧洲大陆和北美地区，在卫生改革运动的洪流中催生了公共卫生、市政工程、景观设计等新学科。在方法论方面，查德威克遵循从社会调查到分析问题再到提出解决方案的步骤，与后来格迪斯（Patrick Geddes）著名的"调研、分析、规划"三步法颇为相似。在工作内容方面，卫生改革运动影响下进行的市政建设，除造价等经济方面的最基本的考虑而外，已包含了城市规划的若干关键要素。以巴扎格特的下水道工程和泰晤士河堤岸工程为例，其由专门的机构——伦敦都市工程委员会负责制定计划并协同实

① RICHARDSON B W. Hygeia, A city of health[M]. London：MacMillan，1876.
② 刘亦师.田园城市学说之形成及其思想来源研究[J].城市规划学刊，2017（4）：20-29.

施，其过程包括实地调查、全市域的下水道系统设计、主管走向和坡度、泵房设置、地下空间综合利用，以及路网整治和公园、广场设计等相关内容，"从来没有人像他这样全盘考虑市政建设中的各方面问题"①。与此同时，从1875年开始英国通过了有关住宅设计和旧城区改造的一系列法案，城市规划这门20世纪的新学科呼之欲出。

但19世纪在卫生改革推动下进行的市政建设还有不少局限性，与我们现在熟悉的城市规划活动还有不少差异。首先，19世纪各主要西方国家的急速城市发展是无序且缺少政府监控的，人们对城市规划包括哪些内容及其相互关系还知之甚少。卫生改革肇端于改革下水道的动议，此后又涌现出这样、那样的相关问题，如供水、街道整治、住宅改造等。在缺乏全盘计划但必须解决实际问题的压力下，政治家和工程师针对出现的具体问题逐一设法解决。因此，当时的规划和建设活动必然存在很多缺陷，例如伦敦下水道工程直至19世纪80年代才着手解决供水的新水源。另以泰晤士河堤岸工程为例，为了整饬之前弯曲的一条街道以利交通通畅，英国议会在19世纪60年代专门通过《帕克大街法案》，伦敦都市工程委员会才得以拆除部分房屋②。前述1838~1875年通过的各种法案就出现在这一时期。

其次，当时进行的疫病调查、下水道铺设等工作，侧重于解决单一问题，因此忽视了更为全局性的目标。如在铺设下水道时关注的是管道坡度的工程要求，对城市区域的布局和街道形态是否合理视若罔见；在布置城市公园时也仅关注其通风效果和卫生要求，而忽视了其作为城市公共空间的作用，直到巴扎格特时代仍是如此。

再次，从事这些建设活动的工程师大多为技术服务的提供者，因此其工作是零星、散漫式的。他们没有机会进入政府部门成为负责筹划城市发展和规划的主持者。直到1909年英国通过世界上第一部《城市规划法》（*Housing，Town Planning Act*），才将规划师和规划纳入政府职能，标志着城市规划专业的形成。这一过程与公共卫生学科的形成十分相似，且二者关系密切——城市规划最初就被设置在英国卫生部（Ministry of Health）之下。

---

① HALLIDAY S. The Great Stink of London：Sir Joseph Bazalgatte and the cleasing of the Victorian metropolis[M]. London：Sutton Publishing，1999.

② 同上。

从20世纪初直至不久之前，公共卫生的重心已植根在实验室研究和疫苗研制等，与城市建设渐行渐远。20世纪以来城市规划的蓬勃发展，如田园城市运动和各种规划思想的兴起与实践，已非卫生改革运动的直接产物，但其追求健康、卫生的目标始终未变。如果没有19世纪中叶的卫生改革运动及其推动的各种城市建设活动，很难想象人们如何去了解规划和建设现代城市的方方面面。同理，正是通过这一时期的实践，英国的政治和技术精英逐渐掌握了城市规划的内容和步骤，这种认识渐进发展，更加深刻和全面。

四、20世纪后发生的重大疫情

（一）甲型H1N1流感病毒疫情（2009年，美国）

1. 疫情发展概况

2009年4月13日，疾病控制与预防中心（简称美国疾控中心）接到通报，加利福尼亚州一户人家短时间均出现了发烧、咳嗽和呕吐症状。基于往年经验，4月份已经不是美国流感流行季节，这种情况有些不太寻常。因此接诊医生对男孩进行了咽拭子取样，并在4月14日将样本送到了美国疾控中心实验室进行流感病毒检测。4月15日，实验室检测结果显示这是一种不同于北美猪流感病毒的新型猪流感病毒，但患者未接触过猪。4月17日，在与病患相邻县，也有多位病患出现类似流感症状，但也未接触过猪。相隔200公里的患者，在没有猪暴露史的情况下，被相同的新型猪流感病毒感染，并导致类似流感症状的出现，美国疾控中心担心这种新型的猪源流感病毒可能已经出现人传人的情况。于是美国疾控中心立即与加利福尼亚州的卫生官员合作，对这一情况展开调查。

4月18日，美国疾控中心依据《国际卫生条例》（IHR）向世界卫生组织报告了两名新型病毒感染者的情况。4月21日，美国疾控中心开始着手研发可用于疫苗生产的病毒毒株。同一天发布《发病率和死亡率周报》，通报前述两名感染者病例，并提出甲型H1N1流感病毒人传人的可能性，且就周报有关的内容回应了媒体的询问。

4月22日，美国疾控中心启动"紧急运行中心"，组建了涵盖不同方面的响应队伍，包括监管、实验室问题、沟通、风险人群、抗病毒医疗等。

4月23日，美国疾控中心检测了采集自墨西哥的14份样本（部分样本早于美国前述两病例），检测结果表明，甲型H1N1流感患者已经在不同的国家出现，而且人传人正在发生。同一天，美国疾控中心举行了首次正式的新闻发布会，向媒体通报了当前的情况，并指导公众和卫生部门如何应对快速变化的形势。4月24日，美国疾控中心上传了甲型H1N1流感病毒的全基因序列到公开的国际流感数据库，方便全球的科学家利用病毒的基因序列用于公共卫生研究，并与其他地方采集的流感病毒进行比较。

4月25日，依照《国际卫生条例》，时任世界卫生组织总干事陈冯富珍宣布甲型H1N1流感病毒疫情暴发是"国际关注的公共卫生紧急事件"。

4月26日，美国政府确定全国范围内出现了公共卫生紧急状况。当天，美国疾控中心的国家战略储备开始分发1/4用于流感保护和治疗的物资储备到全国各州。

4月27日，基于大范围的流感症状病例报告，以及墨西哥出现多起重症病例和死亡情况，美国疾控中心发布了旅行卫生警告，建议美国游客推迟所有非必要的墨西哥旅行。同时，美国疾控中心敦促公众，尤其是流感相关并发症的高危人群，在医生指导下，通过在患病初期服用抗病毒药物来保护自己；另外，在咳嗽和打喷嚏时注意遮挡，当生病之后，暂停工作和上学，通过居家隔离的方式，减缓疾病的传播。

4月28日，美国疾控中心开发出实时PCR（聚合酶链反应）检测手段，并获美国食品和药物管理局（FDA）紧急诊断授权允许实验室诊断使用。

4月29日，美国疾控中心更新并发布了针对州、临床医生、实验室、学校、合作伙伴和公众的指导意见，以及如何评价一个病人是否感染了甲型 H1N1流感病毒。

4月30日，美国疾控中心发布了描述甲型 H1N1流感病毒疫情在墨西哥最先暴发的《发病率和死亡率周报–紧急通报》。

5月1日，美国疾控中心开始将用于检测甲型 H1N1病毒疫情的诊断工具运送至美国国内和国际的公共卫生实验室，每一套工具可以检测1000份临床标本。截至这一天，美国疾控中心共向疫情现场部署了50位工作人员，到5月11日攀升至100多人，疫情暴发期间，整个美国疾控中心有3300多人参与应对工作。

5月12日，美国疾控中心改为报告累计的确诊和疑似病例、住院病例和死亡病例，并发布了专门的报告网站。

5月18日，全美已有40个州可以进行甲型H1N1流感病毒的自主检测，其中8个州有多家实验室可以进行检测。

6月25日，美国疾控中心估计美国境内至少有100万人感染甲型H1N1流感病毒。从6月中旬到7月上旬，全球报告出现甲型H1N1流感病毒疫情的国家数量几乎翻倍。截止到2010年8月，全球有超过214个国家和地区出现了被H1N1病毒感染的确诊病例。模型估计全球可能最多有2亿人感染，超过20万人死亡。

2. 防疫措施

从疫情发展时间看，美国疾控中心在首例确诊病患出现后的9天内，随着对新增病例的研究，首先向世界卫生组织通报，并开始着手研发疫苗，启动紧急运行中心，随后举办新闻发布会，迅速测出了H1N1病毒完整基因序列并公开供全世界研究。在疫情出现的第11天，美国政府明确了全国疫情派发战略储备物资工作。针对疫情发布了针对各界的建议应对防疫手册，但并未采取强制管控措施。

疫情发展到4月底，由于没有严格的出行管控政策，疫情随着人流暴发，出现世界范围内的大流行，世界卫生组织将疫情等级提升至5级。此后，由于病例增速过快，疫情基本失控，美国疾控中心后续不再统计病例数。8月，疫苗研制成功，民众陆续开始接种，但该疫情变为了季节性发作流感。

从该次疫情防控失败反思，美国疾控中心最初的防疫反应是快速高效的，信息发布也是公开透明的，但依然未控制住疫情。其原因除了病毒在被发现之前可能已经在人群中广泛传播之外，另一个可能的原因是美国政府没有针对个人和人员集中的场所（比如学校、办公室）采取强制性的隔离或关停措施，也没有进行旅行限制，只是给予防护建议和指导，具体采取怎样的措施（如学校是否停课）仍旧取决于机构和个人。

（二）西非埃博拉病毒疫情（2014年，西非）

1. 疫情发展概况

2014年2月西非地区暴发大规模病毒疫情。截至当年12月初，累计出现埃博拉病毒确诊、疑似和可能感染病例17290例，其中6128人死亡。2014年西非埃博拉病毒疫情暴发的感染及死亡人数达到历史最高，并仍处于恶化状态中。从西非地区暴发埃博拉病毒疫情以来，西班牙共收治了3名该病患者，其中西班牙女护士特雷莎·罗梅罗为欧洲首例感染病患，因此本书将西班牙作为欧洲防治该病的典型案例。

2.防疫措施

由于西班牙本国不属于疫情发源地，且对该病有一定相关研究，因此针对较少的病患数量其主要关注的为控制其传播并进行治疗。在该背景下西班牙采取了以下措施。第一，在没有疫苗，也没有标准治疗方法的情况下，西班牙医生得到世界卫生组织许可后，给罗梅罗输入了其他埃博拉病毒感染康复者的血清，并使用多种正在试验的药物进行治疗。第二，采取严格的防范措施来防止埃博拉病毒扩散。在对罗梅罗进行治疗的过程中，她的病房采用三级生物安全技术，装有双层门，并且始终保持室内低气压，以保证病房空气不会在医护人员出入时从室内流向室外。相关的医疗垃圾也被严格处理。第三，为防止某些医生、护士因此而出现精神紧张、情绪波动的情况，西班牙卫生部门还请来专业人士，对医护人员进行心理疏导。第四，社会防控方面，注重在机场等人流多的地方设置安全通道，为每位旅客测量体温，同时协调多个部门共同研究全国的流行病形势。第五，制定重大突发卫生事件应急机制、及时公布相关信息等，以更好地避免公众在面对埃博拉这类病毒时出现过度恐慌。可以看出西班牙结合国情，处理此次埃博拉病毒疫情措施到位，对社会生产生活影响较小，侧重防控工作，遏制病毒扩散的同时加强监测，信息公开，协调多部门联防，把疫情控制在源头。

（三）寨卡病毒疫情（2014年，巴西）

1.疫情发展概况

2014年8月，巴西医疗机构发现部分新型病毒病例，但由于未发现危害情况，仅缓慢开展了少量调查工作。2015年5月，才明确其是由蚊子传播，但仍未察觉疫情的危害性。同年10月，由于同期新生儿出现大量畸形，巴西政府意识到疫情严重，于11月宣布进入公共卫生紧急状态。该疫情持续将近3年，2017年5月，通过采取大量紧急措施，甚至出动军队灭蚊，疫情基本解除，但仍留下大量畸形婴儿，产生了很大的负面影响。

2.防疫措施

由于该次疫情为病毒首次发现，且病症主要出现在胎儿上，所以很难察觉。这也是巴西政府反应缓慢的原因。疫情明确后巴西政府采取了多种措施。由于该病毒传播途径单一，因此从最高效的途径着手，主要采取控制传染源方法：首先是改善城市水源环境，消除蚊子孳生环境；其次要求民众、企业防蚊、除蚊，并由政府采购广泛发放防蚊液、消毒液，从基层灭蚊；再次对孕妇开展大量检测工作，避免新增畸形儿出生；同时派遣军人、官员至全国城镇指导灭蚊，同步开展高科技基因技术研究，快速灭蚊。可以看出，巴西采取的措施是多维度、立体的，从各个层面将疫情在源头掐断。

第二节　世界范围内抗疫设施案例

一、美、日应急指挥系统建设实践

1.美国

《联邦反应计划》定义了美国的危机反应系统，明确了27个不同部门在不同灾情下所负的责任；同时规定联邦紧急事务管理局负责协调各地区对危机的反应，专门机构负责各专项领域的危机反应管理。突发公共卫生事件执行系统由相互交错的纵向和横向结构组成，纵向结构自上而下包括（联邦）疾病预防控制中心（CDC）—（州）医院应急准备系统（HASA）—（地方）城市医疗应急系统（MMRS）3个子系统；横向结构主要包括全国公共卫生信息系统、全国公共卫生实验室快速诊断应急网络、现场流行病调查机动队和网络系统、全国大都市医学应急网络系统、全国医药器械应急物品救援快速反应系统及全国健康教育网络个大子系统[①]。

美国疾病预防控制中心位于佐治亚州亚特兰大市，是面临特定疾病时协调全国卫生控制计划的联邦组织，属于美国突发公共卫生事件执行系统中纵向机构的上层机构，向下指挥（州）医院应急准备系统、（地方）城市医疗应急系统。历史上，亚特兰大是交通枢纽，为了便于开展传染病防治工作，疾病预防控制中心选址于此。其初始占地规模约6公顷[②]，后扩展至约18公顷，研究范围也从初始的传染性疾病拓展至各类型不同疾病，致力于研究和控制所有影响大众健康的病症[③]。

---

① 赵飞，傅承主，矫涌本，吴敬，孟群.国内外突发公共卫生事件应急指挥系统建设研究[J].中国卫生信息管理杂志，2012，9（2）：26-27.

② Centers for Disease Control and Prevention. Our history-our story[EB/OL].[2018-12-04].Centers for Disease Control and Prevention. https：//www.cdc.gov/about/history/index.html.

③ 亚特兰大生活网 管理员.美国疾病控制与预防中心（CDC）为什么建在亚特兰大？[OL].亚特兰大生活网. https：//atlanta.americachineselife.com/%E7%BE%8E%E5%9B%BD%E7%96%BE%E7%97%85%E6%8E%A7%E5%88%B6%E4%B8%8E%E9%A2%84%E9%98%B2%E4%B8%AD%E5%BF%83%E4%B8%BA%E4%BB%80%E4%B9%88%E5%BB%BA%E5%9C%A8%E4%BA%9A%E7%89%B9%E5%85%B0%E5%A4%A77/（2015年9月20日）

2.日本

日本建立了综合性的应急管理体系，形成了全政府模式的危机管理体制和广域政府危机管理合作体系，充分发挥政府、市场、"第三部门"各主体能动作用。从完善基础设施建设入手，充分利用现代信息通信技术构筑应急信息化体系，在突发公共事件应急信息化发展方面取得了突出成果。一是覆盖全国、功能完善、技术先进的防灾通信网络；二是由中央防灾无线网、消防防灾无线网以及防灾相互通信网所组成的专用无线通信网。此外，移动通信技术、无线射频识别技术、临时无线基站、网络技术等现代通信技术以及救助机器人也被广泛应用于危机事件管理之中[1]。

二、传染病专科医院建设实践

美国的传染病专科设在各都市大医院中，美国医学应急网络系统会对具备传染病救治能力的医院进行财政补助。日本的传染病救治体系由日本国立医院和县立医院和各区县共576个卫生中心组成，未单独设置传染病医院。

我国内地各省级行政区均单独设有传染病专科医院，部分综合医院因消毒防护技术等原因不收治传染病患者。传染病专科医院是各省、市公共卫生事件应急防御体系的重要组成部分。运营管理方面，我国的传染病专科医院平时为周边居民提供医疗服务，保证传染病专科医院日常运营，也有利于锻炼队伍，提高传染病综合救治水平，以及在发生疫情时迅速调整医院分区、启动传染病公共卫生事件应对能力。

列举我国几个规模较大的传染病医院如下：

1.南京市公共卫生医疗中心[2]

南京市公共卫生医疗中心以"小综合、大专科、强防治、应突发"为特色，以综合、消化道与呼吸道、接触性与非接触、暴发性等病种专科的精细诊疗为主、综合诊疗为辅的防治、救援、应急的现代化大型公共卫生医疗防治中心。

---

[1] 赵飞，傅承主，娇涌本，吴敬，孟群. 国内外突发公共卫生事件应急指挥系统建设研究[J]. 中国卫生信息管理杂志，2012，9（2）：26-27.

[2] 瑞士瑞盟设计Lemanarc. 一座大自然赐予的医院——南京市公共卫生医疗中心[J]. 建筑技艺，2018（3）：68-75.

位于南京市东南的青龙山，与市中心直线距离约20公里，占地面积约13公顷，建筑面积15万平方米，包括一个结核病楼、一个传染病楼、一个可独立运行的普通非传染病院。于2020年1月新冠肺炎疫情期间应急扩容，由900床扩展到1200床，作为定点医院，收治南京全部确诊病人（图5-21）。

2. 上海市公共卫生临床中心[①]

上海市公共卫生临床中心是一所具有百年历史的三级甲等医院，又名复旦大学附属公共卫生临床中心、复旦大学附属中山医院南院，拥有高水平的研究队伍和完备的科研平台。其始建于1914年，2004年作为市府"一号工程"迁址发展。医院本部位于上海市金山区，与周边防护距离约100米，距市中心约50公里，占地面积约33.5公顷，建筑面积11.5万平方米。分部位于上海市虹口区，占地约3公顷，建筑面积2.6万平方米。

3. 山东省公共卫生临床中心（济南市传染病医院二期）[②]

山东省公共卫生临床中心具有"尖专科、强综合"的特点，占地面积约10公顷，总建筑面积约26.6万平方米（图5-22）。二期工程总建筑面积18万平方米，建成后可提供985个床位和1855个机动车停车位。

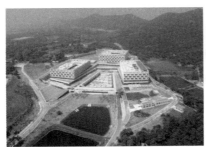

图 5-21　南京市公共卫生中心

来源：https://www.lw71.com/jzjy/37401.html.

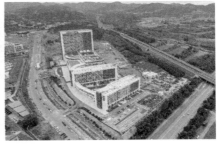

图 5-22　山东省公共卫生临床中心
（济南市传染病医院二期）

来源：https://www.zcool.com.cn/work/
zndyyode2nty=.html.

---

① https://www.shaphc.org/intro/1.html.

② 济南一批在建医院最新进展来了，位置在这里[N/OL]. [2020-03-30].潇湘晨报. https://baijiahao.
baidu.com/s?id=1728694832919567044&wfr=spider&for=pc.

三、其他国家医院优秀案例

1. 以色列瑞本（Rambam）医院[①]

以色列瑞本医院为以色列北部地区最大的医院，位于以色列北部港口城市海法（以色列第三大城市），处于城市最北部临海地区（图5-23）。设计床位1000张，员工约4500人。平时正常使用的地下共3层的1500个停车位的车库，一旦发生包括战争、生化武器攻击、大型自然灾害在内的各种紧急情况时，可以紧急疏散，并可进行改造，在24小时内增加至700个床位，48小时内增加至1500个床位、72小时内增加至2000个床位，成为功能齐全、可以满足所有手术和大型抢救的地下医院，储备的物资可以满足包括每个床位的3名家属在内的人员3天所需的医疗和生活用品。

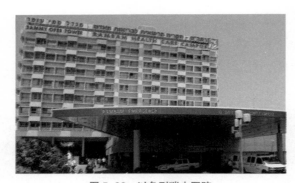

图 5-23　以色列瑞本医院

来源：http://china-israel.com.cn/web/articles/7547.html.

2. 日本足利红十字医院[②]

日本足利红十字医院位于枥木县足利市，是一所为急性病或重症患者提供24小时诊疗服务的医院，承担枥木县西南部医疗圈急性期医疗任务，距东京市中心70公里。占地面积5.74公顷，建筑面积1.38万平方米，设置床位555个。医院设计时预想了瘟疫和生化恐怖袭击等各种风险，充分考虑了医疗持

---

① 根据：https://www.cn-healthcare.com/articlewm/20180209/content-1022463.html 和 http://china-israel.com.cn/web/articles/7547.html整理。

② 海燕.日本足利红十字医院[J].中国医院建筑与装备，2014（6）：66.

续性计划（Medical Continuity Plan，MCP），即便发生灾害也能高度维持医院功能。预案将礼堂作为疫时隔离感染患者的空间，可以从外部直接进入，墙面上设置医用气体系统和医用插座，并采用了通过全外部空气转换来控制感染的空调系统（图5-24）。

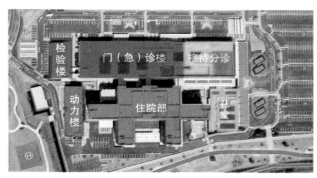

抗震		采用抗震结构
大雨、河水泛滥		建筑地基标高升高1米
火灾		整个医院采用真空式喷头
基础设施停用	电源	应急发电机充分满足所需备份要求； 油箱提供两天的燃料储备
	给水	井水过滤设备满足供水设备的备份需求； 井水提供三天杂用水的储备
	排水	能吸取整个排水系统的扬水泵排水
	热水供应	通过深夜电力提供一天的热水储备
	空调	水蓄热2000立方米+井水热源满足空调备份需求
	餐食	电气化厨房在灾害时也能提供美味温热的食物
	储备	能源中心内确保80平方米的灾害用储备仓库
瘟疫		可以用于隔离感染患者的礼堂； 以风力发电为标志的外部分诊空间的保障
生物恐怖主义		急救中心入口处安装有洒水装置，可以给每一辆救护车消毒； 室内可以上下通风的、装有玻璃隔离的初诊室

图 5-24　日本足利红十字医院

来源：https://www.zhihu.com/question/368279589/answer/988187316.

第三节　疫情与人类社会及城市发展

一、防疫设施体系构建的思路探讨

《中华人民共和国传染病防治法》规定传染病分为甲类、乙类和丙类。甲类传染病包括鼠疫、霍乱；乙类传染病包括传染性非典型肺炎、艾滋病、病毒性肝炎、脊髓灰质炎、人感染高致病性禽流感等；丙类传染病包括流行性感冒、流行性腮腺炎等。并规定对乙类传染病中传染性非典型肺炎、炭疽中的肺炭疽和人感染高致病性禽流感采取该法所称甲类传染病的预防、控制措施。

依据《中华人民共和国突发事件应对法》《中华人民共和国传染病防治法》、《国家突发公共卫生事件应急预案》《突发公共卫生事件应急条例》《突发公共卫生事件分级标准》等相关法律条款和规定，为应对本次新冠肺炎疫情，全国多地启动了重大突发公共卫生事件 I 级响应。所谓 I 级响应，是发生特别重大突发公共卫生事件，各地方指挥部根据国务院的决策部署和统一指挥，组织协调本行政区域内应急处置工作，各部门职责见表5–1。

启动重大突发公共卫生事件响应时各部门职责　　　　　表5–1

部门	职责
各级人民政府	①组织协调省有关部门和单位按照部门职责参与应急处置；根据需要，及时调集和征用省内各类应急资源。②组织开展医疗救治与现场调查处置：集中全省优质医疗资源，实行定点医疗机构救治，隔离、治疗传染病病人并做好院内感染控制与个人防护；组织医疗卫生人员，及时赶赴现场进行调查处置，包括现场流行病学调查，实验室采样与检测，密切接触者的追踪管理，现场物品、环境及尸体的卫生防疫，疫苗应急接种和预防性服药，风险评估等。③划定控制区域。④强制控制措施。⑤流动人口管理。⑥实施交通卫生检疫。⑦信息发布。⑧维护社会稳定
卫生行政部门	①组织医疗机构、疾病预防控制机构和卫生监督机构开展突发公共卫生事件的调查与处理。②组织突发公共卫生事件专家咨询委员会对突发公共卫生事件进行评估，提出启动突发公共卫生事件应急处理的响应级别。③应急控制措施。④督导检查。⑤发布信息与通报。⑥制订技术标准和规范。⑦普及卫生知识。⑧进行事件评估
医疗机构	①开展病人接诊、收治和转运工作，实行重症和普通病人分开管理，对疑似病人及时排除或确诊。②协助疾控机构人员开展标本采集、流行病学调查工作。③做好医院内现场控制、消毒隔离、个人防护、医疗垃圾和污水处理工作，防止院内交叉感染和污染。④做好传染病和中毒病人的报告。⑤对群体性不明原因疾病和新发传染病做好病例分析与总结，积累诊断治疗的经验。⑥开展科研与国际交流
疾病预防控制机构	①突发公共卫生事件信息报告。②开展流行病学调查。③实验室检测。④开展科研与国际交流。⑤开展技术培训

续表

部门	职责
卫生监督机构	①在卫生行政部门的领导下，开展对医疗机构、疾病预防控制机构突发公共卫生事件应急处理各项措施落实情况的督导、检查。②围绕突发公共卫生事件应急处理工作，开展食品卫生、环境卫生、职业卫生等的卫生监督和执法稽查。③调查处理突发公共卫生事件应急工作中的违法行为
出入境检验检疫机构	①突发公共卫生事件发生时，调动出入境检验检疫机构技术力量，配合当地卫生行政部门做好口岸的应急处理工作。②及时上报口岸突发公共卫生事件信息和情况变化

来源：根据新华社北京2月26日电，《国家突发公共卫生事件应急预案》，http://www.gov.cn/yjgl/2006-02/26/content_211654.htm（2006年2月26日）相关内容整理。

　　面对突如其来的新冠肺炎疫情，社会各界纷纷发声，为抗击疫情建言献策。机缘巧合，我们有机会参与了《城市防疫专项规划编制导则》相关研究工作，针对防疫设施体系构建进行研究。通过广泛学习同行们的真知灼见、向一线医护人员求教、多方收集国内外疫情防控中的数据，以及学习国内各个领域专家的分析文章，我们认识到，防疫设施与常规设施规划很不一样，并没有现成的任务书和恒定的标准，需要跟随防疫政策、跟随疫情场景进行动态适应，更需要在应用中找到答案。设施构建应是一个持续动态补充和调整完善的过程，不仅需要一个基础性的保底方案，更需要一个开放的、可以不断适应新情况的协调优化机制。特别是当面对复杂场景在快速变化时，变量较多，信息数据的快速准确汇集、综合统筹研判和交互联动作用就显得尤为重要。

　　研究中我们重点思考了以下几个方面的问题。

　　（1）在医疗卫生方面，医疗卫生体系应如何应对疫情、避免重大公共卫生事件的发生？在疫情暴发情况下如何避免医疗系统崩溃？从一些城市的防疫经验教训看来，要避免疫情失控的一个重要因素，就是要避免医疗卫生资源遭到挤兑，局部崩溃导致防疫战线撕裂。因此，一方面需要摸清城市的医疗救治能力底线，明确可承受的最大救治压力值；另一方面需要构建疫时医疗救治的秩序，避免局部压力过载。从这两个角度出发，需要对可用医疗资源进行综合梳理，包括传染病专科医院、有救治能力的综合医院、在特殊条件下可进行改造的相关医院，以及在极端条件下可使用的方舱医院等，根据使用条件划分为不同的承压区间。通过加强医疗卫生防疫体系建设，大型医疗机构、公共卫生机构和基层设施同时发力，并结合分级诊疗制度，尽可能实现中国城市规划学会提出的"分区接诊，集中诊治"相结合，避免人群大量聚集引发交叉感染，同时加强设施防疫设计，制定平战结合预案，预留设施空间[①]。

（2）在城市运行方面，如何保障疫情下城市的基本正常运行？我们认为关键是要加强防疫工作的顶层设计。一方面是制定多系统联动的应急预案，通过推演疫情发展进程不同阶段中可能会出现的各类场景，制定响应机制和设施启用方案。另一方面是打造健全统一的城市运行保障系统，实现各部门分工协作、联防联控，保障城市管控及基本运行相协调，提高城市运行韧性。有条件的情况下还应进一步开展模拟演练，有助于在疫情真实发生时，有效提高方案实施的熟练程度和协同反应速度，以提高整体应急反应能力。

（3）在城市治理方面，如何有效发挥制度优势，建立预防和应对突发事件的单元治理体系？我们认为新冠肺炎疫情防控过程中社区（村）防控非常重要，实施群防群治、联防联控，网络化管理，广泛动员群众自我防护，防止疫情输入、蔓延、输出。赢得这场疫情防控的人民战争，同样有赖于规划参与基层治理的过程，逐步培养市民的城市意识、主人意识、社区意识及我们共同守护家园的意识。因此应结合国土空间管控和不同地区特点，划出防疫分区，分区、分类采取差异化的城市治理策略，加强疫情动态监测、合理调度医疗物资供应[②]。

（4）在城市空间方面，如何从防疫角度优化城市格局，提升疫情抗风险能力？我们认为，需要进一步研究城市空间结构在健康城市建设中发挥的作用。就特大城市而言，也许分散集团式发展更有利于公共卫生有序运行，因为特大城市可通过河流、绿带等地形地貌形成自然分隔的单元，避免绵延成片，以降低疫情传播风险。同时，城市也应留出足够的空地以应对不时之需，平时可以作为市民活动场地、公园绿地、临时展览用地等，一旦遇有重大的紧急情况或灾难（地震、火灾、瘟疫等），这些场所就可以快速地改造为避难场所、临时医院或紧急物资调运中心。大规模应急避难场所的预留和日常维护是非常重要的，应加强平战结合、平灾结合，做到平时可用不浪费，

① 参考：杨保军. 规划提高城市免疫力——应对新型冠状病毒肺炎突发事件笔谈会[J]. 城市规划，2020，44（2）：116；叶斌，罗海明. 规划提高城市免疫力——应对新型冠状病毒肺炎突发事件笔谈会[J]. 城市规划，2020，44（2）：118-119；段进. 规划提高城市免疫力——应对新型冠状病毒肺炎突发事件笔谈会[J]. 城市规划，2020，44（2）：115.

② 参考石晓冬，张晓莉，伍毅敏，王雅捷，文爱平. 石晓冬：规划让城市更健康[J]. 北京规划建设，2020（2）：187.

战时灾时可用解困局[①]。

　　在疫情进展的不同阶段，医疗防控救治和城市运行保障这两大类设施发挥着基础性作用，而城市治理水平和统筹协调能力，则发挥着关键性作用，决定防疫工作的成效高低。因此，我们认为，防疫设施体系构建时，应重点加强以下几个方面。

　　1. 五大体系协调配合，提升城市应对能力

　　要贯彻习近平总书记"要立足当前、着眼长远，加强战略谋划和前瞻布局，坚持平战结合，完善重大疫情防控体系，健全公共卫生应急管理体系"的指示精神，要吸取已有的经验教训，明确防疫的关键节点、关键要素，适当调整应急管理机制，丰富应急应对策略。总体而言，要保证预防—控制—救治—支撑—恢复五大体系协调配合，"预防"是顶层设计，需要多部门响应，"控制"是要在特殊时期能保障隔离、控制蔓延，"救治"是依靠医疗卫生体系，"支撑"是做好人员、物资、交通、生命线系统等各方面的保障，"恢复"是使城市迅速从疫情中恢复。

　　2. 规划防疫分区，实现分类分级管控

　　疫情防控中加强城市运行系统与城市治理体系相协调是非常重要的，可以有效应对突发情况，同时城市规划的转型也要求规划单元与治理单元相匹配。在省、自治区、直辖市整体调度的基础上，按照分级管控的思路，要充分利用当前已经形成的较好的基层治理基础，结合医疗卫生资源布局，依托基层街道和社区网格化治理、参考防灾分区，在行政区以下划定防疫分区。防疫分区既具备与规划"街区"对接的基础，有效密织基层防护网，尽可能缩小防控限定区域范围[②]，同时也可依据划定的防疫分区，明确每个分区需要配置医疗救治、集中隔离、物资储备分发、应急公共服务和基础等必要的设施，以及紧急情况时能提供的应急医疗、基本生活保障物资分发场地[③]。

---

①　麦修（马良伟）. 朝乾夕惕，防患于未然——新型冠状病毒肺炎疫情对北京城市规划工作的一些启示[EB/OL].[2020-2-12]. Cityif公众号文章. https://mp.weixin.qq.com/s?__biz=MzA4Nzk3MTUyMg==&mid=2650373276&idx=1&sn=f55510603e012dae98d7245024529f0e&chksm=883c9f31bf4b16274cc33a1ab5a0dfbae7f9d2b896315db9134dfcfd4c3cfa89113de63e648e&scene=27#wechat_redirect.

②　石晓冬，伍毅敏，张晓莉，贺凯，寇春歌. 推动城市规划建设模式创新——疫情防控常态化背景下优化城市空间的北京探索[N]. 北京日报，2021-09-06（10）.

③　城市防疫专项规划编制导则（T/UPSC 0005-2021）。

3.平战结合做好预留，提升医疗救治能力

（1）区域协调，优化疫情期间医疗救治设施布局

结合城市内各类医疗卫生资源布局和人口分布，以及防疫分区，优化疫情期间的诊疗救治设施布局。

（2）增强综合类医疗机构抗疫能力，提升基层卫生机构防治能力

综合类医疗机构是抗疫的中坚力量，可承担患者筛查、留观等功能，部分机构还可转化为定点医院，承担救治工作。但现有医疗机构内的发热门诊多为SARS事件中临时建设，有些甚至只有百平方米左右，普通发热患者和感染患者混在一起就医检查，容易引起交叉感染。建议从建筑设计和医院的诊治流程上对发热门诊（或感染科）加以改进，落实"抗疫设计"。

基层卫生机构是传染病诊疗的基础力量，可作为常设的防疫哨点，平时宣传防疫知识，疫情时期作为患者初步筛查、疫情信息传递、患者转送平台，紧急时期可承担少量轻症患者的隔离功能。应查漏补缺，按照人口规模补齐基层卫生机构缺口，并通过加强标准化建设等方式，在加强基层卫生机构"防"的能力的前提下，提高救治能力，夯实基层防治网底。

（3）未雨绸缪，做好设施预留和场地预留

第一，选取部分医院作为城市应对重大突发公共卫生事件的战略储备医院，提高综合服务和救治水平，具备随时承担应急任务的能力，为疫情防控预留适度常备空间。第二，预留大型场馆作为方舱医院备选。建议按照疫情程度分级，对大型体育场馆、会议中心以及休疗养院等开展改造可行性分析，使其在必要时能迅速转换为方舱医院。第三，应发挥人防工程应对重大突发公共卫生事件的支撑保障作用。城市人防工程在建设中始终强调平战结合与平灾结合的理念，在应对一些极端情况方面，人防工程设施基于其自身特点可发挥重要作用。可在人员疏散与隔离方面提供空间保障，在隔离掩蔽人员配套服务方面提供应急保障，可适当提前谋划人防工程改造方案，以提供必要的空间保障。第四，有传染病专科医院的城市，可结合其布局，在周边规划具备快速转换功能的设施（如酒店等），同时预留场地，留好市政交通接口，使其有条件迅速拓展。必要时可考虑高建低用地预留部分设施，即按照传染病专科医院的标准建设，平时可用作疗养院或其他功能，实现快速转换。第五，结合应急避难场所和绿地开敞空间，甚至城市战略留白用地，做好场地预留。在交通条件良好的

地区选取一定规模的场地，做好市政设施供应接口，一旦遇到重大突发公共卫生事件，可快速改造为临时医院或紧急物资调运中心。

4. 关注物资、交通和生命线系统建设，做好支撑保障

疫情防控中物资供应、交通和生命线系统的支撑尤为重要，应把支撑保障作为国家应急管理体系建设的重要内容，加强顶层设计，优化部门协同。按照集中管理、统一调拨、平时服务、灾时应急、采储结合、节约高效的要求，优化重要应急物资区域布局，做到关键时刻调得出、用得上。同时做好交通系统和城市生命线系统的保障与应急预案，特别是紧急状态下城市交通的分级管理和控制，在管制一般生活出行的同时，保障紧急出行的稳定、高效。

此外，重大疫情暴发后，医疗废物大幅增加，且涉疫生活垃圾及粪便应等视为医疗废物进行管理，对此应给予足够关注，预留医疗废物临时贮存设施空间，开辟专用进出通道，研究临时处理设施建设的必要性与规模。

5. 模拟推演多种灾害同时降临，作好充分准备

一种灾害的发生往往会带来其他一些次生灾害，比如地震+瘟疫、水灾+瘟疫、地震+火灾、火灾+爆炸、呼吸道瘟疫+肠道瘟疫、重大气象灾害+生命线事故（与公众生活密切相关的水、电、气、热、交通等事故）……我们要有应对复合型灾害的准备，防患于未然[①]。

二、写在最后

公共卫生问题，更狭义地说大规模疫情曾引起人类社会及城市发展的诸多重大的变革，欧洲的霍乱、黑死病催生了城市的垃圾清理、下水道改造，疟疾等流行病的肆虐促使城市保护饮用水水源……从城市发展史看，规划的变革对抑制疾病传播起了重要的作用，现如今，城乡规划同样在疾病防治机制中发挥着不可或缺的重要作用，城市建设越来越关注保障和促进人民健康。

健康、安全和可持续的人居环境符合以"健康为导向"的理念，有利于疾

---

① 麦修（马良伟）. 朝乾夕惕，防患于未然——新型冠状病毒肺炎疫情对北京城市规划工作的一些启示[EB/OL].[2020-2-12].Cityif公众号文章.https://mp.weixin.qq.com/s?__biz=MzA4Nzk3MTUyMg==&mid=2650373276&idx=1&sn=f55510603e012dae98d7245024529f0e&chksm=883c9f31bf4b16274cc33a1ab5a0dfbae7f9d2b896315db9134dfcfd4c3cfa89113de63e648e&scene=27#wechat_redirect

病防治，有利于人民健康。而城乡规划对于营造健康、安全和可持续的人居环境具有重要作用。近年来，我国城乡规划建设领域积极开展了诸多相关研究，如关于低碳、生态方面的研究，基于气象分析的城市空间布局研究，城市通风廊道、绿道系统的研究，以及健康住区的研究等，积极推动了我国健康、安全和可持续的人居环境建设。

此外，物质空间是政策落实的载体，是各项事业发展的保障。疾病防治机制离不开医疗卫生事业的发展，离不开医疗相关政策的落地，也就离不开物质空间的支撑。城市建设从空间的角度保障医疗卫生事业发展的各级、各类设施，如区域医疗中心、社区卫生服务中心、综合医院、中医医院、专科医院、疾病预防控制中心等的建设，以保障其布局合理、与服务人口相匹配、与周边环境相协调、交通便利，保障其规模适宜，有合适的用地可供建设，有相宜的空间可供诊疗、研究和教学。同时城市建设从空间的角度保障各类医学研究机构、生物制药基地的建设，保障研究的进步和药品等必要物资的供应；保障各级、各类的体育运动场所，促进全民健身；保障各类养老设施建设，为老年人提供健康服务……所有这些对于疾病防治而言都不可或缺[①]，同时还进一步推动了用地与建筑空间功能的混合。在疫情防控中，具备复合功能的城市空间由于配套服务更完善、职住关系更协调、复工复产更迅速，体现出了较强的自我维持与恢复能力。因此，近两年的规划编制中更加鼓励用地与建筑空间的功能混合、兼容利用，提升空间使用效率与活力，增强城市的应变能力。加强公共服务设施的空间兼容与功能聚合，预留弹性空间，完善社区服务配套体系，提高社区服务保障与基层卫生防疫的统筹能力，完善社区生活圈建设，与社村级防疫单元治理相结合，减少疫情下社区对外部资源的依赖。改善老旧平房区的居住环境，推广共生院模式，增补功能空间，预留应急空间[②]。

疫情引发的危机给城市敲响了警钟，提示我们要增强忧患意识，运用底线思维的方法，居安思危，但同时其也给城市发展提供了新动力，推动了诸多城市空间优化和城市建设模式的创新。具体包括推进了功能混合，推进了小街区

---

① 以上三段引自石晓冬，张晓莉，伍毅敏，王雅捷，文爱平. 石晓冬：规划让城市更健康[J]. 北京规划建设，2020（2）：187.

② 石晓冬，伍毅敏，张晓莉，贺凯，寇春歌. 推动城市规划建设模式创新——疫情防控常态化背景下优化城市空间的北京探索[N].北京日报，2021-09-06（10）.

建设模式，引导城市回归合理尺度，促进轨道交通与城市功能协同发展，推进了精细化设计，引导公共空间高品质建设，推进了规划深入基层，精准指导规划优化和落地[①]。

人类社会进步和城市发展过程中对公共卫生的关注，为征服传染病、预防传染病立下了汗马功劳。现代社会中，面对疫情，城市建设必将作出更加积极的应对。随着全球疫情的不断演变发展，还需要我们不断地去观察和学习，及时总结和归纳；聚焦健康城市建设，也还有诸多方面值得我们继续深入研究，不断完善，从全局入手，作好城市安全和城市健康方面的各项准备，培育韧性更强、适应性更好、灵活性更高的城市空间。山川风月，赤子之心，愿后疫情时代，人人享有健康的城市环境。

---

① 参考石晓冬，伍毅敏，张晓莉，贺凯，寇春歌.推动城市规划建设模式创新——疫情防控常态化背景下优化城市空间的北京探索[N].北京日报，2021-09-06（10）.

· 访 谈 ·

人人享有健康的权利

王珊珊

2020年，由于单位工作分工调整，我开始接触医疗及防疫设施规划相关工作。起初，我多少是有些畏难情绪的。一是因为做惯了传统的总体规划和详细规划，对于专项规划这个全新领域充满了陌生与未知；二是因为脑海中浮现出的疾病、医院、疫情、传染病等字眼，让我产生了敬畏之情。但这件事在2021年中的某一天发生了一些改变。我因为急性荨麻疹和持续高烧出现严重不适，犹豫再三，我还是让家人送我前往了离家并不是最近的北京协和医院急诊。之后我便如同沉浸式调研一般，对协和医院包括发热门诊、急诊和住院在内的医疗体系进行了深度体验。在这里我接触到了专业技术过硬的医生、12个小时持续工作的护士和为了医院运转有序而工作的引导员、保洁、保安和送饭阿姨们。当然，更多的还是病患和家属，从吉林开车十几个小时到北京的大姐、从银川转院而来的小妹妹、廊坊牌照120拉来的阿姨。在这里，人们暂时放下自己的工作和生活，唯一的目标就是重新获得健康的身体。也是在这个过程中，我体验到专项规划中"人人享有健康的权利"这几个字真真切切的意义。下面我就从三个方面浅谈下感受，有不对的地方，还请大家轻轻拍砖。

资源视角：优质医疗资源配置与人人享有健康

前文提到我犹豫再三，还是选择了离家并不算近的协和医院。虽然我清楚地了解分级诊疗的重要性、社区医院的便利性和区级医院的专业性，但一个生病的人很难去考虑所谓"医疗资源挤兑"的问题，患者唯一的考虑是我如何才能接受到万无一失的诊治。问题出在患者吗？我想，或许不全是。我想，医疗资源空间和层级的布局不均衡也带来了类似的跨城、跨区、跨级就医。

· 访谈 ·

从空间维度来看，由于城市的迅速扩张，已建成医院布局的局限性逐步体现，大医院、好医院、名大夫集中在老城和中心城区，城乡之间、地区之间存在着医疗资源配置不均的问题。这种情况的解决涉及城市总体结构的调整、规模的管控、人口分布的引导以及医疗资源的空间疏解与腾挪。《北京城市总体规划（2016年—2035年）》中提出，调整城市空间结构，医疗设施依托现有优质医疗卫生资源构建全新的设施布局体系，实现区域协同均衡服务。很多医院力推的腾退疏解项目便是很不错的一招儿。但我们也不难发现，新院区建设的同时也有老院区不退的情况。所以，空间的疏解也要搭配上周全的政策，很多老城的医院可以减少床位或不设床位，将原有院区作为科研、培训、交流的新基地，有效减少大量就诊给城市造成的压力。

医疗体系层级间的不均衡也是显而易见的老问题。家门口的社区级医院虽已在数量和空间上逐步搭建成网且具有绝对的区位距离优势，但医疗资源的质量与数量不高、专业人员水平有限（或人员专业水平提高后迅速跳槽）的情况很难解决，也就造成患者的信任程度和就诊量低，没有起到应有的作用。如果三甲医院是每天都在经历大考、小考、模拟考的同学，那社区医院就是每天在家自学却连真题都没做过几次的同学，两者的差距只能越拉越大。如何提高社区医院在医疗体系中发挥的作用呢？我想，第一还是要强自身，提高社区医院在人力与物力方面的投入；第二是筑网底，充分发挥社区医院的基层优势，与大医院形成联合体，沟通转诊通道，建立居民健康档案，成为健康"守门人"；第三是找优势，增加社区医院在慢病预防、早期发现、治疗、康复等方面的突出优势，与大医院形成优势互补。

社区医院便利靠谱，大型医院可靠可及，医疗资源在空间、数量和品质上才能实现"全面发展"。

空间视角：医疗设施周边规划与城市的效率和体验

解决了"看病难"的问题，下一步就是解决"看病烦"的问题。我的工作单位紧邻北京儿童医院，每天早上上班我大多会被堵在南礼士路上一会儿。等待的时候，总能看到路边走过的家长和小朋友们。有的娃贴着退热贴没精神地趴在妈妈瘦小的肩膀上，妈妈脚步匆匆，三步并成两步；有的小朋友被爸爸

· 访 谈 ·

用轮椅推着，放满共享单车的人行道让他们的行进并不顺畅；还有南礼士路的小公园，这里中午大多是周边的居民和白领在休闲，而到了晚上就成了外地家长临时的露天住宿场地。拥堵的交通、紧缺的车位、低端的餐饮、高价的住宿……医院作为一个重要且庞大的城市公共服务设施，它嵌入城市的过程中将对周边的空间和功能造成很大的影响。一方面，它如同磁石一般吸引着要素聚集，例如餐饮、住宿、药店、零售等；另一方面，它也如同一个外来者带来新的问题，例如周边交通的拥堵、对街区内居民设施的占用和局部环境品质的下降等。

　　如何让医院等医疗设施作为一颗齿轮有机地嵌入到城市中，配合甚至带动地区的运转及发展，其实是值得深入思考的问题。我想，在规划方面或许我们可以提前作好几项准备。首先，针对新建医院，在选址时就要开始谋划，包括周边大型产业功能的类型、小型产业空间位置的预留、交通承载力情景的模拟与论证、居住空间的安全隔离、设施总量的核算与保障等。以选址的医疗用地作为核心，增加对周边一定区域内规划内容的研究，保障选址的合理性和科学性。预留备用空间也十分必要。北京安贞医院利用医院一侧原有的空场地，从最初的放置临时检测方舱到后期建设检测房，再配合上场地的流线组织，很好地将检测功能与医院正常的诊疗功能剥离，有效地防止了交叉感染，这充分体现出预留场地的必要性和灵活性。其次，针对已建医院，可结合存量更新等工作对街区内的空间和设施情况重新梳理，从更微观的维度见缝插针地解决问题，例如老城区增加小型口袋公园作为病患等待区，或是在交通改造中增加轮椅类交通设施的友好度，再或是利用空闲边角地增加规划停车位等。当我们全面进入减量和存量时代时，空间与设施的利用更需要精细化。

　　当然，除了空间"硬件"上的谋划，也少不了医疗体系"软件"上的改进。我住院时隔壁床的阿姨出院后一周还有复诊，家在沈阳的她和爱人选择在北京住上一周。聊天中她透露，周边干净整洁的旅馆价位真的不低，自己有退休金可以短期负担，很难想象那些经济条件一般的患者如何解决住宿问题，也不难想通医院深夜门口的人行道上为什么总有那么多家属靠着墙就睡着了。针对类似问题，医院、基金会、社区资本、政府和企业可以形成合力来共同解决问题。例如利用周边闲置资源建设专门为就诊的病患和家属提供短期住宿的"胶囊旅馆"，适当收费，实现多方共赢；再比如餐饮问题，医院可以联合企业推广健康餐，在医院周边建设"健康食堂"，为患者和周边居民提供整洁、安全的就餐环境。

医院周边的空间从用地到建筑都需要精细的梳理和整合，精致的安排和提前的谋划能为就诊活动带来更多的良好体验。

建筑视角："医院化"与"去医院化"

一座医疗建筑应该长成什么样？我曾去过我国某三线城市的中心医院，建筑设计得体量极大又金碧辉煌，金色镶边的瓷砖、装饰繁复的墙面让我觉得这里好像是一个人来人往的高级会所，只是"会员"们脸上都写着满满的焦虑。你可能也去过那种医院，白绿色相间的墙壁、肃穆的楼道、局促的空间还有零星的几个蓝绿色座椅，医院的威严渗透进空气……

医院建筑应该是城市界面上一个重要的地标和节点，建筑空间应该与城市自然衔接，其内部空间也应该有着精巧的设计。我在阅读文献时曾看到过新加坡有一些社区友好型医院，采用空中连廊系统与周边建筑和交通枢纽相连，在医院周围生活和上班的人们喜欢到医院的餐厅进餐，医院的患者也可以方便地到周边商场消费和散步。医院不再是街区里庞大的"外来户"，而是成为社区有机的一部分。建筑内部的设计语言也可以一改沉重的惯性，打造花园医院、绿色医院，营造轻松、愉悦的氛围。我在协和医院住院期间，恰逢北京新冠肺炎疫情波动时期，医院管理异常严格，而病房外宽敞、明亮、洁净的暖色调走廊就成了我最常去的"休闲场所"。患者们在这里散步、聊天，时而还能阅读下墙上的健康小贴士，这里的交通空间同时兼具了交往空间的属性，成为住院病房的绝对活力场所。试想，如果我们的建筑设计再向前一步，比如空间类型更丰富，有私密，有开敞；比如空间层次递进，有走廊，有中庭；再比如流线更合理，少穿插，多分流；或者装饰方法更生态，有绿植，有草药……功能性、趣味性、教育性兼备，那一定能为病患减少一丝痛苦，增加一份安慰。

落笔几天前，随手翻朋友圈的时候我看到银川转院的小妹妹也顺利出院了。几句寒暄里，我们互道着身体健康的祝愿。人类对于健康的追求永无止境，人人享有健康的权利，是社会进步的重要标志和潜在的动力。为实现医疗卫生设施资源可及、空间有序、品质提升，我们还要携手一起努力。

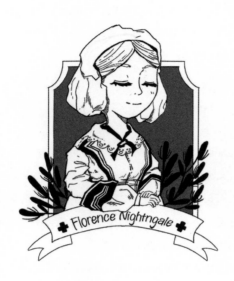

弗罗伦斯·南丁格尔

弗罗伦斯·南丁格尔（Florence Nightingale，1820~1910年），英国护士和统计学家，现代护理学的创始者。

南丁格尔于1853年成为伦敦慈善医院的护士长。1854年，在克里米亚战争期间，她积极争取在英军战地开设野战医院，为士兵提供医疗护理。因当时医疗管理混乱，护理质量很差，伤病员死亡率高达42%。在这种情况下，南丁格尔下定决心想尽办法改善病室的卫生条件，并加强对病人的护理和营养。半年之后，医院的伤病员死亡率下降到了2.2%。南丁格尔的这一事迹传遍整个欧洲，被称为"克里米亚的天使""提灯天使"。1860年，南丁格尔在英国伦敦创办了世界上第一所正规护士学校。其有关护士工作的专著成了医院管理、护士教育的基础教材。

由于南丁格尔的努力，让昔日地位低微的护士的社会地位与形象都大为提升，"南丁格尔"也成为护士精神的代名词，其生日（5月12日）也被国际护士理事会定为国际护士节。

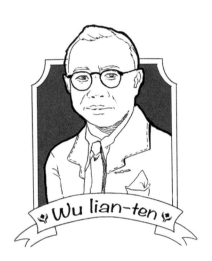

· 医学人物和医学标志 ·

伍连德

　　伍连德（1879~1960年），马来西亚华侨，公共卫生学家，医学博士，中国检疫、防疫事业的先驱，中华医学会首任会长，北京协和医学院及北京协和医院的主要筹办者，原北京中央医院首任院长，1935年诺贝尔生理学或医学奖候选人。

　　在1910年中国东北地区发生肺鼠疫疫情期间，伍连德被任命为东三省防鼠疫全权总医官，他承担了重要的抗击疫情的工作，成功地扑灭了这场疫情。在此期间，伍连德还发明了中国第一款口罩——"伍氏口罩"，并倡导分餐制。

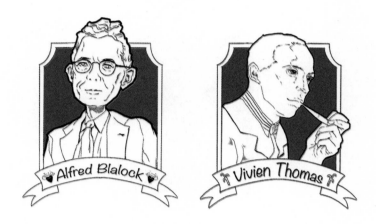

阿尔弗雷德·布莱洛克与维维恩·托马斯

　　阿尔弗雷德·布莱洛克（Alfred Blalock，1899~1964年）是一名美国的医生，而维维恩·托马斯（Vivien Thomas，1910~1985年）是一名没有上过大学的美国黑人医生助理。两人于1930年结识并开始了长达30多年的合作。1944年在美国约翰·霍普金斯医院，两人与另外一位医生陶西格（Helen B Taussig）合作完成了一例心脏B-T分流术，成功地解救了一位患有"蓝婴症"的婴儿。这例心脏手术被认为是心脏外科手术的正式开端。

·访 谈·

我心中的健康城市与智慧医疗

李晓光

　　我是一名发热门诊的医生，一名感染专业的医务人员。在这次蔓延全世界的新冠肺炎疫情期间，我觉得我经历了一场严峻的考验。这期间，我见证了医院与科室的改造发展，也看到了国家对疫情防控强有力的措施和取得的成果。回想起来，所有经历的一切真是千头万绪，但都还历历在目。我想，这一切不是过去时，而是现在进行时，正所谓一切过往皆为序章。我必须肩负起医者的使命和责任。借此机会，我想谈谈我心中的健康城市与智慧医疗，与大家一起展望未来。

　　通过下水道的检测来追踪传染病的源头是人类溯源传染病的方法之一。1831年英国伦敦暴发霍乱时，由于当时医学不发达，人们普遍认为霍乱是由于瘴气引起。而约翰·斯诺医生坚持探索真相，每天记录死亡和伤患人数，并将此标注在地图上。他发现几乎所有的霍乱死者都住在离同一口井不远的地方。斯诺因此对水井进行了取样调查，最终他在显微镜中发现，井水中有一些白色带有绒毛的微粒，从而找到了霍乱传播的元凶。随后，伦敦市政府对公共卫生和地下水系统采取了一系列的改善措施，从那之后，英国的霍乱得到了有效控制。

　　面对疫情，应尽可能做到早发现，我们的健康城市需要更加完善的预警系统，这不仅要靠临床一线的"吹哨人"，更需要依赖大数据、人工智能和一系列对空气、水源等环境监测的网络体系，还需要更先进的技术算法和智慧，需要城市规划设计者的未雨绸缪。

　　另一个让我有感触的地方是全员核酸检测的场景。每每看到医务人员身穿"猴服"在严寒中、在烈日下的辛苦付出，看到普通市民都积极配合、排队等待检查，我内心很感动，也不免想到有没有提高效率和改进的办法，比如用机器代替人，最大限度地减少等候时间，减少医务人员和受检查者暴露的风险。我们已经有了"达芬奇手术机器人",也听说过"自动采血机器""内镜助手——辅助操作机器人",不妨畅想,普通居民未来也许可以用便携的手持仪器,在家中自行呼气采样,通过符合生物安全要求又快捷便利的物流途径(甚至使用无人机),将样本送达遍布城市的检测机构。城市规划者对生物安全实验室的布局和对交通物流配送的规划设计,关系到城市健康的命脉。

医院的医生每天接待大量的普通患者,一方面要完善新型冠状病毒筛查,另一方面要积极救治原有的基础疾病和突发的各种急危重症患者,肩负着巨大的压力和责任。从城市规划者的角度,要根据人口密集情况、城市功能更好地布局,调研并配备合理的发热门诊数量,对患者病情进行分层,保障医院床位、ICU床位的使用和周转,保障重症救治能力,防止医疗资源挤兑,应对疫情建立适当的方舱医院、隔离病房或其他隔离场所。这些直接关系到民众的实际问题,困难重重,挑战巨大。放长远来看,不妨再次畅想,如何让城市医疗环境更加宜居和人性化。正所谓"隔离病毒不隔离爱",我们已经有了"消毒机器人""送餐机器人""指路机器人",未来是否能够有电影《超能陆战队》里面像"大白"一样的机器人,可以陪伴和支持人类;是否可以有更多的模拟现实和虚拟现实技术,能够纾解就医和隔离给人们心理带来的负面影响。我们已经有了互联网医院,未来是否能够有更多的可穿戴设备以支持服务患者,做到居家就医、健康生活。

记得1996年我刚上大一时,曾读过比尔·盖茨的书——《未来之路》。书中描绘的信息高速公路和21世纪人类生活的面貌让我读来非常兴奋。如今,书中所描绘的很多事情都已变成我们的日常生活。我相信,有城市规划者的设计蓝图,有每个人的不懈努力奋斗,我们所畅想的健康城市与智慧医疗一定会成为现实。

· 医学人物和医学标志 ·

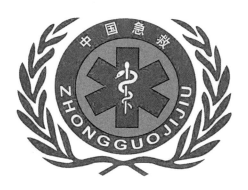

紧急救护标志

生命之星（Star of Life）是紧急医疗救护服务系统（EMS）的国际标志，不论在救护车、救护直升机、救护器材与救护技术员制服上都会发现生命之星这个图案。生命之星图案的中心是一柄神杖和一条缠绕其上的蛇。

"蛇绕神杖"是医学的标志和徽记，人们称之为"蛇徽"。蛇徽的图案由来已久，可以追溯至古希腊时代。古希腊时，诗人荷马在史诗中赞颂民间医生阿斯克勒庇俄斯（Asclepius），称他为伟大的十全医生。传说中，阿斯克勒庇俄斯是光明、医药之神阿波罗的儿子，他庄严、文雅、慈祥，手持一根盘绕着灵蛇的神杖，云游四方，治病救人。因为医术高明，为人善良，阿斯克勒庇俄斯特别受人拥戴。后世出于对神医和灵蛇的崇敬，也为了纪念阿斯克勒庇俄斯，便以"蛇绕权杖"作为医学标记，这就是蛇徽的来历。蛇徽中，神杖表示云游四方，为人除病之意，而灵蛇则是健康长寿的象征。希腊是蛇徽的发源地，到了近代，美国、英国、加拿大、德国等国以及联合国世界卫生组织都用蛇徽作为自己的医学标志。直到今天，蛇在西方仍是医务工作者的标志。

生命之星紧急救护标志于1973年由美国率先使用，它由蛇徽与六角星组成。六角星的6个角分别代表紧急医疗救护服务系统的6个功能，即伤病患检视、报告、救护车出勤、现场处置、运送途中照顾、运送至特定医疗单位。

现在，中国很多城市的急救中心也都采用生命之星来作为紧急救护的标志。

· 医学人物和医学标志 ·

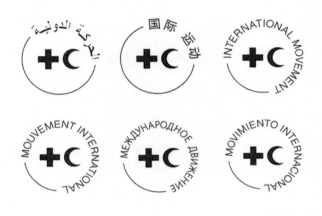

红十字会

1859年6月24日，奥地利军队与法国-撒丁联军30多万人在意大利北部伦巴第地区一个叫索尔弗利诺的村庄发生战争，因缺乏医疗救护，士兵伤亡惨重，约有4万多名重伤士兵被遗弃在战场。6月25日，正在欧洲各地从事私人商务活动的瑞士银行家亨利·杜南先生途经此地，为惨象所震动，当即决定将个人的事业放置一边，投入战场救护。他联系当地一所教堂作为临时救护所，并与法军军医总监取得联系，释放数名奥军军医俘虏以负责治疗工作。他还发动邻近的卡斯蒂廖村的村民参加救护，并劝导参与救护的人不带成见地医治所有的伤病员。

这次经历深深触动了亨利·杜南先生的良知和思想。他回到日内瓦后立刻撰写了《索尔弗利诺回忆录》一书，以直观、感人的方式叙述了在索尔弗利诺见到的情景，并于1862年11月自费出版。《索尔弗利诺回忆录》问世后，在欧洲各国引起强烈反响。他在书中提出两项重要建议：一是在各国设立全国性的志愿伤兵救护组织，平时开展救护技能练习，战时增援军队医疗工作；二是签订一份国际公约，给予军事医务人员和医疗机构及各国志愿的伤兵救护组织以中立的地位。

亨利·杜南的建议得到日内瓦的4位知名的公民——日内瓦公共福利会会长莫瓦尼埃（Moynier）、杜福尔将军（Dufour）、阿皮亚（Appia）医生和莫诺瓦

· 医学人物和医学标志 ·

（Maunoir）医生的赞赏和支持。1863年2月9日，他们5人在瑞士日内瓦宣告成立"伤兵救护国际委员会"，并呼吁欧洲一些国家的君主和政府支持。

1863年10月26日，"伤兵救护国际委员会"在日内瓦主持召开了一次国际会议。来自16个国家和4个私人组织的36名代表（均来自欧洲国家）参加了这次会议。10月29日，会议通过了10项决议。决议的主要内容除亨利·杜南先生在《索尔弗利诺回忆录》中提出的两项重要建议外，还有采用白底红十字臂章作为救护人员的保护性标志。

1864年3月8日，在普鲁士与丹麦之间爆发的日勒苏益格战役中，佩戴红十字臂章的救护人员第一次在战场上出现，并提供人道服务。

1864年8月8~22日，欧洲12个国家在日内瓦召开了题为"关于中立化在战地服务的军队医务部门的国际会议"的外交会议。8月22日，参加会议的12个国家的正式代表签署了第一个日内瓦公约，即《关于改善战地陆军伤者境遇之日内瓦公约》。公约共有10项条款，包括1863年日内瓦国际会议决议的主要内容。公约规定，救护车、军队医院和医务人员，包括志愿人员和随军牧师应被视为中立而受到保护和尊重；公约提出，受伤或患病的战斗员，不论属何国籍，都应得到收容和保护；公约公布，白底红十字为伤兵救护的标志。公约最后呼吁各国政府批准加入这一公约。

1875年"伤兵救护国际委员会"改名为"红十字国际委员会"。从此，红十字运动作为一个国际性的运动开始发展起来，并得到《国际法》的保障。

1919年，英国、法国、意大利、日本和美国的国家红十字会的代表齐集法国巴黎，成立了"红十字会联盟"（League of Red Cross Societies, LORCS）。

之后，红十字运动开始吸收伊斯兰国家加入。1983年，联盟更名为"红十字会与红新月会联盟"（League of Red Cross and Red Crescent Societies），以反映在红新月标志下开展活动的国家协会数量的增加。1991年，该组织再次更名为"红十字会与红新月会国际联合会"（International Federation of Red Cross and Red Crescent Societies）。

2016年4月15日国际红十字与红新月运动确定了标识。国际红十字与红新月运动的标识由"红十字"和"红新月"两个图案组成，此次升级标识将增加文字"国际"和"运动"，文字采用红十字与红新月国际大会指定的六种官方语言，即阿拉伯文、中文、英文、法文、俄文和西班牙文进行展示。

跋与致谢

当新冠肺炎疫情还未结束之时，几位城市规划师、建筑师、医学专家聚在一起，凭着热情和责任感撰写了这样一本关于全民健康的书。完稿之际，通览全篇，作者们不免感到有些遗憾：全民健康，这个题目太大了，仅仅靠几人之力，在这么短的时间里是很难全面而客观地论述清楚的，有些问题只是想到了、提到了，但囿于学识、经验以及资料而并没有深入地讨论和研究下去。但作者们也觉得，尽管书中所讨论的内容还比较粗陋甚至肤浅，但它是一个开始，是鼓励整个社会重视全民健康这个问题的开始，是针对这一问题展开讨论的开始。也许，这本书的价值就在于这个开始。为了这一点点的价值，作者们还是决定将这本书付梓出版，也恳请热心的读者们批评指正。

恩格斯曾说："没有哪一次大的灾难不是以历史的进步为补偿的"。是的，人类一直是在与灾难、疾病、饥饿的斗争中成长进步的。谨以此书纪念人类在21世纪20年代初遭遇的新冠肺炎疫情。

一、参加本书撰写的主要作者及其工作单位、职务如下：

马良伟：北京市城市规划设计研究院副院长

杨海宇：中国建筑设计研究院有限公司医疗科研建筑设计研究院院长

周生来：清华大学医学院健康中国领导力研究中心共同主任，中国医院协会疾病与健康管理专业委员会创始主任委员

吕海虹：北京市城市规划设计研究院详细规划所所长，教授级高级工程师

张晓莉：北规院弘都规划建筑设计研究院有限公司人居中心副主任，高级工程师

王珊珊：北京市城市规划设计研究院详细规划所工程师

杨　逍：健生来康（北京）科技有限公司董事长助理，医学学士，工商管
　　　　理硕士

二、参与本书撰写的还有其他很多作者，因为客观原因，没能在封面署
名。这些作者是：

刘亦师：清华大学建筑学院副教授

王　青：清华大学工业工程系科研助理，高级工程师

刘晓峰：美国Anthem健康保险公司高级总监，美国加利福尼亚大学洛杉矶
　　　　分校卫生服务管理博士

杨　浔：医师

李国兴：学者，教育学硕士

陈英耀：复旦大学公共卫生学院副院长，教授

朱子斌：台北医学大学继续教育部主任，台北市立万芳医院原行政院长

王雅捷：北京市城市规划设计研究院规划研究室，教授级高级工程师

邱　红：北京市城市规划设计研究院规划研究室，高级工程师

甘　霖：北京市城市规划设计研究院规划研究室，工程师

加雨灵：北京市城市规划设计研究院规划研究室，工程师

张　帆：北京建筑大学北京城市保护与更新研究院总规划师

杨　鹏：北京市疾病预防控制中心全球健康中心办公室主任，研究员，
　　　　北京市重大呼吸道传染病领域专家

李晓光：北京北京大学第三医院急诊科传染专业医生

杨　莉：北京大学公共卫生学院，研究员

张晓东：北京市城市规划设计研究院规划信息中心主任

万　钧：中国建筑设计研究院有限公司医疗科研建筑设计研究院副院长

三、感谢君丸子小朋友为本书画了许多精美的插图，感谢她的努力和付出。

四、感谢张一驰先生为本书做的封面设计和版式设计，感谢他的持之以恒。

五、感谢傅凌峰先生、梁安琪女士在书稿的编辑、校对、索引等工作中给予的大力帮助，感谢他们的细心、严谨和奉献。

六、感谢陈少军先生为本书的通篇文字进行统筹、编辑，感谢他的认真、严谨和大局观。

七、感谢中国建筑工业出版社的陆新之先生、黄翙女士，他们为本书的出版付出了很多心血。

八、还要感谢许许多多的同事、朋友、家人，他们为本书的撰写、出版贡献了很多智慧、精力和资金。